Die Arzneikombinationen

Von

Professor Dr. Emil Bürgi
Bern

Mit 28 Abbildungen

Berlin
Verlag von Julius Springer
1938

ISBN-13: 978-3-642-89598-2 e-ISBN-13: 978-3-642-91454-6
DOI:10.1007/ 978-3-642-91454-6

Softcover reprint of the hardcover 1st edition 1938

Vorwort.

Das Kombinieren von Arzneien ist seit einigen Jahrzehnten eine der üblichsten therapeutischen Maßnahmen des Arztes geworden. Die Besonderheiten dieser für unsere Zeit geradezu charakteristischen Behandlungsart klarzulegen und einen Weg durch das Dickicht verwirrender Einzeltatsachen zu bahnen, ist der Zweck dieses Buches. Eine große Zahl experimenteller Ergebnisse wird hier zum ersten Male veröffentlicht, da der Verfasser es für richtiger hielt, mit der Herausgabe neugeschaffener Begründungen seiner Ansichten zurückzuhalten, bis das wissenschaftliche Material sicher und umfassend genug geworden war, um überzeugend zu wirken.

Die großen Fortschritte, die uns die gediegenen Leistungen anderer Autoren auf dem Gebiete der Kombinationslehre gebracht haben, werden eingehend gewürdigt und allen Anschauungen ungeteilte Aufmerksamkeit gewidmet. Wenn der Verfasser auf seiner bekannten Lehre über die Arzneigemische beharrt, so glaubt er das gerade gestützt auf die Resultate dieser Arbeiten und nicht nur auf die eigener Forschung objektiv vertreten zu können. Der wertvollen Beihilfe zahlreicher Mitarbeiter sei dankend gedacht.

Bern, den 29. März 1938.

EMIL BÜRGI.

Inhaltsverzeichnis.

Einleitung.

„Um einer Arznei die gewollte Qualität zu verleihen, muß man sie aus mindestens zwei wirksamen Stoffen herstellen, deren schädliche Eigenschaften durch ein geeignetes Mengenverhältnis aufgehoben werden, während ihre erwünschten Wirkungen sich gegenseitig verstärken.“ Diese altbabylonische, auf eine Tontafel geschriebene, medizinische Anleitung, die ich einer Besprechung der Studien von Baron v. Oefele über die Keilschriftmedizin entnommen habe[1], mag die nachfolgenden Ausführungen über die Wirkungen der Arzneigemische einleiten, da sie mit eindringlicher Klarheit beweist, daß sich der Gedanke, Medikamente aus therapeutischen Gründen zu kombinieren, schon vor 4000 Jahren Geltung geschaffen hat. Man darf aber aus ihr noch den einen weiteren Schluß ziehen, den nämlich, daß man sich schon in den frühesten, uns bekannten Kulturländern über die Frage, ob bei einem Krankheitsfalle einer einzelnen oder einer Mehrheit von Arzneien der Vorzug zu geben sei, gestritten hat. Denn gerade weil die Keilschrift so ausdrücklich für die medikamentöse Kombination eintritt, kann man aus ihr den Schluß ziehen, daß der gegenteilige Standpunkt auch damals schon vertreten wurde, zunächst vielleicht sogar der gewöhnliche war, daher erst überwunden werden mußte und in vielen Fällen dennoch seine Gültigkeit bewahrt hatte.

Obgleich die älteren Angaben über die besondere Wirksamkeit von Arzneigemischen, wie ich später ausführen werde, nirgends zu einer klaren, wissenschaftlich einwandfreien Auffassung geführt haben, so ist die Tatsache dennoch beachtenswert genug, daß die Wertschätzung medikamentöser Kombinationen bis in die beinahe prähistorische Menschheitsepoche zurückreicht. Eindringlicher kann ihre weitreichende Bedeutung nicht zum Ausdruck kommen als durch ihre Betonung in Dokumenten längst versunkener Macht- und Kulturzentren. Keine noch so wichtigen Entdeckungen späterer Zeiten auf diesem Gebiete können die zwingende Kraft dieser einfachen Worte erreichen. Sie sollen aber dem Forscher nicht etwa die niederdrückende Überzeugung geben, daß alles schon dagewesen sei und er daher dem längst Bekannten nichts beizufügen habe, sondern nur die Gewißheit, daß er sich mit einer wissenschaftlichen Frage beschäftige, deren Aufklärung sich lohnen dürfte. Ich halte es im allgemeinen für richtiger, in dem Strome der Überlieferungen Gold zu waschen als die Goldmacherei aus der eigenen Phantasie heraus zu versuchen. Der Spruch

> Wer kann was Dummes, wer was Kluges denken,
> Das nicht die Vorwelt schon gedacht,

---

[1] Ich habe den Satz nur der Form, nicht dem Inhalte nach, etwas abgeändert.

hat nur eine bedingte Gültigkeit. Er weist auf das schon Vorhandene hin, schützt vor Überheblichkeit, leitet das Interesse auf das, was längst in Angriff genommen, aber noch nicht aufgeklärt ist und damit wohl auch auf wichtige Probleme, die in der Menschheit immer herumgegeistert haben. Solche Probleme stellt niemand von sich aus auf, aber jeder ernsthafte Forscher ist imstande, ihre Lösung dem Wissen und Können seiner Zeit entsprechend zu fördern.

Im Grunde lag es ja auch nahe, verschiedene Arzneien, die für dieselbe Krankheit oder dasselbe Krankheitssymptom gegeben wurden, zu kombinieren, d. h. dem Patienten gleichzeitig zu verabreichen, so nahe sogar, daß man hier mit Recht von einer selbstverständlichen Entwicklung der therapeutischen Gepflogenheit reden darf. Über die Verwendung von Arzneikombinationen im allgemeinen ist daher nur zu sagen, daß sie naturgemäß immer bestanden haben muß, soweit es Kulturvölker mit denkenden Ärzten gab.

In der zitierten Keilschrift liegt aber auch ein Werturteil vor: die Arzneigemische sollen ihren einzelnen Komponenten gegenüber weniger toxisch und therapeutisch wirksamer sein. Damit wurde also schon Stellung bezogen und eventuell Widerspruch hervorgerufen, über den wir allerdings nicht orientiert sind. Nun ist ja klar, daß ein ernsthafter Arzt seine Arzneien nicht kombiniert, weil er davon den gleichen Effekt erwartet wie von der Eingabe der einzelnen Bestandteile, sondern weil er auf größeren Erfolg hofft. Damit befinden wir uns aber doch schon in dem Kernpunkt des ganzen Fragenkomplexes, den wir aufzustellen und zu begutachten haben. Es sei nur, was die schließliche Beantwortung betrifft, vorweggenommen, daß die Anwendung von Arzneikombinationen nicht unbedingt und in jedem Falle therapeutisch besser zu sein braucht als die der einzelnen Medikamente und auch nicht umgekehrt, so daß eine ehrliche Entscheidung nicht generell getroffen werden kann, wie übrigens fast niemals in biologischen Problemen.

In erster Linie sollten wir uns nun ganz klar darüber werden, was man unter Arzneigemischen eigentlich zu verstehen hat. Das Wort ist nur scheinbar eindeutig und bedarf einer näheren Erläuterung.

Von Arzneikombinationen kann man eigentlich ja immer reden, wenn statt eines einzigen, mehrere Medikamente gleichzeitig verwendet werden bzw. zur Wirkung kommen. Ja, man geht noch weiter und spricht z. B. von einer kombinierten Behandlung der Syphilis, wenn man dem Patienten abwechselnd Salvarsan und Quecksilber oder Bismuth verabreicht. Insofern man eine solche Therapie bewußt durchführt, um die Vorteile beider Arzneien zur Geltung zu bringen und ihre Schädlichkeiten bei zu lange fortgesetztem Gebrauch zu vermindern, hat man auch das Recht, von einer kombinierten Arzneiverwendung zu sprechen. Dagegen würde es ins Uferlose führen, wenn man jeder Behandlung mit mehreren, sukzessive eingeführten Medikamenten diese Bezeichnung zuerkennen wollte. So wäre ja schließlich alles ärztlich-medikamentöse Handeln Kombinationstherapie. Es scheint daher nötig, gerade auf diesem Gebiete, in dem man sich sonst verlieren würde, klar abzugrenzen. Wir sprechen daher von Arzneikombinationen im allgemeinen nur dann, wenn verschiedene Mittel miteinander zur Aktion gebracht werden, und erwähnen daneben höchstens noch ein paar Sonderfälle, wie den oben angegebenen der abwechselnden Salvarsan-Bismuththerapie, und ohne genauer auf sie einzutreten. Aber auch damit haben wir das Gebiet noch nicht ausreichend eingeengt. Eine gleichzeitige Behandlung von zwei oder mehr Krankheitssymptomen mit entsprechend vielen Medikamenten ist immer noch keine Kombinationstherapie in dem gegenwärtig üblichen Sinne dieser Bezeichnung. Streng wörtlich genommen ist sie allerdings eine Kombinationstherapie und oft vielleicht die wichtigste. Sie verdient diesen Namen durchaus und kann eigentlich gar nicht anders genannt werden. Wenn ich den überflüssigen Hustenreiz mit Codein und den zugrunde liegenden Bronchialkatarrh mit einem Expectorans beeinflusse, wenn ich einen Darmkatarrh mit einem die Schmerzen lindernden und die Peristaltik beruhigenden Opiat und die Entzündung mit einem Adstringens behandle, dann kombiniere ich eben.

Ähnliche Fälle gibt es in Menge, sie bilden die üblichsten, medikamentösen Maßregeln des Arztes, und es geht aus ihrer überwiegenden Zahl hervor, daß die Kombinationstherapie in diesem weitesten Sinne des Wortes die herrschende ist. Aber so betrachtet fand sie bis dahin auch nur wenig theoretisches Interesse. Im allgemeinen wurde und wird einfach angenommen, daß die verschiedenen, auf mehrere Krankheitserscheinungen eingestellten Medikamente eine Anzahl Einzelwirkungen auslösen, die sich nicht gegenseitig zu beeinflussen pflegen. Die Annahme ist jedenfalls nicht immer richtig, sie hat aber um so größere Gültigkeit, je unabhängiger die behandelten Symptome voneinander sind. Die eventuelle Veränderung der einen Arzneiwirkung durch die andere geschieht hier auf dem Umwege der Symptomenbeeinflussung. Wenn man auch gern, aber freilich nicht immer mit Recht betont, daß es keine im strengsten Sinne des Wortes lokalisierte Krankheit gibt, eine Behandlung des Menschen in seiner Gesamtheit daher stets ins Auge gefaßt werden sollte, darf man doch nicht bestreiten, daß ein Patient von zwei oder mehr Leiden ergriffen sein kann, die keinen inneren Zusammenhang besitzen. Ein Mensch, der an Ischias leidet, kann z. B. von irgendeinem Katarrh befallen werden, und wenn ich beide Krankheiten, selbstverständlich mit verschiedenen Mitteln, behandle, so ist a priori nicht einzusehen, wie sich diese Arzneien in ihren Wirkungen beeinflussen sollen. Auch hier ließen sich die Beispiele nahezu ins Endlose vermehren. Ganz anders liegen die Verhältnisse, wenn ein und dieselbe Krankheit eine ganze Reihe von verschiedenen Symptomen hervorruft, sei es, daß sie die Tätigkeit mehrerer Organe verändert oder sich selbst in verschiedenen Körperstellen manifestiert. Hier wäre die Beseitigung des Grundübels, also eine sog. ätiologische Therapie, erwünscht, sie ist aber nur selten durchführbar. Man ist also auch in diesem Falle meist auf eine Behandlung der Symptome angewiesen. Die Krankheitserscheinungen können aber sowohl bei diesem gemeinsamen Ursprung als auch unter anderen Umständen unter sich so zusammenhängen, daß die Milderung oder Aufhebung des einen Symptoms wie auch seine Verschlimmerung die anderen Symptome zwangsläufig in Mitschwingung geraten läßt. Da wäre als Hauptbeispiel vielleicht hervorzuheben, wie günstig eine Besserung der Zirkulationsverhältnisse auf alle Organe wirken kann, oder — etwas spezieller — wie sehr sich Atmung und Herz gegenseitig beeinflussen. Hier wirken daher zwei Medikamente synergetisch, weil zwischen den Erfolgsorganen selbst ein Synergismus besteht, den man mit den Arzneien unterstützt. Es ist gar keine Frage, daß diese Verhältnisse noch zu wenig untersucht worden sind, sie bilden aber eher für den Kliniker als für den Pharmakologen, dem das Krankenmaterial leider zu fehlen pflegt, ein Feld der Forschung. Auch schon bei den gegenwärtigen Kenntnissen zwingen sie den pharmakologisch geschulten Arzt zu therapeutischen Überlegungen, die sozusagen einem jeden Fall angepaßt werden müssen und die wesentliche Grundlage der individuellen Behandlung und damit auch die eigentliche „Kunst" in der Verwendung von Medikamenten darstellen. Dieses Ineinandergreifen verschiedener Arzneien durch Einwirken auf Organe, die in einem funktionellen oder anderen Konnex stehen, habe ich an anderer Stelle einen „Synergismus höherer Ordnung" genannt. Wir werden später sehen, daß wir ihm auch bei der gleichzeitigen Verwendung mehrerer Hormone gegenüberstehen können. Dieser Synergismus höherer Ordnung ist aber im allgemeinen eine variable Größe, experimentell schwer faßbar und dementsprechend, wie erwähnt, zu wenig untersucht, wenn wir von den Hormongemischen, die immerhin einen speziellen Fall darstellen, absehen.

Es ist auch ohne weiteres verständlich, daß er nicht als Gesamtheit, sondern nur in zahlreichen Einzeltatsachen wissenschaftlich feststellbar ist, da er von dem Ineinandergreifen der verschiedensten Organfunktionen, zu denen auch die Anwendung von fernwirkenden Hormonen gehört, abhängig ist. Ich möchte indessen in diesen Ausführungen ausdrücklich auf ihn hinweisen. Erwähnt und umschrieben mußte er jedenfalls werden, weil ohne seine Klarlegung eine genaue Definition des eigentlichen Gegenstandes dieser Abhandlung nicht möglich wäre.

Wenn der genannte Synergismus höherer Ordnung den denkenden Arzt zwar recht häufig, aber doch immer nur auf Grund einzelner Krankheitszustände beschäftigt, so findet dagegen das Problem der Bedeutung einheitlich wirkender Arzneikombinationen als Gesamtheit allgemeinere Beachtung. Die wissenschaftlichen Fragen liegen hier tatsächlich ganz anders, sie sind zusammenfassender zu gestalten. Es handelt sich bei ihnen nicht um die Wechselwirkung verschiedener Organe, die ohnehin vorhanden ist, aber durch Medikamente verändert werden kann, sondern um die gegenseitige Beeinflussung von Arzneien und Arzneikräften, die nach der gleichen Richtung zielen, d. h. das gleiche Erfolgsorgan gleich oder ähnlich reagieren lassen. Ich werde in späteren Kapiteln den Versuch machen, bei der Besprechung der Arzneikombinationen über diese Gepflogenheit soweit hinauszugehen, als mir das gegenwärtig möglich oder sogar angezeigt scheint, mich aber doch in erster Linie an sie halten. Sie bildet unter allen Umständen die Grundlage einer jeden Kombinationslehre. Es erscheint ferner zweckmäßig, im allgemeinen von Arzneikombinationen und nicht von Arzneigemischen zu reden, da die gemeinsam gegebenen Medikamente vorher nicht immer gemischt werden. Die französische Sprache nennt sie nicht «combinaisons», sondern «associations de médicaments», und dieser Ausdruck ist jedenfalls unmißverständlicher, da er sich sowohl für Gemische wie für andere Kombinierungsmethoden anwenden läßt. Eine «combinaison» bedeutet zudem nur eine chemische Verbindung und nicht etwa eine andere Art der Vereinigung von Medikamenten. Da aber der Ausdruck „Vergesellschaftung von Arzneien" sich im Deutschen schwerfällig ausnimmt, muß man wohl bei dem Fremdworte „Kombination" bleiben und das Wort „Gemisch" nur verwenden, wenn es geboten scheint.

Historisches.

Ich habe an Hand eines Keilschriftinhaltes dargetan, wie uralt der Streit über die therapeutische Bedeutung einfacher oder zusammengesetzter Medikamente nachweisbar ist, ja daß er wahrscheinlich schon solange bestanden hat, als es überhaupt eine Arzneibehandlung gab. Will man genau urteilen, so muß man allerdings sagen, daß die medikamentöse Therapie in früheren Zeiten fast ausschließlich Arzneigemische verwendete, zum Teil aus einer Neigung zu komplizierten Verordnungen, die dem Geheimhalten ärztlicher Vorschriften dienlich war, zum größten Teile aber unbewußt, da man die Drogen als Einheiten betrachtete, während sie unserem Wissen entsprechend aus einer Vielheit von wirksamen Stoffen bestehen. Einer immer genauer werdenden klinischen Beobachtung konnte die Tatsache einer häufigen Verstärkung von Einzelwirkungen bei absichtlicher Kombination schon vor der Begründung einer exakten experimentellen Pharmakologie auf die Dauer nicht entgehen. Eine klare Erkenntnis der vorliegenden Verhältnisse wurde indessen nicht erreicht. So hat z. B., wie Wiechowski und Starkenstein angegeben haben, J. Stevenson-Bushnan in einem 1834 in der Medical Quarterly Révue erschienenen Aufsatz über Klassifikation, Anwendung, Wirkung und Zusammensetzung von Heilmitteln erwähnt, daß eine Verbindung mehrerer Medikamente derselben Natur mehr leiste als jedes einzelne Glied in entsprechend höherer Dosis, und daß die Kombination verschiedener Arzneien eigentümliche Effekte hervorrufe. Als Beispiele werden die Opiate einerseits und das Pulvis Doweri andererseits hervorgehoben. Diese Arbeit kam heraus, als die wirksamen Prinzipien des Opiums schon bekannt waren. Mit der von mir aufgestellten Kombinationsregel hat sie nichts zu tun, sie widerspricht ihr teilweise schon in den ersten angeführten Beispielen, sie steht ihr sogar noch weniger nah als der Inhalt der erwähnten Keilschrift, die sie allerdings auch nicht enthält, aber doch schon die verschiedenen Arzneiqualitäten unterscheidet. Dennoch mag die Angabe von J. STEVENSON-BUSHNAN als Beleg für die wachsende Aufmerksamkeit der Ärzte den therapeutischen Eigentümlichkeiten der Arzneigemische gegenüber gelten. Mit der Verwendung der Allgemein-Anästhetica, vor allem des Chloroforms und des Äthers, wurde das Interesse für die gleichzeitige oder kurz aufeinander folgende Verwendung mehrerer Narkotica immer größer. Man erwartete gesteigerte Effekte und glaubte sie zum Teil auch gefunden zu haben. Es handelte sich aber immer nur um einzelne Beobachtungen, die meist nicht einmal richtig waren, und um Mutmaßungen von bescheidenem, wissenschaftlichem Werte. Vielfach wurden auch rasch wirkende Narkotica am Anfang einer mit einem anderen Allgemeinanaestheticum durchgeführten Narkose gegeben, um das Excitationsstadium abzukürzen und die Möglichkeit eines chirurgischen Eingriffes zu beschleunigen. Oft genug erwachte dann der Patient während des Wechsels des Inhalationsnarkoticums. Ich gebe hier nur einige wenige Beispiele aus dieser früheren und im allgemeinen wenig brauchbaren Literatur.

ABBE ließ der Stickoxydul-Äther-Narkose eine Morphiuminjektion vorangehen. RIEDEL gab dieselbe $1/_2$ Stunde vor Beginn der Narkose. Er wollte aber damit nur den infolge des Äthergebrauches leicht entstehenden Bronchitiden vorbeugen. UTERHARDT verwendete dieselben Injektionen in größeren Dosen. Auch TILLMANNS schloß sich dem Verfahren an. KAPPELER hatte dagegen einen ungünstigen Gesamteindruck von dieser Narkose, und EULENBURG fand den Zustand des Zentralnervensystems bei der mit Morphium eingeleiteten Äthernarkose weniger günstig als bei ausschließlicher Verwendung von Chloroform. Andererseits traten WITZEL, HOFMANN und v. MIKULICZ wiederum lebhaft für die mit Morphium kombinierte Äthernarkose ein; KRÖMER, der nur verlangte, daß das Morphium nicht 45—60 Minuten, sondern 10 Minuten vor dem Gebrauch des Äthers injiziert werde, ebenfalls und auch TOEPEL, der überzeugt war, daß die Morphium-Äthernarkose die Verwendung von Chloroform überflüssig mache. MOLLO und THIERSCH schlossen au ihren klinischen Versuchen, daß die Gefahren des Chloroforms durch eine vorhergehende Morphiumverabreichung zweifach verringert werd durch Abkürzung oder Beseitigung des Aufregungsstadiums und mache die Möglichkeit, mit viel geringeren Chloroformmengen auszukomm

Eine gegenteilige Stellung nahm DEMARQUAY ein; er machte auch Versuche an Hunden und fand die Morphium-Chloroformnarkose besonders gefährlich. v. NUSSBAUM stellte die außerordentlich große Verlängerung der Chloroformwirkung durch Morphium fest; allerdings gab er von der letzteren Substanz im Excitations- oder im Toleranzstadium 0,03—0,06, also abnorm, ja bedenklich hohe Mengen. Einen Fall von ausgesprochener Potenzierung bei Verwendung von Chloroform und Morphin beobachtete UTERHARDT. KAPPELER, der diese Angabe am Menschen genauer verfolgte, bestätigte sie, ohne deshalb ein Freund der Mischnarkose zu werden. GROSJEAN sowie KÖNIG verwendeten die Kombination von Morphium und Chloroform ebenfalls mit Erfolg. DASTRE, MORAT und AUBERT fügten dem Morphium noch etwas Atropin bei, um das Brechen und die lästige und nicht ungefährliche Speichel- und Schleimsekretion zu unterdrücken. REYNIER verzeichnete bei dieser Kombinationsnarkose einen Todesfall, ferner regelmäßig verlängerten und vertieften Schlaf und Erschwerung des Erwachens, weshalb er vor der Methode warnte. Dagegen rühmte DUMONT die von DASTRE empfohlene Lösung (0,01 Morph. + 0,001 Atropin) zur Einleitung der Äthernarkose, mit der AUBERT schließlich doch zahlreiche günstige Erfahrungen gemacht habe. RUSHMORE schloß sich diesen Auffassungen an, und ebenso GIBSON und BURNEY, die behaupten, daß die Kombination das Ausbrechen von Bronchitiden und Pneumonien, wie sie nach ausschließlichem Gebrauch von Äther häufig auftreten, verhindern.

Alle diese sich zum Teil freilich etwas widersprechenden Angaben ließen schon auf eine Potenzierung der Äther- bzw. Chloroformnarkose durch das Morphium und auf andere Vorteile dieser Kombinationen schließen, gaben aber keinen sicheren Aufschluß über die in Wahrheit vorliegenden Verhältnisse. Häufig wurde auch vor Beginn der Äthernarkose etwas Chloroform gegeben, vornehmlich um das lästige Erregungsstadium abzukürzen, und SCHLEICH, der berühmte Entdecker der nach ihm benannten Lokalanästhesie, erging sich in zunächst etwas sonderbar anmutenden Betrachtungen über die Beeinflussung der Verdunstungstemperatur von Chloroform durch Äther. Er nahm an, daß das Gemisch der beiden Flüssigkeiten etwas höher als Äther und etwas niedriger als Chloroform siede und daher weniger die Schleimhaut der Bronchen reize als das der kälteerzeugende Äther tue. Seine diesbezüglichen Angaben sind meines Wissens nicht genauer nachgeprüft worden. Zu ihrer Unterstützung möge aber gesagt sein, daß bei Zusatz von Äther zu Chloroform eine leichte Temperaturerhöhung der Flüssigkeit eintritt, die wohl beweist, daß es sich nicht um eine rein physikalische Mischung handeln kann.

HONIGMANN war dann der erste, der, nachdem schon OVERTON anläßlich seiner bekannten Untersuchungen über das Wesen der Narkotica angegeben hatte, daß sich die narkotischen Wirkungen zweier indifferenter Narkotica (N. der Fettreihe) meist ziemlich genau addierten, die Kombinationswirkung von Äther plus Chloroform prüfte. Während OVERTON an niederen Organismen mit wässerigen Lösungen von Narkotica der Fettreihe gearbeitet hatte, studierte HONIGMANN die Frage, indem er Gasgemenge der zwei genannten Substanzen in verschiedenen Proportionen von Kaninchen einatmen ließ. Er schrieb dem Gasgemenge Chloroform-Äther einen potenzierten, d. h. über die gewöhnliche Addition der Einzelwirkungen hinausgehenden Effekt zu, und zwar, wie nun ganz sicher steht, irrtümlicherweise. Versuche mit Gasgemischen führen der schwierigen Methode wegen erfahrungsgemäß leicht zu Fehlschlüssen. HONIGMANN fand übrigens eine ganz ungeheuerliche Potenzierung, deren unmöglich hoher Wert schon an sich Zweifel an ihrer Richtigkeit hervorrufen müssen. Er gab an, daß, wenn die Inspirationsluft m-% Chloroformdämpfe bzw. n-% Ätherdämpfe enthalten müsse, damit eine Narkose entstehe, bei gleichzeitiger Verwendung beider Gase nicht ein Gehalt von m/2-% Chloroform + n/2-% Äther, sondern schon einer von m/10-% Chloroform + n/17-% Äther genüge, um die Wirkung von m- bzw. n-% zu erreichen.

Von besonderer Bedeutung für meinen Entschluß, die Narkoticakombinationen genauer zu untersuchen, war dann noch die Entdeckung der *Scopolamin-Morphiumnarkose* durch SCHNEIDERLIN. Ausgehend von der Beobachtung, daß motorische Unruhe durch Morphium-Scopolamin besser und länger beseitigt werde als durch das eine Mittel allein, führte er, überzeugt von einem weitgehenden und nur mit Bezug auf die Narkose fehlenden Antagonismus der beiden Medikamente die Scopolamin-Morphiumnarkose in die ärztliche Praxis ein. BLOS sowie KOCHMANN haben dann allerdings bewiesen, daß die beiden Alkaloide, Morphin und Scopolamin, nicht so durchgehend antagonistische Eigenschaften haben, wie SCHNEIDERLIN das annahm. Immerhin kann an dem scheinbar wertvollsten Antagonismus der zwei Substanzen, dem auf das Atmungszentrum nämlich, an sich nicht gezweifelt werden. Scopolamin ist, auch unseren eigenen Untersuchungen nach, eines der mächtigsten zentralen Erregungsmittel für die Respiration. In Kombination mit dem Morphium schlägt aber die erregende Eigenschaft des Scopolamines auf das Atemzentrum oft in ihr Gegenteil um, was die Verwendung einer reinen Scopolamin-Morphiumnarkose gefährlich und beinahe zu einem unverzeihlichen Kunstfehler gemacht hat. Auf diese paradoxe Erscheinung werde ich später noch zu sprechen kommen. Hier interessiert namentlich die Frage, ob sich die narkotischen Wirkungen der beiden Alkaloide potenzieren oder addieren. Eine Potenzierung schien schon aus den ersten klinischen Berichten wahrscheinlich, doch wurde sie nie streng bewiesen. KORFF publizierte anfänglich lauter günstige klinische Resultate und bezeichnete die Methode als einfach, zuverlässig und ungefährlich, und auch BLOS schloß sich diesem Urteil an. WITZEL, GREVSON und nachträglich selbst KORFF machten aber weniger gute Erfahrungen mit dieser Narkose, die, wie schon erwähnt, in ihrer reinen Form allmählich als zu gefährlich und dementsprechend als verwerflich angesehen wurde.

Die erwähnten Arbeiten beschäftigten sich, wie man sieht, ausschließlich mit der Mischnarkose. Hervorheben möchte ich an dieser Stelle noch die gediegenen Zusammenstellungen und Betrachtungen von M. ROCH, die ein gutes Bild des damaligen Wissens auf diesem Gebiete gaben, und die mir erst später und nur teilweise bekannt gewordenen Arbeiten KRAWKOWs, die, abgesehen von seiner Abhandlung über die Hedonal-Chloroformnarkose, die in der Festschrift für SCHMIEDEBERG erschienen war und vor allem die günstige atmungserregende Wirkung der Urethankomponente hervorhob, in russischer Sprache geschrieben waren und mir nur auszugsweise zu Gesichte kamen. Diese Arbeiten beschäftigten sich ausschließlich mit den Wirkungen von Arzneikombinationen auf isolierte Organe, so von *Periplocin* und *Digitalin* auf das Herz, einer Mischung, der potenzierte Wirkung zugeschrieben wurde. Eine Gesetzmäßigkeit schien aus ihnen nicht hervorzugehen, und die theoretischen Auffassungen KRAWKOWs, die an anderer Stelle noch besprochen werden sollen, litten an Unklarheit und stellten jedenfalls keinen Fortschritt dar.

Allgemeine Betrachtungen.

Über Kombinationen in anderen pharmakologischen Gruppen war, als ich das Gebiet zu bearbeiten anfing, weiter nichts bekannt als einige Vermutungen, die sich auf an sich ungenügende, teilweise sogar unrichtige Beobachtungen stützten und die zu verallgemeinernden Sprüchen führten, für die die Bemerkungen von J. STEVENSON-BUSHNAN ein treffendes Beispiel darstellen. Es war daher ganz natürlich, wenn auch, wie sich nachträglich herausstellte, nicht ganz zweckmäßig, daß ich meine Kombinationsarbeiten mit der Untersuchung von Narkoticagemischen begonnen habe. Ich sage ausdrücklich „nicht ganz zweckmäßig", weil die quantitative Bestimmung von Narkosen schwieriger, ja vielleicht unter allen Umständen unvollkommener ist als die irgendwelcher anderer Pharmaca. Die von mir und meinen Mitarbeitern gewonnenen Resultate führten mich bald zu der Aufstellung eines Kombinationsgesetzes, das an dieser Stelle nun in erster Linie zu besprechen ist, zunächst einmal, weil es zeitlich hier hineinfällt. Die Arbeiten OVERTONs, HONIGMANNs und SCHNEIDERLINs hatten die Anregung zu meinen Untersuchungen gegeben, die Erkenntnis einer wichtigen Gesetzmäßigkeit war ihr Resultat, und ihre Besprechung soll daher auch hier ihren Platz finden. Wenn ich also in den nachfolgenden Darlegungen zuerst und am eingehendsten über *das von mir im Jahre 1909 aufgestellte Kombinationsgesetz* rede und es durch Veröffentlichung eines bis dahin zum großen Teile zurückgehaltenen Materiales[1] noch einwandfreier begründe, als das bis dahin der Fall war, so geschieht das auch, weil es bis dahin die einzige brauchbare Richtlinie darstellt, mit Hilfe deren man sich in dem fast endlosen und verwirrlichen Dickicht experimenteller und klinischer Kombinationsarbeiten zurechtfinden kann. Ohne einen solchen Weg verliert man sich in der ermüdenden Betrachtung von scheinbar widerspruchsvollen und oft genug recht uninteressanten Einzeltatsachen. Die von mir, gestützt auf zahlreiche Beobachtungen, behauptete Gesetzmäßigkeit ist aber bis zum heutigen Tage die einzige zusammenfassende Theorie über die Wirkung von Arzneigemischen geblieben, die brauchbar ist. Gestützt auf eine jahrzehntelange Erfahrung darf ich sogar sagen: man mag das Gesetz anerkennen oder nicht, man muß sich notwendigerweise bei allen Kombinationsarbeiten mit ihm beschäftigen; denn es schließt die erste Hauptfrage, die immer wieder auftauchen muß, in sich ein, die Frage nämlich, ob bei gleichzeitiger Verwendung mehrerer Arzneien mit gleichem Endeffekt additive, überadditive oder eventuell auch abgeschwächte Wirkungen auftreten. Meiner Regel entsprechend, auf die ich gleich eintreten werde, erfolgen die ersteren bei gleichen, die zweiten bei ungleichen Angriffspunkten der Einzelglieder in der Kombination. Die Bezeichnung „Gesetz" gebe ich gerne preis. Wenn man einer scharfen Definition entsprechend nur dann von einem Gesetz reden darf, wenn man mit ihm eine Menge von Tatsachen zusammenfaßt, denen keine Ausnahmen gegenüberstehen, dann gibt es überhaupt keine biologischen Gesetze. Man dürfte dann nur von Regeln sprechen, die bekanntlich immer Ausnahmen aufweisen. Ich fand es ja oft etwas kümmerlich, wenn irgendein Autor mein „Gesetz" widerlegt zu haben glaubte, weil er — der notwendigerweise auftretenden Streuung wegen meist mit viel zu wenig Versuchen — eine Ausnahme gefunden zu haben vermeinte, die in seinen Augen selbstverständlich viel wichtiger erschien als das auf ein, wie wir sehen werden, riesengroßes Material gestützte „Gesetz". Ich bin aber weit entfernt von der Annahme, daß dieses Gesetz keine Ausnahmen erleide. Nennen wir es daher eine „Regel" oder meinetwegen eine „Richtlinie", eine Linie, die auch durch andere gekreuzt und abgebogen werden kann. Wenn ich — und mit Recht — behaupte, daß der von mir gegebene Satz über die Arzneikombinationen die bis dahin allein brauchbare Richtlinie auf diesem Gebiete darstelle, so möchte ich damit weder meine eigenen Leistungen vergrößern noch die Arbeit anderer Forscher verkleinern. Einzelheiten sind oft genug wertvoller als verallgemeinernde Gesetze oder Regeln; nur kann man von ihnen aus keine Übersicht gewinnen. STARKENSTEIN[2], der in seiner Abhandlung über die pharmakologischen Grundlagen der

[1] Es ist fast nur in den Dissertationsauszügen der Berner medizinischen Fakultät in äußerster Kürze erwähnt worden.

[2] STARKENSTEIN: Beitr. ärztl. Fortbildg **1926**, Nr 25/26.

kombinierten Arzneitherapie schreibt: „es kann nicht in Abrede gestellt werden, daß die BÜRGIsche Regel im *Prinzip* richtig ist", macht dabei auf die außerordentlich großen Schwierigkeiten aufmerksam, die sich einer jeden Vereinheitlichung auf dem Gebiete von Arzneiwirkungen entgegenstellen und die von mir aufgestellte Regel notwendigerweise häufig durchbrechen müßten.

STARKENSTEIN erwähnt zur Begründung seiner Ansicht das Beispiel der Herzmittel, die — und zwar jedes für sich — auf Reizerzeugung, Reizleitung, tertiäre Zentren, Muskulatur, Vasomotorenzentren, Vagus, Sympathicus, und zwar teils lähmend, teils erregend wirken können. Hierin hat er durchaus recht, und ich habe selber gerade mit Bezug auf die Herzmittel Ähnliches gesagt und betont, wie schwer, ja oft unmöglich, es wird, hier von übereinstimmenden Endeffekten zu reden, so daß Kombinationen gerade dieser Medikamente gewöhnlich gar nicht unter den Bereich meines „Gesetzes" fallen können. Dieser Schwierigkeiten war und bin ich mir also immer bewußt gewesen; ja es schien mir selber immer kühn, die pharmakologische Bedeutung von Arzneigemischen auf eine so klare und so überaus einfache Linie zu bringen. Ich darf aber, wenn ich die große Reihe eingehender Untersuchungen und ihre vielen, fast durchweg übereinstimmenden Resultate im Geiste an mir vorübergehen lasse, wohl bemerken, daß gerade die Einfachheit meiner Regel ihre fast allgemeine Verwertbarkeit bedingt hat. Theoretische Bedenken kommen neben dem Tatsachenmateriale nicht auf. Sie bedeuten überhaupt, wenn sie vor der experimentellen Arbeit aufgestellt werden, niemals etwas anderes als eine Hemmung. Dagegen ist nicht zu vergessen, daß einfache Regeln bei der Vielseitigkeit der Arzneiwirkungen nach Ergänzungen, meinetwegen auch nach teilweiser Verbesserung und Abänderung rufen. Sie müssen auch richtig verstanden und in der naturgemäßen Begrenzung ihrer Gültigkeit erfaßt werden. Wenn ich daher die von mir aufgestellte Regel über die Wirkung von Arzneikombinationen hier in der Fassung, die ich ihr, gestützt auf jahrelange Erfahrungen verliehen habe, wiedergebe, so scheint es mir angezeigt, noch vor ihrer Begründung durch die vielen festgestellten Tatsachen auseinanderzusetzen, wie weit ihre Bedeutung reichen kann und durch welche Momente sie in ihrer Anwendbarkeit eingeschränkt wird. Die Regel lautet:

„*Arzneien mit gleichem Endeffekt geben bei Kombination ein additives Wirkungsergebnis, wenn sie gleiche, und ein überadditives, wenn sie ungleiche pharmakologische Angriffspunkte haben.*"

Von Endeffekt wird hier geredet, um zu betonen, daß man bei der Begutachtung von Arzneikombinationen auf eine gleichmäßige Wirkung abstellen muß. Das gilt allerdings nur für diejenigen Arzneigemische, die, wie ich oben ausgeführt habe, gegenwärtig am meisten diskutiert werden, wenn man von einem Synergismus spricht. Ich habe schon erwähnt, daß man aus Gründen der therapeutischen Zweckmäßigkeit die heterogensten Arzneien gemeinsam verabreichen kann. Die Wirkungen solcher Gemische, die an sich sehr wertvoll sein können, lassen sich aber nicht zur Deckung bringen, und es ist müßig, ihnen additive oder potenzierte Eigenschaften zuschreiben zu wollen. Das kann man oft sogar dann nicht, wenn sie das gleiche Organ im Sinne einer Erregung oder einer Lähmung beeinflussen. Man denke hier gerade wieder an die Herzmittel, die, wenn sie nicht zu der gleichen Gruppe gehören, das Erfolgsorgan so verschieden arbeiten lassen, daß die Wirkungen der einzelnen Kombinationsglieder häufig einfach nicht zur Deckung gebracht werden können. Meine Regel schränkt also das Gebiet so ein, wie es die gegenwärtig übliche Auffassung über Kombinationswirkungen auch zu tun pflegt, nur ist die Forderung nach der Gleichheit der Endwirkungen viel schärfer gefaßt. Dementsprechend gilt mein Satz nur für die Kombinationen, die ein Vergleichen und Messen gestatten. Er bezieht sich damit lediglich auf das Quantitative der mit solchen Kombinationen erhaltenen Wirkungen. Vielleicht ist das nicht immer das Wichtigste an diesen Gemischen. Aber es mußte einmal festgehalten werden. Eventuell durch das Kombinieren geschaffene Änderungen in der Wirkungsart sind selbstredend auch zu beachten, gehören aber nicht in den Bereich des Satzes.

Die Regel stellt auf die pharmakologischen Angriffspunkte ab. Da diese nicht immer genau bekannt sind, möchte ich beifügen, *auf die Gleichheit oder Verschiedenheit des Weges, auf dem bei der Kombination dasselbe Wirkungsziel erreicht wird.*

Man hat sich bei den Untersuchungen über Arzneikombinationen bis in die letzte Zeit hinein vor allem für das Quantitative, also für die Frage, ob einfache Additionswirkung oder Potenzierung eintritt, interessiert, und ich glaube mit Recht; denn qualitative Änderungen sind durch Kombinieren von Arzneien wegen der organspezifischen Wirkungen der Medikamente nur ausnahmsweise zu erwarten, das Meßbare erscheint daher auch als das Hauptsächlichste. Man muß hier aber die Frage aufwerfen, bis zu welchem Grade man heutzutage pharmakologische Wirkungen schon genau genug bestimmen kann, um vergleichbare Versuchswerte zu erhalten.

Wie groß jedoch die Schwierigkeiten eines einwandfreien Messens des pharmakologischen Geschehens sind, sieht man wohl am besten aus den Arbeiten S. Loewes, der den vorhandenen Stoff mit einem imponierenden Aufwand von logischer Denkkraft und mathematischem Wissen durchgearbeitet hat und zum Schluß selber bemerkt:

„Mangel an Vertrautheit der wünschenswerten experimentellen Daten haben es mit sich gebracht, daß sie vom Programmatischen ebenso gedrängt erfüllt sind, wie sie der Belege durch experimentelle Erfahrung noch entbehren."

In der ersten Fassung meiner im Handbuche Kolle-Wassermann enthaltenen chemischen Desinfektionslehre wurden die chemischen und damit zum Teil mathematisch faßbaren Auffassungen der Desinfektion ausführlich behandelt, aber nirgends erwies sich eine rein chemische oder physikalisch-chemische Theorie als ernstlich verwendbar. Ich habe das dort mit aller Deutlichkeit betont. Selten genug läßt sich ein biologischer Vorgang restlos in einen mathematischen Ausdruck pressen. Das Wesen leidet dann an der Zahl und erholt sich auch in den Integralen nicht mehr. Und doch haben wir in dem Desinfektionsvorgang Verhältnisse vor uns, die den meisten pharmakologischen Wirkungen gegenüber als übersichtliche und relativ einfache zu bezeichnen sind. Es handelt sich um lokale, kontinuierliche Reize; Eingriffs- und Angriffsreiz brauchen kaum getrennt zu werden, die Reizmenge ist bekannt, die gewünschte Wirkung klar erkennbar, eindeutig und irreversibel. Vergleichen wir damit das Bild der Narkose: Die Einverleibung des Reizes kann differieren, der Anmarsch verschieden lang sein, die Wirkung ist sehr ausgedehnt und nur teilweise faßbar. Ähnliches gilt von der Erholung. Die beständige Zirkulation kompliziert die Deutung der Erscheinungen — und vor allem: der Schwellenwert der Narkose ist mit keiner einzigen Methode genau bestimmbar. Wann beginnt die Narkose und wann erlischt sie wieder? Auf diese Fragen gibt es keine klare Antwort. Das Quantitative der Narkose ist nur in ungefähr genauen Umrissen erkennbar, und Vergleiche, auf die es bei der Prüfung von Narkoticakombinationen immer ankommt, sind nur bei kräftigen Ausschlägen maßgebend. Man vergegenwärtige sich, wie wenig es bedeutet, ob ein Tier 60 Minuten lang schläft statt der erwarteten 50, oder ob es mit 0,9 statt mit 1,0 der verwendeten Substanz zu narkotisieren ist. Und doch gibt es Autoren, die Vermehrungen bzw. Verminderungen um 10% als wesentlich ansehen. Will man also bei Narkoticakombinationen von überadditiven Ergebnissen reden, so darf man das nur, wenn der Effekt 50—100% über den Additionswert hinausgeht oder wenn man bei geringeren Steigerungen in einer sehr großen Zahl von Versuchen immer wieder dasselbe Resultat erhalten hatte. Als Beginn der Narkose habe ich beim Kaninchen zuerst die klinischen Erscheinungen einer zentralen Lähmung, später aber das Einsetzen einer ausgesprochenen Allgemeinnarkose betrachtet, schließlich schien mir die Annahme der Rückenlage beim Frosch als das relativ sicherste Kennzeichen des Narkosebeginnes. Narkotisiert man Wassertiere, so schafft man besondere, auf die Verhältnisse beim Menschen nicht übertragbare Bedingungen, weil man das Narkoticum in der umspülenden Flüssigkeit lassen muß; Ähnliches gilt für die Experimente an Kolpidien. Ich habe selber sehr viele Versuchsreihen am Heutierchen ausführen lassen, mich aber nicht überzeugen können, daß die Ergebnisse, die übrigens im großen und ganzen mit den an höheren Tieren gewonnenen übereinstimmten, einfacher und klarer zu deuten waren; und immer noch muß ich betonen, daß Wirkungen auf das Zentralnervensystem prinzipiell nicht an Lebewesen, die keines haben, nachgeprüft werden sollten. Am Frosch und am Säugetier habe ich sowohl die Mengen bestimmt, die gerade noch eine Narkose hervorrufen (minimal narkotisierende Dosen), als auch die Zeitdauer der Narkose und beides zu Vergleichen herangezogen. In beiden Fällen stört die erwähnte Unmöglichkeit, den Eintritt der Narkose genau zu ermitteln, die Sicherheit der Ergebnisse. Zu meiner Entlastung sei gesagt, daß andere Autoren auch keine besseren Methoden kennen. Immer noch gilt die Annahme der Seitenlage bei Ratten und Kaninchen als ausschlaggebend für den Anfang des Narkosezustandes. Benutzt man aber, wie es verschiedene Schüler von Magnus, vor allem Storm van Leeuwen, getan haben, die Aufhebung des homolateralen Beugereflexes als Kriterium, so schränkt man den Begriff der Narkose zu eng ein und erhält keine Antwort auf die eigentlich bedeutsamen Fragen. Die Methode des berühmten Experimentators ist gewiß für die Entscheidung vieler Probleme zweckmäßig, aber dekapitierte Katzen für die Beurteilung von Fragen über Wirkungen auf das Zentralnervensystem zu verwenden, ist schon grotesk zu nennen, ganz abgesehen davon, daß Reflexwirkungen nicht für alle narkotischen Substanzen Geltung haben. Das gilt bis zu einem hohen Grade auch für die Verwendung der *Stell-* und *Labyrinthreflexe*, deren Kenntnis und Benutzungsmöglichkeit wir ebenfalls der planmäßigen Experimentierkunst von Magnus zu verdanken haben. Sie sind für die Beurteilung von Kombinationswirkungen, wie wir später sehen werden, wenn auch selten, mitbenutzt worden, geben uns aber über das, was uns an der Narkose am meisten interessiert, nur ungenügenden Aufschluß. Immerhin verdanken wir ihrer Erkenntnis einen tieferen Einblick in die Lokalisation narkotischer Wirkungen. Bleibt man also bei den Versuchsbedingungen, die bei vernünftigen Überlegungen einzig gestattet sind, so erzielt man nur ein quantitatives Ungefähr, das freilich nicht mehr in die feinere Mathematik hineingehört, aber doch Aufschluß über die wichtigeren Fragen der Praxis geben kann. Graphische Darstellungen, wie sie zuerst Storm van Leeuwen und schließlich — theoretisch vorbildlich — Loewe versucht hat, sind für die Realität wohl als teilweise verfrüht zu bezeichnen. Es ist ganz unmöglich, vom Schwellenwert, der an sich schon fraglich ist, bis zur Firsthöhe hinauf bestimmte Punkte für alle Schlafmittelkombinationsmengen zu erhalten, aus denen man gültige Linien und Ebenen entwerfen darf. Immerhin haben diese Untersuchungen die Einsicht in die vorliegenden Verhältnisse vielfach geklärt und vertieft. Wie man aber gar Schmerzempfindungen am Tier quantitativ genau ermitteln will, ist mir unerfindlich. Besonders schlimm liegen die Verhältnisse bei Substanzen wie Morphium und Scopolamin, die bei den meisten Versuchstieren überhaupt keine richtigen Schlaf- oder Narkosezustände erzeugen. Das Standardisieren einer Arznei ist ohnehin keine leichte Sache, bei der Narkoticagruppe aber bietet es vielleicht die größten

Schwierigkeiten; und doch ist gerade sie am meisten für Kombinationsversuche verwendet worden. Von den störenden individuellen Empfindlichkeitsunterschieden habe ich in diesen Ausführungen nicht einmal geredet. Der individuellen Verschiedenheit der Empfindlichkeit, mit der bei einer jeden Tierart zu rechnen ist und deren Nichtbeachtung zu den unrichtigsten Schlüssen führen kann, ist nur durch das Verwenden einer ausreichend großen Zahl von Versuchstieren zu begegnen. Ich hatte oft Gelegenheit, mich zu wundern, auf wie wenige Vergleichsversuche verschiedene Autoren ihre Aussagen stützten. Ich würde kaum wagen, gerade über die Narkoticakombinationen so bestimmte Angaben zu machen, wenn ich nicht durch die Mitarbeit zahlreicher Schüler über Tausende von gleichen oder ähnlichen Experimenten verfügen würde. Über diese nicht zu unterschätzende Schwierigkeit und die Möglichkeit ihrer Lösung orientiert wohl am besten das vorliegende Buch.

Wenn die gemachten Einwände schließlich für alle pharmakologischen Untersuchungen, die sich ein meßbares Ziel gesetzt haben, gelten, so beschäftigen sich die folgenden Bemerkungen speziell mit meiner Regel. Auch bei ein und derselben Arznei nimmt die Wirkung nicht gleichmäßig mit der Menge zu, das tut sie nur in bestimmten Fällen und nur innerhalb gewisser Grenzen. So ist auch eine jede Wirkungskurve, die man in ein Koordinatensystem einträgt, am Beginn durch den Schwellenwert und am Ende durch die Firsthöhe bzw. den Gipfel begrenzt, den Gipfel, der eventuell die tödliche Menge bedeutet und sich jedenfalls nicht mehr steigern läßt. Die obere Grenze schneidet naturgemäß auch die Gültigkeit einer jeden Theorie über Wirkungsverstärkungen ab. Der First ist nicht zu überschreiten. Andererseits muß hervorgehoben werden, daß die meisten Kombinationsversuche mit unterschwelligen Reizen vorgenommen worden sind. Nehmen bei ein und derselben Arznei die Wirkungen genau mit den gegebenen Mengen zu, so entsteht eine Wirkungslinie in Form einer Geraden; steigern sich aber die Wirkungen mehr als die Mengen, eine Kurve von parabolischem Charakter. Das ist nun die eigentliche Potenzierungskurve, und man könnte aus ihr schließen, daß die Mengen, die man hier von ein und derselben Arznei nimmt, sich in ihren Wirkungen potenzieren. Gleichzeitig ist eine solche Kurve auch die einzig richtige, unseren gegenwärtigen Erkenntnissen entsprechende, graphische Wiedergabe einer Serie von Versuchen mit einer Kombination, die potenzierten, d. h. überadditiven Wert besitzt. Ich habe wiederholt dargelegt, daß das verschiedenartige Ansteigen der Wirkungskurven einzelner Arzneien, die man kombiniert, die Entscheidung, ob bei Kombination mit einem anderen Medikament eine Addition oder eine Potenzierung eintritt, nicht erschweren kann, falls man die Versuche ausreichend variiert hat. Wenn die Wirkung einer ersten Menge einer Arznei durch das Hinzufügen einer anderen Menge anderer Arznei nur deshalb „potenziert" wird, weil die Kurve der ersteren überhaupt die Tendenz hat, parabolisch anzusteigen, so ist das eben auch eine echte und nicht eine Scheinpotenzierung. Maßgebend für das Urteil ist doch immer nur die Wirkungssteigerung an sich, nicht der mutmaßliche Grund, der sie hervorruft.

Diese Verhältnisse sollen hier noch etwas genauer ausgeführt werden. Für eine jede Arznei gibt es wirksame und unterschwellige Dosen, d. h. also: jede Arznei übt erst von einer gewissen Dosis oder Konzentration an einen Einfluß auf das Erfolgsorgan aus. Hält man sich lediglich an die wirksamen Mengen bzw. Konzentrationen, dann muß man ferner wissen, daß die doppelte Dosis von ein und derselben Arznei durchaus nicht immer doppelt so stark wirkt wie die einfache. Ist z. B. 1a die minimal wirkende Menge, so ist 2a zwar die doppelte, aber nicht immer die doppelt so stark wirkende Dosis.

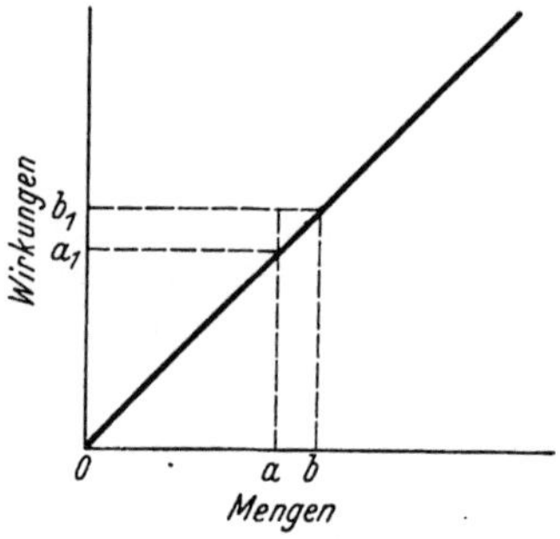

Abb. 1.

Storm van Leeuwen hat diese Verhältnisse in anschauliche Formen gebracht, die hier teilweise wiedergegeben werden sollen. Trägt man die Mengen eines Pharmakons in die Abszisse, die Wirkungsstärke in die Ordinate eines Koordinationssystems ein, so erhält man bei Vernachlässigung der unterschwelligen Dosen z. B. für Chloralhydrat die Abb. 1).

Hier wächst die Wirkung parallel zu der Dosis, allerdings nur bis zu einem oberen Grenzwerte, und wir erhalten bei Verbindung aller Punkte von Abszisse und Ordinate eine gerade Linie.

Bei anderen Giften aber kann man das Kurvenbild (Abb. 2) erhalten, das uns sagt, daß die Wirkung rascher ansteigt als die Dosis. Wir wollen uns hier an diese beiden Grundtypen halten. Es sind allerdings noch viel kompliziertere Kurven aufgestellt worden. Da ich mich aber mit solchen Untersuchungen selbst sehr lange beschäftigt habe, möchte ich nicht verfehlen, meine Zweifel an der Richtigkeit solcher Bilder zum Ausdruck zu geben. Wie gelangt man wohl zu einer genauen Morphiumkurve? Ich möchte das gerne wissen. Bleiben wir also bei den zwei Typen.

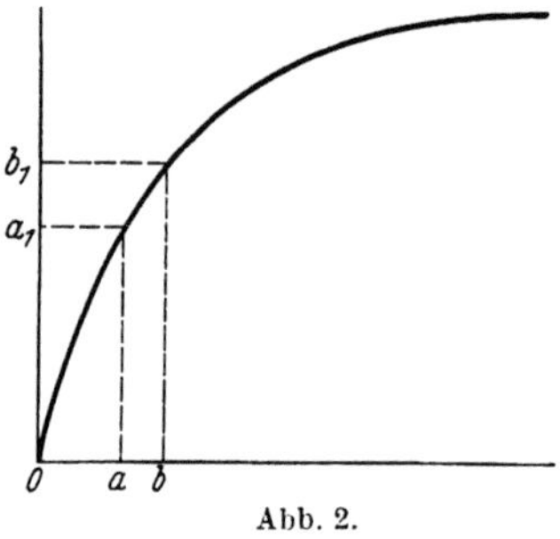

Abb. 2.

Storm van Leeuwen dachte sich nun, daß bei der Untersuchung von Kombinationen unter Umständen eine Potenzierung vorgetäuscht werden könne, wenn man Substanzen vom Wirkungstypus I mit solchen von II vereinige, oder aber Substanzen, die beide den Wirkungstypus II besitzen. Eine relativ kleine Vermehrung einer Substanz vom Typus II könne dann eine Verstärkung über den Additionswert hinaus bedeuten, in Wirklichkeit aber eine reine Addition sein. Diese Ansicht hat aber nur bei schlechtem Experimentieren eine scheinbare Berechtigung. Für die bei mir ausgeführten Versuchsreihen verwerfe ich sie aus den folgenden, ganz klaren und eindeutigen Gründen.

Bei Kombinationsversuchen sind eigentlich mit Bezug auf die Dosenwahl nur drei Möglichkeiten vorhanden:

1. Man arbeitet (und das ist einer der allerhäufigsten Fälle) mit unterschwelligen Dosen beider Kombinationsglieder. Diese gehören nun überhaupt nicht in eines der wiedergegebenen Kurvenbilder. Für Typus I ist nämlich das richtige Kurvenbild folgendermaßen wiedergegeben (Abb. 3):

Die unterschwelligen Dosen liegen zwischen *o* und *a* auf der Abszisse und haben auf der Ordinate alle den Punkt *o*. Für Typus II gilt mit Bezug auf die unterschwelligen Dosen das nämliche.

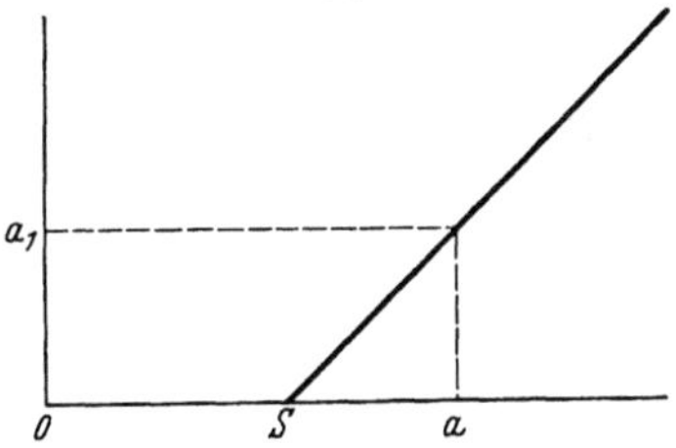

Abb. 3.

Diesen, wie gesagt recht häufigen Fall hat Storm van Leeuwen gar nicht in Betracht gezogen.

2. Das eine Mittel gibt man in einer unterschwelligen, das andere in einer überschwelligen Dosis.

3. Beide Mittel werden in wirksamen Dosen kombiniert. Aber auch wenn das geschieht, ist die Vortäuschung einer Potenzierung, wie Storm van Leeuwen es sich denkt, für einen vorsichtigen Forscher unmöglich.

Er wird doch nicht nur feststellen, wie a + b wirken, sondern wie a und wie b allein und wie 2a und 2b, und nur dann von einer überadditiven Wirkung sprechen, wenn der Gesamteffekt größer als 2a oder 2b war. In Wirklichkeit aber wird er die Dosen noch viel mehr variieren. Vorbildlich sind hier die Arbeiten Loewes. Über das Wort „Potenzierung" ist viel gestritten worden. Ich weiß nicht, ob ich es wirklich, wie Storm van Leeuwen angab, zuerst in die Kombinationsliteratur eingeführt habe. Ich verstehe unter Potenzierung eine Kombinationswirkung, die über den zu erwartenden Additionswert hinausgeht. Der Ausdruck ist schwer zu ersetzen und im allgemeinen doch wohl unmißverständlich. Straub hat die Bezeichnung *Multiplikation* vorgeschlagen, die aber dem Worte „Potenzierung" gegenüber keine Vorteile bietet. Man kann bei einer Potenzierung den Exponenten wählen wie man will, sogar einen negativen, aber man kann auch mit Bruchteilen und mit negativen Vorzeichen multiplizieren. Der Ausdruck „Summation" ist ganz mißverständlich und bei Kombinationsarbeiten tunlichst zu vermeiden. Es gibt ohnehin Autoren genug, und namentlich klinische, die sich über jede Verstärkung durch Kombination wundern, selbst wenn sie kaum den Additionswert erreicht. Der Ausdruck „Verstärkung“ ist nur gestattet, wenn der sonstige Inhalt des Satzes keinen Irrtum aufkommen läßt. Hie und da läßt er sich kaum vermeiden. Synergismus bedeutet nichts als gleichzeitige Miteinanderwirkung, kann also für Addition, Potenzierung oder Abschwächung gebraucht werden. Am besten scheint es mir, von Addition und überadditiven Werten zu reden. Diese von mir seit Jahren gebrauchten Bezeichnungen schließen jedes Mißverständnis aus. Überdies soll auf die Nomenklatur in dem Gebiete der Arzneikombinationen später, wenn die wesentlichen experimentellen Grundlagen besprochen worden sind, genauer eingetreten werden. Es schon an dieser Stelle zu tun, wäre verfrüht, da erst die genaueren Arbeiten der letzten Jahre, namentlich die LOEWEs, die Voraussetzungen für schärfere und detailliertere Bezeichnungen geschaffen haben.

Auf dem Gebiete der *Narkotica* vor allem schien die Möglichkeit einer bestimmetn Lokalisation der pharmakologischen Angriffspunkte der verschiedenen Gruppen und einer damit eventuell verbundenen genaueren Messung ihrer Wirkungen wünschenswert. Wenn man scharf definiert, gehören zu ihnen nur die Substanzen, welche eine richtige Narkose — also eine Lähmung des gesamten Zentralnervensystems mit Einschluß des Rückenmarkes und selbstverständlich ohne weitgehende Beeinträchtigung der lebenswichtigen Zentren in der Medulla oblongata — hervorrufen können. Dieses Postulat erfüllen aber nur die Medikamente, die man im allgemeinen die *Narkotica der Fettreihe* nennt. Da man aber auch die *Barbitursäurederivate* — mit Recht oder Unrecht — zu dieser Gruppe rechnet, Substanzen also, die nicht zu den aliphatischen Verbindungen gehören, sondern cyklischen Aufbau haben, pflege ich sie *eigentliche Narkotica* zu nennen und damit in einen Gegensatz zu all den anderen Substanzen zu stellen, die nur Teile des Zentralnervensystems lähmen, wie z. B. die Opiumalkaloide, das Scopolamin u. a., oder die zu geringe Wirkungen haben, um jemals eine richtige Narkose verursachen zu können wie die Bromsalze u. a. Wenn man zudem noch die Wirkung der Narkotica der Fettreihe auf alle Zellen, also nicht nur auf die des Zentralnervensystems, in Berücksichtigung zieht und die bekannten Theorien der Narkose bespricht, wie das z. B. WINTERSTEIN in seinem Buche über die Narkose getan hat, so sieht man sich tatsächlich genötigt, alle anderen Stoffe, die wir Pharmakologen auch zu den Narkotica zu rechnen pflegen, aus den angestellten Betrachtungen wegzulassen oder sie doch nur zu erwähnen, wenn sie dem eingeschlagenen Gedankengange gerade dienlich sein können. Tatsächlich fügen sie sich in keine der Hypothesen hinein, die über die Narkoticawirkungen aufgestellt worden sind. Der Pharmakologe weiß natürlich auch, daß die Narkotica der Fettreihe nicht nur Narkotica, sondern Protoplasmagifte — oder wie ich sie nenne „allgemeine Zellgifte“ — sind, vielleicht sogar die sichersten, die es gibt; wenn er aber von Narkose und Narkotica spricht, muß er strenger definieren und diese Ausdrücke lediglich mit Bezug auf Lähmungszustände im Zentralnervensystem verwenden. Er sieht sich schließlich gezwungen, alle Arzneien, die das Zentralnervensystem oder Teile desselben lähmen, Narkotica zu nennen, also auch das Morphium, das Scopolamin u. a., trotzdem er sehr wohl weiß, daß eigentliche Narkosen mit ihnen nicht zu erzielen sind. Wenn man aber früher nur die Reihenfolge erwähnen konnte, nach der die Lähmungen der verschiedenen Teile des Zentralnervensystems bei Verwendung dieser Stoffe auftreten, und etwa zur Unterscheidung der verschiedenen Gruppen sagte, die Narkotica der Fettreihe lähmen nacheinander Großhirn, Mittelhirn, Kleinhirn und Rückenmark, die Opiumalkaloide erregen dagegen nach kurzer Lähmung das letztere, oder die Narkotica der Fettreihe erregen die motorischen Zentren der Großhirnrinde, bevor sie sie lähmen, während das Morphium sie von Anfang an lähmt, und dann etwa noch die elektive Lähmung der motorischen Zentren durch das Scopolamin und die der schmerzempfindenden Stätten durch das Morphium hervorhob, so kann man heute denn doch infolge der Arbeiten von MAGNUS, von H. H. MEYER und PICK und ihren Schülern, von HESS u. a. die Wirkungen der verschiedenen Schlafmittel genauer lokalisieren. MAGNUS hat uns an Hand der von ihm untersuchten Körperstell- und Labyrinthreflexe die Möglichkeit einer sicheren Verfolgung narkotischer Effekte in die Hand gegeben, und seit wir wissen, daß auch großhirnlose Tiere dem Wechsel der Schlaf- und Wachperioden unterliegen, ja auch solche, denen unter Schonung des Thalamus opticus Teile des Zwischenhirns weggenommen wurden, ist eine differenziertere Einteilung der narkotischen Substanzen möglich geworden. Ich erinnere hier nur an einige der wichtigsten Resultate neuerer Forschung. YAMAWAKI erzeugte an Thalamustieren durch Scopolamininjektionen Schlaf und MEHES konnte mit demselben Alkaloid, das intakte Kaninchen nicht narkotisiert, bei diesen Tieren Schlaf verursachen, wenn er das Großhirn gleichzeitig mit an sich nicht narkotisierenden Brommengen betäubte. $CaCl_2$ wirkt antagonistisch auf Hirnrinde und Stamm, die erstere wird erregt, die letztere gelähmt. Morphium erregt das Schlafsteuerungszentrum bei einzelnen Tierarten so stark, daß seine das Großhirn lähmende Wirkung nicht in Erscheinung tritt, sondern aus dem Kampf der antagonistischen Wirkungen sogar furibunde Delirien resultieren können. PICK und seine Schule kamen, gestützt auf sehr zahlreiche und vielfach variierte Untersuchungen, schließlich zu einer Einteilung der Schlafmittel in *corticale*, den eigentlichen Narkotica nahestehende, zu denen sie den Alkohol, das Amylenhydrat, den Paraldehyd, die Bromsalze und wahrscheinlich auch Chloralhydrat und Chloralose zählen, und in *Hirnstammnarkotica*, zu denen sie vor allem die Barbitursäurederivate, aber — merkwürdigerweise — auch das Chloreton rechnen. Morphium und Scopolamin sollen dagegen neben thalamischen auch striäre und corticale Angriffspunkte besitzen. Die Resultate der PICKschen Schule sind nicht ohne Widerspruch geblieben, aber selbst wenn man sich nicht wie ich von ihren Ausführungen überzeugen lassen will, muß man doch zugeben, daß charakteristische Unterschiede, sowohl was die Art wie auch was die Reihenfolge der Angriffspunkte im Gehirn betrifft, bei den verschiedenen Narkoticagruppen bestehen. Die Hauptschwierigkeit für eine klare Scheidung liegt in der Tatsache, daß die anfänglich strenger lokalisierten Wirkungen sich allmählich auszubreiten pflegen, wodurch schließlich übereinstimmende Bilder entstehen können. Ich kann mich hier auf eine noch genauere Besprechung dieses Gebietes nicht einlassen, möchte aber doch betonen, daß mir das von der PICKschen Schule aufgebrachte Tatsachenmaterial erdrückend scheint. Wichtig ist mir vor allem, daß bei diesen Untersuchungen die Bedeutung der Verschiedenheit zweier Angriffspunkte, besser gesagt Angriffsflächen, in einzelnen Fällen so klar zutage getreten ist. Ich erinnere nur an die *Brom-Scopolaminkombination.* Daß Kombinationen von Gliedern der *Narkotica* aus der *Fettreihe* mit solchen aus der *Barbitursäurereihe* potenzierte Kraft besitzen, haben PICK und seine Schüler dargetan. Es ist aber verständlich, daß solche Wirkungssteigerungen, da die pharmakologischen Angriffsflächen allmählich ineinander übergehen, nur bei der Wahl bestimmter Mengen und nur eine kurze Zeit zu beobachten sind, und daß andere Autoren daher auch zu abweichenden Resultaten kommen konnten.

Jedenfalls haben die Feststellungen der Wiener pharmakologischen Schule die Verschiedenheit der Wirkungslokalisation für die Narkotica der Fettreihe, die Barbitursäurederivate, das Morphium und das Scopolamin zur Genüge aufgeklärt. Warum das Chloreton in der Gruppe der Fettreihenarkotica eine Ausnahme macht, bleibt allerdings rätselhaft, aber die pharmakologischen Experimente sind hier schließlich entscheidend. Die genannten Untersuchungen gewähren nicht nur einen tieferen Einblick in das Wesen der Narkose und der Narkotica, sie erleichtern auch das Verständnis der Kombinationswirkungen und werden uns hierin zweifellos noch weitere Aufklärung bringen. Es ist ja nicht nur von Wichtigkeit zu wissen, daß gleiche Angriffspunkte zu einer additiven, verschiedene häufig zu einer potenzierten Wirkung führen, sondern auch zu erkennen, warum sich das so verhält, und die Einteilung der Schlafmittel in Cortex- und Stammnarkotica gibt uns zum mindesten einen Anhaltspunkt zu einer besseren Einsicht in die vorliegenden Verhältnisse.

In den folgenden Abschnitten dieser Monographie werde ich nun zuerst das auf den verschiedenen Arzneigebieten vorliegende Tatsachenmaterial wiedergeben.

Eigentliche Narkotica.

Der Pharmakologe sieht sich wie erwähnt gezwungen, alle Substanzen, die das gesamte Zentralnervensystem oder Teile desselben lähmen, Narkotica zu nennen, trotzdem sich nur mit den Narkotica der Fettreihe richtige Narkosen erzielen lassen. Ich nenne diese letzteren daher *eigentliche Narkotica* und habe zu ihnen bis vor wenig Jahren auch die Barbitursäurederivate gerechnet. Die Arbeiten der PICKschen Schule, die eine Einteilung der Schlafmittel in corticale und Hirnstammnarkotica notwendig machten, haben allmählich eine Änderung unserer Auffassungen herbeigeführt, auf die ich schon eingetreten bin.

Den *Narkotica der Fettreihe* ist eine ungewöhnliche Gleichartigkeit ihrer Wirkungsweise eigen, die bekanntlich zu der Aufstellung verschiedener zusammenfassender Theorien geführt hat. Die Lipoidtheorie von MEYER und OVERTON hat namentlich für sie Gültigkeit, aber auch die Theorie TRAUBEs von der Oberflächenaktivität, die VERWORNs über die Oxydationshemmung oder die auf einer Annahme der Beeinflussung der kolloidalen Dispersität in den Zellen oder der Durchlässigkeitssteigerung der Zellmembranen gegründeten Anschauungen beziehen sich trotz aller Verallgemeinerungsversuche in Wirklichkeit nur auf die Narkotica der Fettreihe. Mit Bezug auf die klinischen Verhältnisse wäre hervorzuheben, daß diese Substanzen am Beginn ihrer Wirkungen häufig Excitationen und als Schlafmittel verwendet Rauschzustände hervorrufen, die motorischen Zentren der Großhirnrinde zunächst erregen und dann erst lähmen und durch Narkose des Rückenmarkes auch die Reflexe aufheben. Sie bilden jedenfalls eine ziemlich einheitliche Gruppe, und Kombinationen ihrer einzelnen Glieder müßten meiner Regel nach keine Potenzierungen, sondern Additionseffekte ergeben. Um die Wirkungen solcher Kombinationen zu ermitteln, habe ich im allgemeinen Narkosen an Kaninchen ausführen lassen. Fast immer wurde ein gleichmäßiges Tiermaterial verwendet; Inhalationsnarkosen habe ich nicht ausführen lassen, weil sie mir keine genauen Messungen versprachen. Die Substanzen wurden per os, subcutan oder intravenös verabreicht und bei der Dosierung auf das Kilogramm Körpergewicht abgestellt. Stell- und Labyrinthreflexe waren damals noch nicht bekannt. Wir registrierten anfänglich nur die bekannten Erscheinungen der Narkose, Schläfrigkeit, Abnahme der Schmerzempfindung, Annahme der Seitenlage, Reflexaufhebungen usw. Eine Kritik über solche Untersuchungen habe ich schon gegeben. Um immerhin möglichst brauchbare Resultate zu erhalten, ließ ich bald nicht mehr auf die allerersten schwachen Symptome beginnender, zentraler Lähmung abstellen, sondern ich definierte die minimal-narkotisierende Menge (mN) als diejenige Dosis, die gerade noch imstande war, eine ausgesprochene Narkose mit Annahme der Seitenlage hervorzurufen. Verglichen wurden dann mN einer Substanz a, mN einer Substanz b und mN für a + b, oder aber die Dauer der hervorgerufenen Narkosen für a, b und a + b. Die Beobachtungen mußten vorurteilsfrei gemacht werden, Annahme der Seitenlage läßt sich z. B. durch allzu behutsames, das Tier hypnotisierendes Vorgehen auch bei nichtnarkotisierten Kaninchen erreichen. Doch wird sich ein gewissenhafter Experimentator nicht täuschen. Gegen die Fehler einer Streuung aus individuellen und Dispositionsgründen diente die Menge des verwendeten Tiermateriales. Vergleichsversuche am selben Tier wurden oft eingeschaltet. Frösche, die ebenfalls zu solchen Versuchen herangezogen wurden, bieten gewisse Vorteile für genauere Feststellungen. Annahme der Rückenlage kann bei ihnen als brauchbares Vergleichsmoment benutzt werden. Einige Versuchsreihen wurden auch an Katzen ausgeführt, einige an weißen Mäusen, und schließlich haben wir auch an Protozoen gearbeitet, also an Tieren ohne Nervensystem. Ich habe auf diesem Gebiete die folgenden Kombinationen prüfen lassen:

1. Urethan—Chloralhydrat Urethan—Paraldehyd	Am Kaninchen intravenöse Applikation	(Saradschian)
2. Dieselben Kombinationen	Subcutan gegeben	(Katzenelson)
3. Verschiedene Urethane mit verschiedenen Alkoholen	Kaninchenversuche subcutan, intramuskulär und intravenös	(Griliches)
4. Urethane und Alkohole Äther und Chloroform	Colpidienversuche	(Kissa)
5. Äther und Chloroform	Subcutan und intravenös an Kaninchen	(Sakamoto)
6. Äther und Chloroform Paraldehyd—Urethan Urethan —Chloralhydrat Paraldehyd—Chloralhydrat Neuronal —Sulfonal Alkohol —Chloralhydrat Trional —Somnifen } Hirnstammnarkotica Urethan —Medinal } Hirnstammnarkotica	Wirkung auf die Atmung an Kaninchen	(Kiyohara)
7. Medinal —Luminal } Hirnstammnarkotica	Subcutan	(Nagahama)

Alle diese Versuche ergaben Additionseffekte.

In einer sehr gründlichen Arbeit hat sich Sakamoto sehr eingehend mit der Äther-Chloroformkombination beschäftigt. Er hat zu seinen Versuchen 127 Tiere verwendet und die Substanzen teils subcutan, teils intravenös gegeben. Bei beiden Applikationsformen erhielt er nur additive Gesamteffekte. Ich hebe aus seinen mit intravenösen Injektionen vorgenommenen Versuchen nur das Folgende hervor: Äther wurde in einer Dosis von 0,6 pro Kilogramm ertragen, 0,7 erzeugten bedrohliche Erscheinungen, 1,0 den Tod. Von Chloroform wurden 0,2 ertragen, 0,3 erwiesen sich als tödlich. (Es ist unverständlich, daß Burkhardt angeblich mit 0,5—0,85 nur eine einstündige Narkose erzielte.) Halbe Dosen von jeder Substanz zusammen gegeben wirkten wie ganze der einen Substanz. 0,4 Äther + 0,1 Chloroform wurden gerade noch ertragen. 0,2 Äther + 0,05 Chloroform erzeugten eine leichte Narkose. Alle Untersuchungsergebnisse, die durch gleichzeitige Verabreichung erzielt wurden, sprachen für Addition.

Im Vergleich zu anderen Narkoticakombinationen wurde die Vereinigung von Substanzen der Fettreihe unter sich weniger häufig untersucht. Die Resultate waren zu eindeutig und wurden auch bald von anderen Forschern so übereinstimmend bestätigt, daß weitere Nachprüfungen überflüssig schienen. Bei ausreichender Beachtung der experimentellen Grundlagen konnte für die Kombination niemals etwas anderes als Addition der Einzeleffekte gefunden werden, ob man nun auf die minimal-narkotisierenden Mengen oder auf die Dauer der eingetretenen Narkosen abstellte, die zwei Dosen gleichmäßig oder ungleichmäßig erniedrigte oder erhöhte. War Na die narkotisierende Menge für a, Nb die für b, so ergaben die Kombinationen $^1/_2$ Na + $^1/_2$ Nb = N, $^1/_3$ Na + $^2/_3$ Nb = N, Na + Nb = 2 N, worunter die doppelt solange Dauer der Narkose zu verstehen ist. 8 Monate nach meinen ersten Publikationen bestätigte Madelung das erhaltene Resultat für die Äther-Chloroformnarkose, die er durch Einatmen der Dämpfe eintreten ließ. Seine Publikation enthält u. a. eine eingehende und überzeugende Kritik der Honigmannschen Versuche, deren unrichtige, ja völlig unmögliche Resultate er auf ausgesprochene Mängel in der Methodik zurückführte. Führer, der an Meerfischen arbeitete, wobei er die narkotisierenden Substanzen dem Wasser, in dem sich die Tiere aufhielten, zusetzte, fand für die Äther-Chloroformkombination ebenfalls ein rein additives Resultat, ebenso Storm van Leeuwen an dezerebrierten Tieren. Gelegentlich wurden auch geringe *Abschwächungen* des Gesamteffektes bei der Kombination, also unteradditive Wirkungen gefunden (Führer, Somlo); doch waren dieselben so unbedeutend, daß sie in die weiten Fehlergrenzen gänzlich hineinfallen. Ich habe ja schon im allgemeinen Teile bemerkt, wie wenig Steigerungen um 10—20% bedeuten, für Abschwächungen gilt natürlich das nämliche.

Kochmann fand allerdings leichte Potenzierungen von 15%, die meiner Ansicht nach, wie ich oben begründet habe, in die Fehlergrenzen hineinfallen. Dasselbe gilt von den durch Führer gefundenen geringen Abschwächungen.

Im Gegensatze zu den meisten Arbeiten über diese Substanzen steht die von Darmköhler, der wieder mit der Inhalationsmethode gearbeitet hat und bei Kombination von Chloroform und Äther einen potenzierten Synergismus fand, wenn die beiden Narkotica im Verhältnis von 1 : 6—7 in flüssigem Zustande gemischt wurden. Bei einem Verhältnis von 1 : 2 oder 1 : 8 (!) traten additive Gesamteffekte auf. Es ist hier wohl der Ort, auf die Führerschen Untersuchungen über die Beeinflussung der Löslichkeitsverhältnisse von narkotischen Substanzen durch Mischung einzutreten. Er konstatierte u. a. eine Erhöhung der Lipoidlöslichkeit bei Mischen von Äther und Chloroform; erzielte aber mit der Mischung nur additive Wirkungen an Meerfischen. Bei Gemischen von indifferenten Narkotica tritt in der wässerigen Phase eine Verminderung der gegenseitigen Löslichkeit auf, bei hoher, von vorneherein vorhandener Löslichkeit in der organischen Phase. Die Substanzen verdrängen sich gegenseitig aus der wässerigen Lösung. Die Mischungen sollen in wässerigen Lösungen meist capillaraktiver werden.

Andererseits fand er, daß die Verschiebung des Teilungskoeffizienten bei der Äther-Chloroformkombination in verdünnten wässerigen Lösungen nur gering war. Diese an sich wertvollen Feststellungen sagen über die Frage, ob bei gleichzeitiger Wirkung von narkotischen Arzneien Additionen oder Potenzierungen eintreten, nichts aus. Die Experimente FÜHNERs an Tieren sprachen für Addition. Da FÜHNER auch auf die *Capillaraktivität* und damit auf die TRAUBEsche Theorie zu sprechen kam, soll darauf hier noch eingegangen werden. Er hatte, wie gesagt, festgestellt, daß bei vielen Narkoticapaaren eine Löslichkeitserhöhung in organischen Lösungsmitteln eintritt, daß sie sich aber aus ihren wässerigen Lösungen verdrängen, wodurch eine Verschiebung des Teilungskoeffizienten zugunsten des organischen Lösungsmittels zustande kommt. Die Verminderung der Wasserlöslichkeit war durch Messung der Capillaraktivität nachweisbar. Ich habe durch SUGIHARA stalagmometrische Messungen an Narkoticakombinationen ausführen lassen. SUGIHARA ging von der Feststellung aus, daß bei 0,035—0,04 Chloroform sowie bei 0,055—0,7 Äther im Blute starke Narkosen auftreten. Bei Verwendung der 10fachen Konzentration beider Substanzen (jede für sich allein) konnte er aber noch keine Erhöhung der Tropfenzahl feststellen, für *Chloralhydrat* erst bei 1—2%igen Lösungen, ebenso für Urethan. *Morphin* beeinflußt die Capillaraktivität noch bei 4% kaum. Man kann also für biologische Verhältnisse mit der TRAUBEschen Theorie nichts anfangen. Bei stalagmometrischen Versuchen mit höheren, aktiven Konzentrationen ergaben die Gemische übrigens glatte Additionswerte. — FÜHNER hat ferner festgestellt, daß der *hämolytische* Effekt von *Äthyl* + *Propylalkohol* geringer ist als die algebraische Summe der Einzelwirkungen.

Mit Bezug auf die Chloroform-Äthergemische möchte ich nochmals hervorheben, daß bei bestimmten Proportionen eine Erwärmung auftritt, was auf chemische Umsetzungen schließen läßt, die eventuell das pharmakologische Ergebnis des Gemisches etwas beeinflussen können.

Erwähnen möchte ich hier auch noch die Untersuchungen von SOMLO, der namentlich mit Hilfe des homolateralen Beugereflexes am dezerebrierten Tiere gearbeitet hat. Er kombinierte *Chloroform, Äther* und *Alkohol, Urethan* und *Medinal* und fand dabei gelegentlich etwas unteradditive, niemals überadditive Effekte. Auch diese geringen Verminderungen fallen meines Erachtens in die Fehlergrenzen des Versuches; ich möchte sie an sich nicht bestreiten, aber als unwesentlich bezeichnen.

Aus den neueren Arbeiten hebe ich noch die Feststellung LENDLEs hervor, daß bei gemeinsamer Wirkung verschiedener Alkoholgemische der Quotient der Narkosebreite (Spielraum zwischen der minimal wirksamen und der tödlichen Dosis) sich nicht wesentlich verändert. Die fast allgemeine Zustimmung zu meiner Angabe, daß Glieder der Narkotica der Fettreihe miteinander eingeführt reine Additionen ihrer Einzelwirkungen ergeben, wurde zunächst durch eine Arbeit unterbrochen, durch die von BRESLAUER und WOKER nämlich, die auf meine Anregung hin den Einfluß von Substanzen dieser Reihe und ihren Kombinationen auf Colpidium copoda untersucht hatten. Sie fanden dabei, daß auch die Kombinationen voneinander ganz nahestehenden Stoffen, z. B. verschiedener Alkohole und verschiedener Urethane Potenzierungseffekte auslösten. Diese Arbeit mußte ich nachprüfen lassen. Zunächst untersuchte GRILICHES die gleichen Kombinationen mit Bezug auf ihren eigentlichen narkotisierenden Effekt am Kaninchen und erhielt nie etwas anderes als glatte Additionen der Einzelwirkungen. Hernach ließ ich die Resultate von BRESLAUER und WOKER am Heutierchen durch KISSA untersuchen. Das Ergebnis war eindeutig: auch nicht ein einziges Resultat in der Arbeit von BRESLAUER und WOKER erwies sich als richtig. Die verschiedenen Urethane, die verschiedenen Alkohole erzeugten — unter sich kombiniert — an Colpidien die gleichen Additionswerte wie am Kaninchen. Eine scharfe Ablehnung der BRESLAUER-WOKERschen Experimente war dadurch notwendig geworden. Die beiden Damen hatten, vollkommen ungeübt im biologischen Arbeiten, lauter unbrauchbare Versuche angestellt. H. KISSA dagegen beschäftigte sich, bevor sie mit den Kombinationsversuchen begann, eingehend mit dem Studium der Reaktionsweise von Colpidien. Über ihre Methodik, die wir später noch oft verwendeten, hat sie eingehend berichtet. Hier möge nur gesagt sein, daß das Alter der Kulturen, die Menge der Aufbewahrungsflüssigkeit, die Verdunstung aus den Uhrschälchen von Bedeutung sind, daß wir aber auch auf die einzelnen Phasen der Vergiftung genau achten mußten und von einer sicheren Giftwirkung in diesen Versuchen nur sprachen, wenn Stillstand in den Bewegungen der Tierchen mit Verkugelung, großer Vakuole und nachträglichem, körnigem Zerfall eingetreten waren. Die Arbeit von BRESLAUER-WOKER verdient keine weitere Beachtung mehr. Sie ist durchgehend und eindeutig widerlegt, und *der Satz, daß die Narkotica der Fettreihe bei Kombination ihre Einzelwirkungen glatt addieren mit allen Versuchsmethoden erwiesen.*

Auf die Frage, inwieweit sie *corticale* und inwieweit *Hirnstammnarkotica* sind, wurde hier noch nicht Rücksicht genommen. Ich muß diese Kombinationen gesondert behandeln, weil die Ansichten über die Verschiedenheit ihrer Angriffspunkte noch geteilt sind. Unter den angegebenen Kombinationsarbeiten meines Institutes befand sich keine, bei der ein sog. corticales mit einem sog. Hirnstammnarkoticum gleichzeitig eingeführt worden war.

Pick hat, wie erwähnt, nach seinen überzeugenden Untersuchungen zu den *corticalen* Schlafmitteln, die den eigentlichen Narkotica nahestehen, wie angegeben, gerechnet: den *Alkohol*, das *Amylenhydrat*, den *Paraldehyd*, das *Chloralhydrat* und die *Chloralose*, sowie die *Bromsalze*, zu den Hirnstammnarkotica *Urethan*, *Veronal*, *Luminal* und *Nirvanol*, ferner das *Chloreton*, das man mit einigem Widerstreben in dieser Reihe erblickt. *Morphium* sowie *Scopolamin* sollen sowohl corticale wie striäre und thalamische Angriffspunkte besitzen. Es ist hier nicht der Ort auf die eingehenden Begründungen dieser Anschauung näher einzutreten. Die Annahme der Pickschen Auffassung ist keine allseitige. Unter der Voraussetzung, daß diese Einteilung zu Recht besteht, sollte man — Pick stützt sich dabei ganz auf meine Regel — bei gleichzeitiger Darreichung von cortical und thalamisch gerichteten Schlafmitteln Potenzierungen erhalten, und er sowie Molitor konnten denn auch durch den vereinten Gebrauch von an sich wenig oder gar nicht wirksamen Mengen von *Paraldehyd* und *Tributan* Menschen und Kaninchen in tiefen, stundenlangen Schlaf versenken. Weitere Potenzierungen erhielten Pick und seine Schüler bei den Kombinationen *Paraldehyd—Luminal* sowie *Scopolamin—Bromsalze*. Er schreibt:

„Damit ist die experimentelle Grundlage für eine Kombinationstherapie der Schlaflosigkeit gegeben, welche auf einem physiologischen Synergismus beruhend, die günstigsten Bedingungen für die Schlafmittelwirkung zu schaffen geeignet ist."

Verschiedene Autoren sind für und gegen diese Resultate und Auffassungen aufgetreten.

Die Arbeit von Girndt, die entgegen der von Pick und seinen Mitarbeitern angegebenen potenzierten Wirkung von Kombinationen der corticalen und der Hirnstammnarkotica eine Addition des Gesamteffektes annimmt, basiert auf Untersuchungen mit Hilfe der Lage- und Bewegungsreaktionen, die von Magnus und seinen Schülern (u. a. Versteeghs) beobachtet und zur Ermittelung der Tiefe einer Narkose verwendet worden sind. Nach Magnus geht das Erlöschen dieser Reaktionen bei allen narkotischen Arzneien in derselben Reihenfolge vor sich. Im Stadium I findet sich abgeschwächter Hals-Stellreflex und Abschwächung der Progressivreaktionen und des vertikalen Augendecknystagmus, im Stadium II sind alle diese Reflexe erloschen, Körperstellreflex nur noch schwach positiv, Laufen gestört, im Stadium III sind alle Stellreflexe erloschen, Rumpf des Tieres in Seitenlage, Kopf steht noch, im Stadium IV völlige Seitenlage. Es fehlen die Kopfdeckreaktionen und der horizontale Augendecknystagmus. Es besteht aber keine allgemeine Reflexlosigkeit. Girndt hat diesem Magnusschen Stadium noch zwei andere beigefügt. Er kombinierte Brom mit Chloreton und Urethan mit Luminal und fand für beide Kombinationen nur additives Verhalten.

Fromherz, der an Mäusen mit der Irrgartenmethode arbeitete, die auf die Beeinflussung des Richtungsunterscheidungsvermögens beruht, fand für die Kombinationen Chloreton—Veronal und Chloreton—Paraldehyd ebenfalls eine glatte Addition. Die Methode ist sehr zu beanstanden.

Dagegen erhielten Dille und Raymond bei der Kombination von Alkohol mit *Pentobarbital-Natrium* potenzierten Synergismus, ebenso Olszycka, Allegri aber das Umgekehrte (auch noch Carrière, Huriez und Villoquet). Pietrowski, der zuerst auf meinem Institute, dann bei Franzeschetti in Genf arbeitete, fand für die *Urethan-Pernokton*kombination einen rein additiven Wert. Dieses Ergebnis dürfte zu Recht bestehen. Da aber das Urethan wahrscheinlich wie das Pernokton zu den Hirnstammnarkotica gehört, sind seine gegen die Picksche Auffassung gerichteten Schlüsse unberechtigt.

Abweichende Resultate erhielten ferner Lendle, der gegen Molitor und Pick den Vorwurf erhebt, sie hätten die Kombinationseffekte nicht quantitativ aus den Wirkungen der Minimaldosen berechnet, und Steinmetzer, der bei Kombinationen von Hirnstammitteln ebenfalls Potenzierungen (!) erhielt.

Ich habe schon in dem allgemeinen Teil auf diese Verhältnisse eintreten müssen. Die Angaben der Pickschen Schule scheinen mir vorderhand die überzeugendsten. Da aber bei stärkeren Dosen die Wirkungen der verschiedenen Schlafmittel, ob es sich um corticale oder Hirnstammnarkotica handelt, ineinander übergehen, ist es begreiflich, daß gerade auf diesem Gebiete je nach der Wahl der Präparate, der Methodik und der Dosen widersprechende Resultate zutage gefördert wurden. Es mag auch sein, daß die Potenzierungseffekte bei diesen Kombinationen zwar vorhanden, aber nicht besonders starke sind.

Die Opiumalkaloide unter sich kombiniert.

Die Kombinationen von Opiumalkaloiden sind ungleich schwerer zu beurteilen als die der eigentlichen Narkotica. Die Arbeiten, die über sie gemacht worden sind, haben denn auch widersprechende Resultate ergeben, und auch in meinen eigenen waren die Ergebnisse nicht restlos übereinstimmend. Ich glaube aber, nun in der Lage zu sein, die auseinandergehenden Angaben und Meinungen vereinigen zu können.

Die Schwierigkeiten des Experimentes liegen zunächst in der nach Disposition und Individualität stark variierenden Empfindlichkeit der einzelnen Versuchstiere, die für die Opiumalkaloide ungleich viel größer ist als für die eigentlichen Narkotica. Die dementsprechend viel weitere Streuung erfordert ein ungleich größeres Vergleichsmaterial. Noch störender aber bleibt die Unmöglichkeit von dem Verhalten irgendeiner Tierart auf die einer anderen oder gar des Menschen zu schließen. Frösche z. B. werden nur durch sehr große Dosen von Morphium (etwa 0,03) zentral gelähmt, Kaninchen sind wenig empfindlich, Katzen werden nur erregt usw. Einzellige Wesen zu solchen Versuchen heranzuziehen, ist sinnlos. Für die Beurteilung der Resultate ist zudem die Einstellung, die man der pharmakologischen Wirkung der *Phenanthren-* und der *Isochinolinreihe* gegenüber hat, von Bedeutung und jedenfalls ist es auch nicht ganz gleichgültig, ob man die Frage Addition oder Potenzierung an Hand der narkotischen Kraft oder der Allgemeintoxizität, gemessen an der Dosis letalis, zu entscheiden sucht.

Zu den *Phenanthren*derivaten gehören von den wichtigeren Opiumalkaloiden das *Morphium,* das *Codein* und das *Thebain,* zu der *Ioschinolinreihe* das *Papaverin, Narcein* und *Narkotin.* Wenn man nun bedenkt, daß wenigstens beim Menschen Narcein und Narkotin fast unwirksam, Morphium, Codein und Papaverin narkotisch und Thebain stark reflexsteigernd — geradezu strychninartig — wirken, so wird man verstehen, daß ich eine lange Zeit hindurch von einer grundsätzlichen pharmakologischen Einteilung der Opiumalkaloide nach dem chemischen Unterschied „Phenanthren- oder Isochinolinderivat" mit Bezug auf die narkotischen Eigenschaften dieser Körper nichts wissen wollte. Andererseits war allerdings die Differenz in der Toxizität der beiden Reihen für das Zentralnervensystem bekannt und gab auch mir Anlaß zu Bedenken.

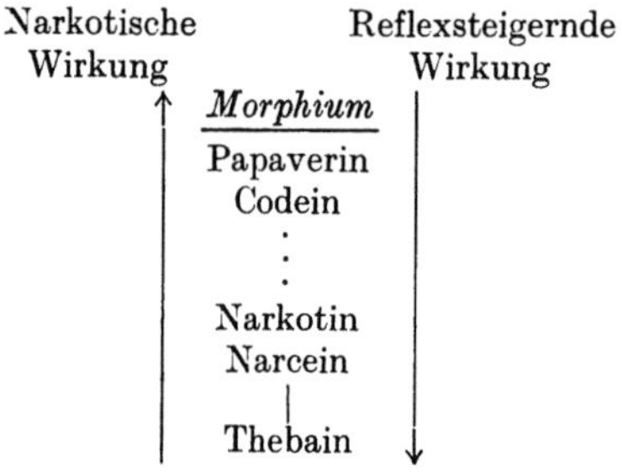

Ich hielt mich also anfangs an das von mir ein wenig veränderte Schema v. SCHRÖDERs, das ich in der nebenstehenden Weise wiedergab.

Das Wort Morphium wurde unterstrichen, um zu betonen, daß es ungleich stärker narkotisch wirkt als irgendein anderes Alkaloid dieser Reihe. Daß es die Reflexe auch steigert, ist bekannt genug und am Frosch leicht zu zeigen.

Narkotin und Narcein fallen eigentlich aus der Reihe heraus, weil sie nach beiden Richtungen hin abgeschwächte Wirkungen haben. Ich nahm an, daß sich die einigermaßen gegensätzlichen Wirkungen der Narkose und der Reflexsteigerung, die über die Medulla hinaufgreift, in ihnen antagonistisch beeinflussen, und erinnerte in diesem Zusammenhang an das Verhalten von morphinisierten Menschen, die bekanntlich auf alle äußeren Eindrücke — auch auf Schall und Licht — stark reagieren und daher relativ leicht zu wecken sind, selbst bei schweren Vergiftungen. Schließlich hob ich auch noch hervor, daß die Phenanthren- und die Isochinolinderivate chemisch näher verwandt sind als man das im allgemeinen anzunehmen pflegt. Ich gebe nachstehend die Formel des Morphins und des Papaverins wieder.

Aus diesen Formeln läßt sich leicht ersehen, daß auch das Morphin das Isochinolin enthält, das dann allerdings im Gegensatze zu seiner Stellung im Papaverin nicht vermittelst einer CH_2-Gruppe, sondern cyklisch mit dem letzten Ring verbunden ist. Aus dieser Betrachtung und aus einigen pharmakologischen Untersuchungsergebnissen schloß ich — wie v. Schroeder — auf eine Gleichartigkeit der pharmakologischen Wirkungen aller Opiumalkaloide. Nun sind freilich die chemischen Unterschiede der zwei Gruppen, wenn auch nicht grundlegend, so doch beträchtlich genug, um pharmakologische Unterschiede bedingen zu können. Ungleich kleinere Änderungen an einer chemischen Verbindung genügen bekanntlich oft, um eine Substanz aus einer wirksamen zu einer unwirksamen oder zu einer pharmakologisch ganz andersartigen zu stempeln. Ich habe aber andererseits ausdrücklich und oft genug hervorgehoben, daß ich mit Bezug auf meine Regel nicht auf chemische, sondern auf pharmakologische Unterschiede — nämlich auf die Verschiedenheit oder Gleichartigkeit der Angriffspunkte — abstelle, und diese schienen mir zum mindesten nicht erwiesen. Ich glaube sagen zu dürfen, daß wir auch heute noch nicht sicher wissen, ob die Phenanthren- und die Isochinolinderivate des Opiums mit Bezug auf ihre narkotischen Eigenschaften übereinstimmen oder nicht, wohl aber gibt es Gründe, eine gewisse Abweichung in ihrer narkotischen Wirkung anzunehmen; in der Toxizität sind sie jedenfalls durchaus nicht identisch.

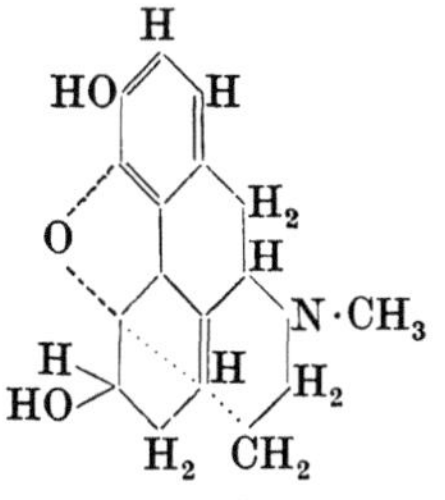

Morphin

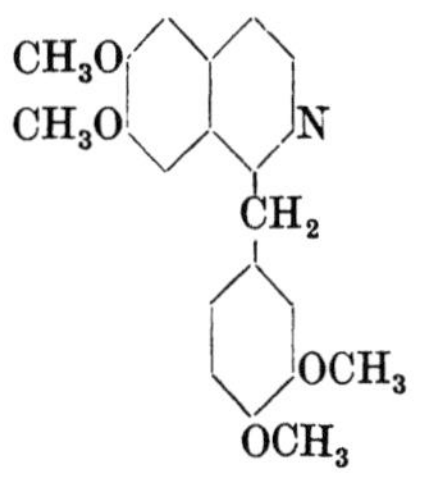

Papaverin

Die ersten mir bekannten Arbeiten auf diesem Gebiete stammen von Gottlieb und v. d. Eckhout. Sie stellten fest, daß das Opium an Fröschen unverhältnismäßig stärker wirke als das in ihm enthaltene Morphium. Die Versuche wurden mit Opiumtinktur, morphinfreier Opiumtinktur und Morphinlösungen von entsprechendem Alkaloidgehalte vorgenommen. Aus diesen Untersuchungen ging strenggenommen aber nur hervor, daß die narkotischen und tetanisierenden Eigenschaften der Nebenalkaloide im Opium wirklich zur Geltung kommen. Dagegen haben sie die Frage, ob die Einzeleffekte durch Kombination addiert oder potenziert werden, nicht gelöst, sondern eine ungewöhnlich hohe Verstärkung nur wahrscheinlich gemacht. Vor ihnen hatte übrigens schon Spitzer mitgeteilt, daß das Opium auf das Zentralnervensystem weit stärker wirke als man seinem Morphingehalte nach annehmen sollte. Doch war auch aus dieser Angabe nicht zu entnehmen, ob es sich um

Addition oder Potenzierung narkotischer Effekte gehandelt habe. Gottlieb und v. d. Eckhout experimentierten dann auch an Warmblütern, an Katzen und an Kaninchen, und zwar mit denselben Substanzen, die oben angegeben worden sind; sie erhielten aber keine brauchbaren Resultate und erklärten diese Tiere als ungeeignet für Opiumversuche. Störend war bei ihren Experimenten unzweifelhaft die notwendige Mitwirkung des Alkohols und die beiden Autoren haben auf diesen Nachteil der von ihnen verwendeten Präparate selbst aufmerksam gemacht.

Auf meinem Institute arbeitete zuerst Zeelen über die Wirkung kombinierter Opiumalkaloide. Folgende Kombinationen wurden auf ihren narkotischen Effekt untersucht: Papaverin-Morphin, Codein-Morphin, Narcein-Morphin, Narkotin-Morphin, Papaverin-Codein-Morphin, Heroin-Morphin, Dionin-Morphin, Peronin-Morphin. Heroin, Dionin und Peronin sind bekanntlich Kunstprodukte, die alle zu der Phenanthrenreihe gehören.

Bei all diesen Kombinationen erhielt V. Zeelen immer einen Gesamteffekt, der einem Additionsergebnis der Einzelwirkungen ziemlich genau entsprach. Immerhin bemerkt Zeelen, und das scheint mir heute von besonderer Wichtigkeit:

„Hie und da fanden wir allerdings auch eine geringgradige Verstärkung der narkotischen Wirkung, d. h. einen durch die Kombination bedingten Gesamteffekt, der etwas höher lag als man dem einfachen Additionsergebnisse nach hätte erwarten sollen, so namentlich bei den Kombinationen von *Papaverin* mit *Morphin* und bei denen von *Papaverin* mit *Codein*."

Zeelen glaubte allerdings, daß diese Verstärkung zu geringfügig gewesen sei, um nicht noch in die Fehlergrenzen der Versuche hineingerechnet werden zu können. Aber es ist von Interesse, daß ich auch später bei der Kombination von Papaverin mit Morphin und nur bei ihr regelmäßig eine gewisse überadditive Wirkung konstatierte.

Die Arbeit Zeelens wurde kurz nachher von v. Issekutz angegriffen.

„Er fand", und zwar an Hand von Toxizitätsbestimmungen, „daß sich die Wirkung jener Opiumalkaloide, deren chemische Zusammensetzung verschiedenartig ist (Morphin, Narkotin, Papaverin), nicht bloß addiere, sondern entschieden potenziere (20—50%), daß sich dagegen die Opiumalkaloide, deren chemische Zusammensetzung — Toxophore — gleichartig ist (Morphin, Codein, Dionin, Heroin, Thebain), bei Kombination in ihren (toxischen!) Wirkungen nicht potenzieren".

Wenn man an die geringgradigen Potenzierungen denkt, die Zeelen lediglich bei den Kombinationen Papaverin-Morphin und Papaverin-Codein gefunden hat, sieht man, daß die Resultate der beiden nicht so gar weit auseinanderliegen.

Macht untersuchte die analgetische Wirkung von Opiumalkaloidekombinationen an der Empfindlichkeitsherabsetzung von Haut- und Schleimhautstellen gegenüber der faradischen Reizung. Er konstatierte potenzierte schmerzstillende Gesamteffekte bei Kombination von Phenanthrenen mit Isochinolinen. Von großer Wichtigkeit waren dann die bei Straub ausgeführten Arbeiten von Caesar, der das bei Katzen an und für sich erregende *Morphin* durch Zugabe von *Narkotin* wenigstens in einzelnen Fällen schlafmachend machen konnte und zugleich die atemlähmende Wirkung des Morphins vermindert sah. Diese Feststellungen führten dann zu der Herstellung des *Narkophins,* eines kombinierten Opiumpräparates, auf das später eingegangen werden soll. Sowohl aus den Arbeiten Machts als aus denen von Straub und Caesar würde sich wiederum eine Wirkungssteigerung durch Kombination von Phenanthrenen mit Isochinolinen ergeben. Die Frage der Wirkung auf das Respirationszentrum möchte ich gesondert besprechen.

Die Ergebnisse von Macht und Straub standen eigentlich zu den von Zeelen erhaltenen in keinem Widerspruch. Da ich aber die von ihr gefundene Potenzierung der Morphin- durch die Papaverinwirkung keine Bedeutung zumaß, erschienen sie mir eine längere Zeit hindurch als widersprechend. Daß Zeelen mit den Kombinationen *Narcein-Morphin* und *Narkotin-Morphin* am Kaninchen keine Wirkungsvermehrung über die Addition hinaus gefunden hatte, wundert mich nicht und scheint mir heute sogar selbstverständlich, da das gewählte Versuchstier gegen die Alkaloide Narcein und Narkotin nahezu unempfindlich ist. Straub hat darauf schon hingewiesen, und es war jedenfalls ein glücklicher Gedanke von ihm, für seine Experimente die auf Morphin konträrempfindliche Katze zu wählen. Überblickt man alle diese Tatsachen ohne Voreingenommenheit, so kann man kaum anders, als den kombinierten Opiaten, insofern sie wenigstens Glieder aus der Phenanthren- und der Isochinolinreihe enthalten, einen gesteigerten (potenzierten) Wert zuzuerkennen. Ich habe früher einen entgegengesetzten Standpunkt eingenommen, weil der Befund Zeelens, daß die Kombination *Papaverin-Morphin* eine narkotische Kraft entfalte, die etwas über das Additionsergebnis hinausgeht, eine einzige Ausnahme darstellte, die in die Fehlergrenzen der verwendeten Methode fallen konnte. v. Issekutz hatte Toxizitäten an Hand der letalen Dosen gemessen und nicht der narkotischen Wirkungen, daher schienen mir seine Angaben für die Hauptfrage nicht wesentlich. Wenn aber Straub zeigen konnte, daß die durch Morphin allein nicht zu betäubende Katze durch die Kombination Narkotin-Morphin zum Schlafen gebracht wird, so hat er eben den Beweis einer Potenzierung eines Phenanthren- durch ein Isochinolinderivat an einem Tiere erbracht, das sich für diese Feststellung besser eignete als das von Zeelen ausschließlich verwendete Kaninchen. Ich lege dabei keinen Wert darauf, daß die Katze durch Morphin allein nur aufgeregt, durch die Kombination Narkotin-Morphin also eine Inversion des Effektes geschaffen wird, da solche Inversionen doch nur eine Wirkungssteigerung bedeuten. Die gegenteiligen Angaben von Meissner über die Narkotin-Morphinkombination scheinen mir nicht überzeugend. — Nach Straub hat Macht die Potenzierung der

Schmerzempfindung bei Menschen durch Phenanthren-Isochinolinkombinationen festgestellt; und ich habe mich schließlich veranlaßt gefühlt, die Frage selbst noch weiter zu prüfen. Das Endergebnis der vielen, teilweise schon besprochenen Versuchsreihen meines Institutes war, daß das *Papaverin* und nur dieses Alkaloid die Morphinwirkung potenziert, sowohl mit Bezug auf die narkotische wie auch die allgemeintoxische Kraft. Daß ich unter den Isochinolinen nur das Papaverin nach dieser Richtung hin wirksam fand, sagt über die anderen Alkaloide derselben Gruppe wenig aus. Hierin scheinen mir die bei STRAUB ausgeführten Versuche CAESARs wichtiger. Denn am Kaninchen erhält man eben unter den Isochinolinen nur mit dem Papaverin allein vergleichbare Wirkungen, und es ist daher nach den Untersuchungen von STRAUB, von MACHT, aber auch von v. ISSEKUTZ und von meinen eigenen Mitarbeitern zu schließen, daß bei Kombinationen von Isochinolinen und Phenanthrenen Potenzierungen der zentralen Effekte auftreten, die allerdings nicht hochgradig sind. Diese Tatsache spricht jedenfalls eher für als gegen die Richtigkeit meiner Regel. *Phenanthrene* und *Isochinoline* sind nicht nur chemisch verschieden (was für meine Regel nicht ausschlaggebend ist), sondern auch von ausgesprochen verschiedener, zentraler Toxizität. Leider stecken wir in den Unterscheidungsmöglichkeiten der narkotischen Wirkungen noch sehr in den Anfängen, so daß sich hierin über verschiedenartige Angriffspunkte der beiden Alkaloidgruppen des Opiums nichts Bestimmtes aussagen läßt. Aber man hat doch einigen Grund, an eine Verschiedenheit der Wirkungsweise der zwei Reihen auch in dieser Hinsicht zu denken. Strenggenommen müßte man also sagen, das Verhalten dieser Kombinationen spricht mit Bezug auf die Toxizität bestimmt für die Gültigkeit meiner Regel, mit Bezug auf Narkose weder für noch gegen sie.

Gestützt auf die Versuche der genannten Autoren und meiner Mitarbeiter würde ich nun auch dem Opium und seinen Vollpräparaten einen leicht potenzierten Effekt zuerkennen. Ich habe mich früher daran gestoßen, daß die üblichen Dosen von Pantopon und Narkophin (0,02 und 0,03) gerade die übliche Menge Morphin (0,01) enthalten und geschlossen: wenn sie potenzierte Kraft hätten, müßten kleinere Dosen empfohlen werden. Da aber der Gesamteffekt nur um etwa 30% gesteigert ist, sind die angegebenen Dosen gerechtfertigt, um so mehr als eine verminderte Toxizität für das Atemzentrum angenommen wird. Auf die Schwierigkeit, diese geringere Giftigkeit für das Respirationszentrum mit der potenzierten Allgemeintoxizität in Einklang zu bringen und auf die von STRAUB gegebene Erklärung, werde ich noch eintreten. Auf die weitere Steigerung des Gesamteffektes und Verminderung der Toxizität durch die sog. Ballaststoffe werde ich in dem Kapitel über die Drogen zu sprechen kommen.

Die Ergebnisse von MACHT schienen mir zu sehr auf subjektive Empfindungen abzustellen; aber mein Versuch, den durch Faradisieren ausgelösten Schnauzenreflex des Kaninchens zu Messungen objektiverer Art zu verwenden, mißlang. Die Resultate waren zu wechselnd. Ich habe dann die Frage einer Potenzierung des Gesamteffektes durch Kombinationen von Isochinolinen und Phenanthrenen, wie schon erwähnt, noch weiter prüfen lassen. Vorwegzunehmen ist, daß Isochinoline oder Phenanthrene unter sich kombiniert immer nur Additionswerte ergaben. ST. NAGAHAMA sowie TH. GERBER erhielten in sehr sorgfältig an Fröschen durchgeführten Experimenten mit allen Kombinationen von Opiumalkaloiden ebenfalls reine Additionswerte, mit Ausnahme der Kombination *Papaverin-Morphin*, bei der eine Potenzierung von 25—30% regelmäßig nachzuweisen war. Diese Arbeiten, sowie die von T. NAGAI, der die Resultate der genannten an einer sehr großen Menge von Fröschen nachprüfte und das gleiche Resultat erhielt, beschäftigten sich mit der allgemein narkotischen Wirkung der Alkaloide, wobei Annahme der Rückenlage des Tieres als das eigentliche Kriterium galt. Wenn, wie in der GERBERschen Arbeit, Thebain den einen Bestandteil der Kombination darstellte, waren die Ergebnisse etwas wechselnd. (Es wurden von ihm untersucht Morphin mit Codein, mit Narkotin, mit Thebain, Codein mit Papaverin, mit Narkotin, mit Thebain, Papaverin mit Narkotin, mit Thebain und schließlich auch Pantopon, in welchem die Alkaloide ungefähr additiv wirkten; die anderen prüften auch die Papaverin-Morphinkombination.)

Die *Allgemeintoxizität* der Opiumalkaloide untersuchten auf meinem Laboratorium ISHIGAMI sowie MIYOSHI. Die Ergebnisse von ISHIGAMI bestätigten für sie (gemessen an der letalen Dosis) dasselbe, was meine anderen Mitarbeiter für die narkotische Wirkung gefunden hatten. ISHIGAMI fand die Papaverin - Morphinkombination allein potenziert. (Untersucht wurden Morphin mit Narcein, Codein, Papaverin, Codein mit Narkotin, Narcein, Papaverin.) Tödlich waren bei der Papaverin-Morphinkombination die folgenden Verhältniszahlen der tödlichen Dosen der beiden Alkaloide ($^1/_2 + ^1/_2$, $^1/_4 + ^1/_2$, $^1/_2 + ^1/_4$, $^1/_4 + ^1/_4$). Das letztgenannte Ergebnis bedeutet schon eine Steigerung um 100%. MIYOSHI stellte die letalen Dosen von Kombinationsprodukten des Handels fest. Seine Resultate waren die obenstehenden.

Verwendete Opiate	Ihr Morph.-Gehalt in %	Dosis letalis pro kg	Darin enthaltene Mo-Menge
Morphin . .	100	0,35—0,4	0,35—0,4
Tinct. opii .	1	7 ccm	0,07
Pantopon .	50	0,2	0,105
Pavon . . .	23	0,5	0,115
Narkophin .	38	0,4—0,45	0,152—0,170

Am giftigsten erwies sich die Tinct. opii, Pantopon, Pavon und Narkophin waren toxischer als Morphin, Narkophin etwas weniger als

Pavon, dieses weniger als Pantopon, doch sind die Verschiedenheiten unbedeutend. Jedenfalls geht auch aus diesem Vergleich hervor, daß Isochinoline und Phenanthrene unter sich kombiniert eine potenzierte Allgemeintoxizität aufweisen. STRAUB erklärt das aus der Verschiedenheit ihrer Giftigkeit, Morphin tötet durch Atemlähmung, die Phenanthrene erzeugen zentrale Krämpfe. Im übrigen wird aber allgemein angenommen, daß die kombinierten Opiate das Atemzentrum weniger beeinträchtigen als das Morphium. Mit der Tatsache, daß die Tiere auch bei Verwendung solcher Kombinationspräparate an Lähmung der Respiration sterben, ist das schwer in Einklang zu bringen. Jedenfalls haben aber sowohl LÖWY, wie WERTHEIMER, wie BERGIEN, wie STRAUB und CAESAR, die ersteren für Pantopon, die letzteren für Narkophin die Wirkung auf das Respirationszentrum geringer gefunden als die der in den Präparaten bzw. Mischungen enthaltenen Morphinmenge. JENNI und RÖTHLISBERGER konstatierten eine noch geringere Wirkung auf die Atmung für das *Pavon* (das noch Meconsäure und Ballaststoffextrakt enthält), was mit der Arbeit UMANSKYs über die geringere Toxizität und größere narkotische Kraft von Opiaten mit Ballaststoffen übereinstimmt. Das Pavon war gestützt auf diese letztgenannte Arbeit meines Institutes, übrigens ohne mein Dazutun entstanden. Was für Ballaststoffe es enthält, ist ungewiß. MATSUNO konnte dagegen keine wesentlichen Unterschiede zwischen der Respirationswirkung von Morphin einerseits und kombinierten Opiaten mit der gleichen Morphindosis andererseits konstatieren, mit der einzigen Ausnahme' des Narkophins, das relativ ungiftiger erschien. Gewisse, nicht beträchtliche Unterschiede in den Ergebnissen sind zwanglos auf die verschiedenen Untersuchungsmethoden zurückzuführen. Die ersten Untersuchungen waren methodisch nicht so genau wie die von JENNI und RÖTHLISBERGER, welche die alveoläre CO_2-Spannung am Menschen maßen und die von MATSUNO, der an Kaninchen arbeitete, denen er Luft mit verschiedenem CO_2-Gehalt zuführen ließ. Von großem Interesse scheint mir, daß fast alle diese Versuche mit therapeutischen Dosen vorgenommen wurden, die das Respirationszentrum nur wenig beeinträchtigen. Darauf mag u. a. auch die Differenz in der Allgemeintoxizität und der Respirationshemmung beruhen. Es ist sehr wohl möglich, daß solche Kombinationen in geringeren Mengen das gleiche Zentrum weniger lähmen als die entsprechende Menge Morphium, während sie sich in größeren Quantitäten verabfolgt umgekehrt verhalten. STRAUB nimmt mit Bezug auf die Kombination Narkotin-Morphin an, daß das erstere das Morphin vom Respirationszentrum ab und dem Großhirn zulenke und begründet diese Annahme überzeugend. Für die Therapie kommt die etwas geringere oder größere Wirkung auf das Respirationszentrum nur dann in Frage, wenn das letztere durch die bestehende Krankheit ohnehin schon schwer gelitten hat.

Im allgemeinen hält man sich ja, wenn es sich nicht gerade um „Gewöhnte" handelt, an Dosen, die weit unter den gefährlichen liegen. (Morphin: gewöhnliche Dosis 0,01, maximale p. dosi 0,03, minimal-letale 0,1, sicher (?) letale 0,3). Die Angabe von WEISS, daß die potenzierende (in diesem Fall periphere) Wirkung von Opiumkombinationen auf die Cocainlokalanästhesie derjenigen des Morphins nicht überlegen sei, ist für die hier vorliegenden Fragen ohne Bedeutung. — Dagegen wäre der Vollständigkeit und der Beurteilung von im Handel befindlichen Opiaten wegen noch zu erwähnen, daß nach den bei JACOBJ gemachten Untersuchungen von O. BARTH der *Meconsäure* ebenfalls eine schwach narkotische Wirkung zuzuschreiben ist. Als solche ist sie zu Kombinationsversuchen meines Wissens niemals verwendet worden.

Aus dem Gesagten geht hervor, *daß die Isochinoline und die Phenanthrene unter sich kombiniert reine Additionseffekte ergeben, daß aber bei Kombination von Gliedern aus der Isochinolin- mit Gliedern aus der Phenanthrenreihe mäßige Potenzierungen des Gesamteffektes sowohl mit Bezug auf die narkotische wie auch die allgemein toxische Wirkung eintreten.* Am besten ist das bewiesen für die Papaverin-Morphin- und für die Narkotin-Morphinkombination. Das Respirationszentrum scheint durch die kombinierten Präparate, wenn sie in therapeutischen Dosen gegeben werden, weniger beeinflußt als durch eine entsprechende Morphinmenge. Meine Kombinationsregel wird durch dieses Ergebnis eher gestützt als widerlegt. Ob die narkotischen Wirkungen der beiden Alkaloidreihen unter sich differieren, ist allerdings nicht mit Sicherheit zu sagen, wohl aber steht die Verschiedenheit der Toxizität fest, und da die Isochinoline und Phenanthrene dazu noch in ihren peripheren Eigenschaften zum Teil erhebliche Abweichungen aufweisen, darf man die Frage, ob die besprochenen Kombinationswirkungen die Richtigkeit meiner Regel bestätigen oder nicht, wohl eher im bejahenden Sinne beantworten, zum mindesten aber muß man sie offen lassen.

Die Überzeugung, daß dem Opium dem in ihm enthaltenen Morphium gegenüber eine stärker schlafmachende und zugleich eine geringere atmungslähmende Wirkung zukomme, führte zu der Herausgabe verschiedener für die Therapie des Arztes bestimmter Kombinationspräparate. In erster Linie steht hier das oft nachgeahmte *Pantopon*, das nach einer Anregung von SAHLI durch die Firma Hoffmann-La Roche herausgegeben wurde und großen Anklang gefunden hat. Es enthält alle Opiumalkaloide in den natürlichen, d. h. in der Opiumdroge vorhandenen Proportionen an die Chlorwasserstoffsäure gebunden. Da der Gehalt des Opiums an Alkaloiden inkonstant ist, sah sich die Firma nachträglich genötigt, den Gehalt des Pantopons an dem Hauptalkaloid, dem Morphium, zu standardisieren. Pantopon enthält gegenwärtig genau 50% Morphin. Weggelassen ist aus dem Präparate die immerhin auch etwas wirksame Meconsäure.

Pavon enthält die Opiumalkaloide wie das Pantopon, aber gebunden an die Meconsäure, ebenso *Mecopon*. Außerdem wurde ihm ein Extrakt aus den Ballaststoffen des Opiums beigegeben, die nach den Untersuchungen meiner Schule (s. oben) an dem Effekt des Opiums mitbeteiligt sind.

Die *Laudanone* I und II FAUSTs sind Zusammensetzungen der verschiedenen, isoliert dargestellten Opiumalkaloide und entsprechen daher im allgemeinen der Pantoponidee. Sie sind aber gegenwärtig wenig im Gebrauch.

Die Synthese des *Narkophins* stützte sich erstens auf die genannten Untersuchungen der STRAUBschen Schule und auf den geistreichen Gedanken von STRAUB, das sog. Opiumproblem auf die denkbar einfachste Formel zurückzuführen und in Form eines chemischen Individuums herauszugeben. Quantitativ stellt das Narkotin neben dem Morphin das im Opium am stärksten — allerdings sehr wechselnd stark — vertretene Alkaloid dar. Außerdem ist es ein Isochinolin und das Morphin ein Phenanthren. Beide Alkaloide gebunden an die Meconsäure ergeben das Narkophin, das somit chemisch rein und damit absolut konstant ist. Man könnte bedauern, daß das am stärksten narkotische Isochinolin, das Papaverin, nicht daran beteiligt ist. Das Opium enthält aber wenig von diesem Alkaloid, so daß der Gedanke STRAUBs durchaus gerechtfertigt erscheint. Eine Qualifikation der verschiedenen, in den Handel gebrachten Opiate möchte ich hier nicht vornehmen. Leicht potenzierte narkotische Kraft und geringere Hemmung des Atmungszentrums zeichnen sie alle aus. Opium an sich wäre meinen Anschauungen nach (UMANSKY) noch vorteilhafter, ist aber inkonstanter (auch als Pantopon) und zu parenteraler Applikation ungeeignet. Neben der etwas gesteigerten narkotischen Kraft mag auch die stärkere, peripher krampflösende Wirkung der kombinierten Opiate einen Vorteil bedeuten. Der Gehalt an Meconsäure ist wohl nicht gleichgültig, aber doch nicht ausschlaggebend.

Kombinationen von narkotischen Substanzen mit verschiedenem Angriffspunkt.

Wir haben uns bis dahin mit Narcotikakombinationen beschäftigt, deren Glieder mit den zwei, wenn man so sagen darf, geringfügigen Ausnahmen der corticalen und Hirnstammschlafmitteln einerseits und der Isochinoline und Phenanthrene andererseits, einheitliche Wirkungen (gleichen Angriffspunkt) hatten. Die weiteren Ausführungen beziehen sich nun zunächst auf Kombinationen von Schlafmitteln mit verschiedenem Angriffspunkt. PICK nennt die nach seinen Untersuchungen mit Gemischen von Rinden- und Hirnstammschlafmitteln beobachtete Potenzierung einen physiologischen Synergismus und schreibt dann:

„Davon zu unterscheiden wäre die Kombination jener Hypnotica, welche, an verschiedenen Stellen des Hirnstammes angreifend, das Schlafsteuerzentrum besser gegen die von verschiedenen Seiten zufließenden Erregungen sperren können als ein einziges Mittel. Hieher gehört die klassische, für den Dämmerschlaf häufig verwandte Potenzierungsmischung Morphium-Scopolamin oder die gleichartige Luminal-Scopolamin und Luminal-Morphium oder die im Somnifen vorliegende, das ja ein Gemenge von gelösten Diäthylaminsalzen der Diäthyl- und Dipropenylbarbitursäure darstellen soll.“

Über die Lokalisation der Hypnoticawirkungen sind wir allerdings trotz der schönen Arbeiten der Wiener Schule noch zu wenig aufgeklärt. Ich lasse hier in erster Linie die Beobachtungen mit *Kombinationen von Morphin* (und anderen Opiumalkaloiden) und Gliedern der *Narkotica der Fettreihe* folgen.

Die erste Arbeit über diese Kombinationen führte bei mir LINDEMANN aus. Er beschäftigte sich mit der *Morphium-Urethannarkose.* Man findet u. a. in seiner Publikation eine eingehende Wiedergabe der schon vorhandenen klinischen Literatur über ähnliche Kombinationen. Ich gehe hier auf sie nicht mehr ein, da ich sie in ihren Hauptzügen schon in der Einleitung erwähnt habe. LINDEMANN gab die beiden Substanzen teils per os, teils subcutan, oft die eine subcutan, die andere stomachal und er erteilte der Morphin-Urethankombination einen stark überadditiven Wert. HAMMERSCHMIDT hat sie dann bei intravenöser Injektion untersucht und ist zu denselben Resultaten gekommen. Beide Autoren kannten meinen erst später aufgestellten Begriff der minimal-narkotisierenden Dosis, d. h. der Dose, die gerade noch eine wahre Narkose hervorruft, noch nicht, notierten jede kleine narkotische Wirkung und kamen daher zu Zahlen, die mit meinen später erhaltenen nicht mehr verglichen werden können. Dennoch schien das Hauptergebnis gesichert. HAMMERSCHMIDT hatte zudem mit der Kombination *Morphin-Chloralhydrat* dasselbe Resultat erhalten. Eine weitere Arbeit über den Einfluß von *Opium* auf die *Urethannarkose* lieferte RAPPAPORT. Er schloß aus der Tatsache, daß die gefundene Verstärkung ziemlich genau das Doppelte des Additionswertes der Einzelwirkungen ausmachte, daß die ganze narkotische Kraft beider Substanzen für die Potenzierung in Betracht gefallen sei. BOJARSKI untersuchte die Wirkungen von *Pantopon* und *morphinfreiem Pantopon* in Kombination mit *Urethan* und konstatierte in beiden Fällen einen potenzierten Gesamteffekt. Inzwischen waren die Publikationen von STORM VAN LEEUWEN und von LE HEUX erschienen, die die gewonnenen Resultate teils in Frage stellten, teils anders deuteten. Was die Deutung betrifft, habe ich mich schon früher ausgesprochen. Die beiden Autoren behaupteten aber auch, mit den genannten Morphin-Narkoticakombinationen nur Additionseffekte erhalten zu haben. Ich habe mich eine lange Zeit, mehrere Jahre hindurch, mit einer genauen Nachprüfung der Verhältnisse unter Mithilfe vieler Schüler abgegeben. Die Hauptschwierigkeit lag in der relativ geringen und recht variablen Empfindlichkeit des Kaninchens für das Morphium.

Um klare Ergebnisse zu erhalten, ließ ich die Versuche zunächst von KEGULICHES an Fröschen nachprüfen. Wir hatten hier die Möglichkeit, an Hand der Annahme der Rückenlage ein ziemlich sicheres Kriterium der minimal-narkotisierenden Dosis zu erhalten. KEGULICHES prüfte die Wirkungen von Urethan und Morphium zuerst gesondert, dann in Kombination und fand die Wirkung der letzteren sowohl mit Bezug auf die minimal-narkotisierende Menge als auch hinsichtlich der Narkosedauer stark potenziert. Bei ihren Untersuchungen trat außerdem eine von mir schon früher oft beobachtete Erscheinung besonders deutlich zutage. Sie konnte mit der Dosis des einen Medikamentes außerordentlich stark heruntergehen, wenn sie die des anderen relativ hoch wählte. Bei Kombination von $^4/_{70}$ Nu (= $^4/_{70}$ der minimal-narkotisierenden Dosis von Urethan) mit $^1/_2$ Nm, erhielt sie noch eine starke Narkose. Eine eingehende Untersuchung des gleichen Gegenstandes verdanke ich ferner NAGAHAMA, der ebenfalls an Fröschen experimentierte. Doch hat er die *Opiate* mit *Barbitursäure*derivaten kombiniert, so z. B. Pantopon mit Medinal, Pavon mit Medinal, Morphin mit Medinal und mit Luminal. Bei all diesen Kombinationen traten kräftige Potenzierungen ein. Als Kontrolle dienten ihm die Verbindung Medinal-Luminal und Pavon-Pantopon, die rein additives Verhalten zeigten. (Auch er fand übrigens sowohl Pavon wie Pantopon stärker narkotisch als Morphin.) Die größte Narkosedauer erhielt er mit Luminal und seinen Kombinationen. J. STOCKER verwendete wieder Kaninchen, ging aber anders vor. Er gab nur *vollständig unwirksame Morphindosen* zu Urethan, Medinal und Somnifen und erhielt ganz bedeutende Verlängerungen der Narkosedauer (ganze Stunden), so daß Fehler, beruhend auf individuellen Unterschieden in der Empfindlichkeit nicht in Betracht fallen konnten. Als Beispiele mögen dienen: 1,1 Urethan verursacht eine Narkose von 3 Stunden 15 Minuten, mit $^5/_{10}$ mg Morphium zusammen eine von 5 Stunden, mit 1 mg Morphium ebenfalls. Somnifen wirkt in einer Menge von 0,4 kaum, mit 0,5 mg Morphin gibt es eine $3^3/_4$ Stunden lang dauernde Narkose. KONO untersuchte die *Urethan-Papaverinkombination* an Fröschen, ebenso MATSURA die *Urethan-Morphin-* und *Urethan-Pantoponnarkose*, OHTA die *Morphin-Somnifen-* und SCHULTHESS die *Urethan-Codein-*, *Veronal-Codein-* und *Veronal-Morphinnarkose* an Kaninchen. Die Resultate waren im ganzen die gleichen, die an Kaninchen gewonnenen immer weniger gleichmäßig als die mit Fröschen erhaltenen. (Veronal-Codein an Kaninchen ergab unsichere Werte.) Besondere Beachtung verdient ferner die gründliche Arbeit von KAWATSURA, der an Fröschen und an Kaninchen mit *Morphin-Urethan* und *Morphin-Chloralhydrat* sowie *Somnifen*, bei Verwendung unterschwelliger Dosen, regelmäßig Potenzierungen erhalten hatte. Eine Bestätigung dieser sehr ausgedehnten Experimente liefert die Untersuchung von H. WOLFF, der für Morphin und ein aliphatisches Narkoticum potenzierte

Wirkungen auf das Atemzentrum konstatierte. Die stärkeren Grade dieses positiven Synergismus hatten sich als oligopnöische Zustände mit gesteigertem Vagustonus dokumentiert. KÄRBER und LENDLE geben allerdings für die Kombination von *Avertin-Morphin* auf das Atemzentrum das Gegenteil an. Ich erwähne diese und die WOLFFsche Arbeit an dieser Stelle, verkenne indessen nicht, daß narkotische und atmungshemmende Wirkung nicht gleich beeinflußt zu werden brauchen. Die Frage dürfte durch die zahlreichen und vielfach variierten Versuche meines Institutes abgeklärt sein. Opiumalkaloide und Narkotica der Fettreihe (einschl. die Barbitursäurederivate) ergeben bei Kombination einen potenzierten Gesamteffekt.

Die Kombinationen von *Scopolamin* und *Morphium* und anderen Hypnotica studierte bei mir zuerst HAUCKOLD. Auch er hat eine historische Einleitung zu seinen Versuchsreihen gegeben (s. Literaturverzeichnis daselbst). Die Entdeckung der Wirkung dieser Kombination verdanken wir bekanntlich SCHNEIDERLIN, und ich habe mich über ihren Wert und ihre Nachteile in der Therapie schon geäußert. HAUCKOLD, der sie zum ersten Male experimentell genauer untersucht hat, kombinierte das *Scopolamin* mit *Urethan*, mit *Morphin* und mit *Neuronal*. Mit den letzteren erhielt er keine sicheren Resultate. Aus den Versuchen ergab sich ferner, daß bei einer Morphinmenge von 0,01 (pro Kilogramm Kaninchen) 0,0005 Scopolamin eine starke Narkose hervorrief. Interessant ist, daß HAUCKOLD bei einer Gabe von 0,0001 g Scopolamin leichte Schlaferscheinungen eintreten sah, die meist bestritten werden. 0,01 Morphin. muriat. erzeugt beim Kaninchen keinen Schlaf. (Übrigens hatte KOCHMANN bei einer Gabe von 0,0005 Scopolamin + 0,01 Morphium beim Hunde eine Narkose erzeugen können). 0,0005 Scopol. + 0,005 Mo bewirkten beim Kaninchen auch noch eine Narkose. Die Potenzierung war hiemit bewiesen. Auch die *Urethan-Scopolamin*kombination zeigte ausgesprochen potenzierten Effekt. Auf meinem Institute haben dann am Kaninchen noch HÄNI mit *Pantopon* + *Scopolamin*, BERMANN mit *Luminal-Natrium* + *Scopolamin*, R. LEWIN mit *Chloralhydrat* + *Scopolamin* und CHEIFEZOWITSCH mit *Pantopon- und morphinfreiem Pantopon-Scopolamin* immer potenzierte Werte erhalten. Als Ausnahme erwähne ich die Arbeit von OKTA über die Kombinationen *Morphin* + *Somnifen* und *Scopolamin* + *Somnifen*. Bei der ersteren trat nur, wenn kleine Mengen Somnifen gegeben wurden, eine Potenzierung ein, bei der zweiten eine Wirkungsabnahme. TAKIGUCHI wiederholte die Versuche über Scopolaminkombinationen an Fröschen aus dem schon früher (siehe KEGULICHES) angegebenen Grunde der sichereren Messung. Er gab das *Scopolamin* mit *Urethan*, *Morphium* und *Urethan-Morphium* zusammen. Der Gesamteffekt war immer stark überadditiv, abgesehen von der zuletzt genannten Dreierkombination, die unsichere Werte ergab. Scopolamin wirkte dabei in Dosen von 0,001 am besten. Ich zitiere hier noch die Versuche von MEHES. Kaninchen, die sich in der Norm gegen *Scopolamin* nahezu refraktär verhalten, schlafen nach Abtragung der Gehirnrinde auf Darreichungen von einigen Zentigrammen des Alkaloides ein; dasselbe kann aber auch erreicht werden, wenn das Großhirn zuerst durch *Brom* beruhigt wurde.

Es bleibt mir unverständlich, daß einige wenige Autoren an anderen Instituten die durchgehend überadditive Wirkung von Scopolamin mit anderen narkotischen Körpern nicht konstatieren konnten, so SUSANNA VITTORIO, FÜHNER, GARCIA, LENDLE und FROMHERZ. Ihre Angaben sind unter anderem auch durch die Großzahl klinischer Beobachtungen, wenigstens was die Verhältnisse am Menschen betrifft, gründlich widerlegt. Klinisch ist man allerdings von den eigentlichen Narkosen mit Scopolamin + Morphium (oder anderen Opiaten) gänzlich abgekommen, da sie viel zu gefährlich sind. Es ist eine merkwürdige, später zu würdigende Tatsache, daß das an sich das Atemzentrum mächtig stimulierende Scopolamin die lähmende Wirkung des Morphiums auf das gleiche Zentrum potenziert. Man hat sich daher darauf beschränkt, solche Kombinationen nur noch in kleinen Dosen zur Erzielung des sog. Dämmerschlafes zu verwenden, namentlich in der Geburtshilfe. In einer längeren Monographie über die Pantopon-Scopolaminnarkose habe ich im Jahre 1913 unter eingehender Würdigung der gesamten, damals vorhandenen experimentellen und vor allem klinischen Literatur die ungefährlichen Dosen für diese Kombination zusammengestellt. Dosen von 0,04 P + 0,0004—0,0006 S wurden für kräftige Individuen mittleren Alters als gefahrlos bezeichnet, aber bemerkt, daß man bei schwachen, alten oder an Störungen der Atmungsorgane leidenden Patienten die Dosis beträchtlich zu vermindern habe, daß die Beseitigung von Wehenschmerzen im allgemeinen durch Einspritzung von 0,02 P + 0,0002 S gut gelinge, und daß diese Dosen für Mutter und Kind unschädlich seien.

Ich hatte mir bald nach meinen ersten Kombinationsarbeiten die Frage gestellt, ob es nicht möglich sei, narkotische, aber wegen anderer Wirkungen nicht zutage tretende Eigenschaften von Arzneien, vornehmlich von Drogen, durch Mischen mit eigentlichen Schlafmitteln nachzuweisen. In erster Linie dachte ich dabei an *Belladonna* und *Hyoscyamus niger*, denen im Mittelalter, aber in meiner Jugendzeit auch noch von älteren Ärzten beruhigende Wirkungen zugeschrieben worden waren. *Hyoscyamus* speziell galt in früheren Zeiten als ein ausgesprochen schmerzstillendes Mittel und wurde z. B. bevorzugten Personen zum besseren Ertragen der Folter verabreicht. Auf den Unsinn, der in der gleichzeitigen Quälerei und Beruhigung liegt, möchte ich nur kurz hinweisen. Die narkotischen Eigenschaften von Belladonna und namentlich von Hyoscyamus könnten auf ihrem Gehalt an Scopolamin (Hyoscin) beruhen. AGNES BERNER hat dann auf meine Anregung die Kombinationen von *Tinct. belladonnae*, *Extract. fld. belladonnae* und *Extractum hyoscyami* mit *Morphium* sowie von *Extr. hyoscyami* mit *Urethan* geprüft. Mit den Belladonnapräparaten erhielt sie nur geringgradige Steigerungen der Morphinwirkung, sehr ausgesprochenere dagegen bei Verwendung von *Extr. hyoscyami*. Hinsichtlich der Kombination des letztgenannten Extraktes mit *Urethan* bemerkt Berner, daß sie sich auch, was diese Versuche betreffe, begnügen müsse, die narkotischen Fähigkeiten von Hyoscyamus niger als solche bewiesen zu haben, ohne die Frage, ob Addition oder Potenzierung der Wirkung eingetreten sei, sicher entscheiden zu können. Immerhin war die Wirkung von Hyoscyamus an sich so klein und die der Kombination so groß, daß die Potenzierung wahrscheinlicher schien als die Addition. Rechnerische Überlegungen führten zu der Wahrscheinlichkeitsannahme, daß die Steigerung der Urethan- sowie der Morphinwirkung nicht nur auf den Gehalt des Hyoscyamus niger an Scopolamin zurückgeführt werden könne. Größere Hyoscyamusdosen unterbrachen die Narkose durch Krämpfe. A. Csűcs untersuchte später noch die *Hyoscyamin-Somnifen*kombination und kam dabei zu demselben Resultate. Auch er verwendete Kaninchen. Die narkotische Kraft von Somnifen wurde durch Hyoscyamin verstärkt, und zwar außerordentlich stark. Hyoscyamin an sich löst so gut wie keine narkotische Wirkung aus. Bei der Verwendung von größeren Dosen von Hyoscyamin kam meist nur seine erregende Eigenschaft zur Geltung. 0,04 des Alkaloides durchbrachen den Somnifenschlaf und machten eine tödliche Somnifendosis zu einer beinahe wirkungslosen. Die schlafmachenden Kombinationen lagen bei 0,01 bis 0,02 H + 0,3 oder 0,4 S. Nach dieser Arbeit scheint es mir freilich richtiger, den verstärkenden Einfluß von galenischen Präparaten der Solaneengruppe nicht auf unbekannte Ballaststoffe, sondern auf die in ihnen enthaltenen Tropeine, vor allem auf Scopolamin und Hyoscyamin (evtl. auch Atropin) zurückzuführen. Ich hätte dem Hyoscyamin diese Wirkung nicht zugetraut; sie wurde aber auch von Garcia, der die Verstärkung der Solanaceenalkaloide durch eine nichtnarkotische Ätherdosis untersucht hat, konstatiert. Auch Vittorio kam mit Bezug auf das Hyoscyamin zum gleichen Resultate.

Pick sagt:

„Auch die Atropinderivate, vor allem das Scopolamin und das neuerdings ebenfalls zur Behandlung der essentiellen und postencephalitischen Paralysis agitans empfohlene Stramoniumpulver gehören zu diesen wirksamen, scheinbar symptomatischen Schlafmitteln, die jedoch neben der motorischen Beruhigung auch das Schlafsteuerungszentrum wie echte Schlafmittel beeinflussen."

Das gilt für Kranke, die eine andere, wohl größere Empfindlichkeit diesen Stoffen gegenüber haben mögen als Gesunde. Da sie aber für den kranken Menschen ohnehin schon wie die gleich nachher zu besprechenden Hopfen- oder Valerianamittel beruhigende Eigenschaften besitzen, die alten Anschauungen sich mithin in der Gegenwart bestätigt haben, dürften Kombinationen mit echten narkotischen Substanzen gelegentlich sehr zweckentsprechend sein.

Auch hier wäre nochmals auf die Arbeit von MEHE, aus der der eigenartige Synergismus von *Bromsalzen* mit *Scopolamin* hervorgeht, hinzuweisen.

Obwohl die Arbeit nur losen Zusammenhang mit den bisher besprochenen hat, muß ich hier noch kurz die Dissertation von LAUMANN über das Zusammenwirken von Morphin und Scopolamin auf die Dehydrierungsvorgänge hinweisen. Er fand bei gleichzeitiger Einwirkung beider Alkaloide eine Gesamtwirkung, die in keinem Falle der Summe der Einzelwirkungen entspricht. Der Abbau der Milchsäure wurde stark verschlechtert, und zwar wesentlich mehr als die Additionswirkung ausmachen würde. Das Morphin potenzierte die Scopolaminwirkung usw. Es ist jedenfalls von Interesse, der Potenzierung der beiden Alkaloidwirkungen auch im intermediären Stoffwechsel zu begegnen.

KLAMMER hat die Verstärkung des Effektes eigentlicher Narkotica durch *Bromsalze* untersucht. Bromsalze gelten neuerdings als corticale Narkotica, haben aber, wie jeder erfahrene Arzt weiß, ihre ausgesprochene Eigenart. Sie sind immer noch die besten Mittel gegen die epileptischen Anfälle und als Beruhigungsmittel für Neurastheniker unübertroffen. Eine eigentlich narkotische Wirkung dieser Salze konnte JANUSCHKE mit Sicherheit nachweisen. Sie ist aber sehr geringfügig. Über ihre Wirkungsweise sind wir nicht aufgeklärt, die Auffassung, daß sie lediglich durch Chlorverdrängung wirken, ist kaum mehr haltbar. KLAMMER hatte lange vor JANUSCHKE am Kaninchen Narkosen durch Bromsalze auslösen können. Sie spricht allerdings mehr von einem narkoseähnlichen Zustand, der mit 4,0 Bromnatrium pro Kilogramm zu erzielen war. Sie hat dann Bromnatrium gemeinsam mit *Urethan* oder *Medinal* verabreicht (beide sind Hirnstammittel). Abgestellt wurde vor allem auf die Dauer der eingetretenen Narkosen. Auch sie erhielt potenzierte Effekte; bei der Urethankombination vornehmlich, wenn das Carbaminsäurederivat vor dem Bromsalz verabreicht wurde. Die Kombination Bromnatrium-Morphin führte nur zu einem verstärkten Betäubungszustande. Eine weitere Untersuchung ähnlicher Art machte MORITA. Auch ihm gelang es nicht, mit Bromsalzen allein richtige Narkosen zu erzeugen (auch mit 5,0—6,0 nicht). Es entstand nur ein rasch vorübergehender, depressiver Zustand. 0,6 Urethan gaben keine Narkose, mit 1,0 Bromnatrium zusammen eine von 3 Stunden. 1,0 Urethan bewirkte einen Schlaf von 3 Stunden; als der Dose 4,0 BrNa beigemischt wurden, schlief das Tier länger als einen ganzen Tag.

Zu entscheiden, ob die *Magnesiumsalze*, die, parenteral eingeführt, starke Narkosen mit Lähmung des Atmungszentrums hervorrufen, an anderer Stelle angreifen als die eigentlichen Narkotica, ist ungewiß.

Auf ihre periphere Lähmung motorischer und sensibler Nerven trete ich hier nicht ein. MANSFELD fand ihre Kombinationen mit narkotischen Arzneien im wesentlichen additiv, GENSLER und v. ISSEKUTZ nur additiv. KIEL hat das Avertin mit *Magnesiumchlorid* kombiniert untersucht und konstatierte dabei eine Vergrößerung der narkotischen Breite des Avertins bis zu 15%. An der tödlichen Dosis gemessen war die Kombinationswirkung aber abgeschwächt.

Nach BLESS vergrößert die Zufuhr von *Kalium*- und *Magnesium*salzen die narkotische Breite des Avertins und auch des Äthers, Natrium- und Calciumsalze haben diese Eigenschaft dagegen nicht. MARTIN konstatierte, daß bei Zusatz von Magnesiumsalzen zu Avertin kleinere Dosen des letzteren nötig sind, um die Narkose zu komplettieren, daß aber auch recht hohe Avertindosen dabei gut ertragen werden. Nach BARBOW und TAYLOR tritt bei Zusatz von Magnesiumchlorid zu Veronal-Natrium die Narkose rascher ein und hört rascher wieder auf. Die bei Magnesium-Narkoticakombinationen bestehenden Verhältnisse sind mithin noch nicht völlig aufgeklärt. Zu erwähnen wäre hier noch die vielfach untersuchten Kombinationen von narkotischen Arzneien (Morphin, Scopolamin, Äther usw.) mit Stickstoffoxydul, die meist potenzierte Kraft äußerten.

Mit der Tinctura und dem Extractum *cannabis indicae* kann man, wie ich zuerst zeigen konnte, am Kaninchen richtigen Schlaf erzeugen. Aufregungszustände, wie sie FRÄNKEL an Hunden, denen er die Substanz verabreicht hatte, beobachtete, treten am Kaninchen nicht oder doch nur ganz selten in Erscheinung. Es gelang mir zudem, die in ihrer Wirkung sehr differierenden Haschischpräparate einigermaßen zu standardisieren. Ein bestimmtes Quantum der Tinktur tötet, in die Ohrvene gespritzt, ein Kaninchen fast augenblicklich. Wenn man die Injektion gemacht und das Tier entfesselt hat, ist es, ohne alle Krampferscheinungen, schlaff gelähmt, leblos. Genauere Untersuchungen bewiesen, daß es sich dabei um eine primäre Lähmung des Atemzentrums zunächst ohne wesentliche Beeinträchtigung der Herzaktion handelt. Diese Feststellungen gaben eine Grundlage für Kombinationsversuche, deren Resultate mir für die humane Therapie nicht so aussichtslos schienen. Ein Schlafzustand ist allerdings beim Menschen durch Cannabis indica nur durch ein eigenartiges Rauschstadium hindurch zu erreichen, das — abgesehen von der großen Inkonstanz der Präparate — eine therapeutische Anwendung der Droge allein bis dahin verhindert hat; aber es schien denkbar, daß die zentral erregende Wirkung der Cannabis indica bei ihrer Vereinigung mit einem echten Schlafmittel nicht zum Ausdruck gelangen werde. Leider mußte ausschließlich mit der Droge selbst oder mit galenischen Präparaten gearbeitet werden. Nach FRÄNKEL soll ihre Wirksamkeit an das in ihnen enthaltene ätherische Öl, das Cannabinol, gebunden sein. Eingehende Untersuchungen, die ich bis dahin nicht veröffentlicht habe, hatten mir aber die Gewißheit gegeben, daß neben diesem aromatischen Öl noch andere und sogar ausgesprochener schlaferzeugende Substanzen in der Droge vorhanden sind. Die, wie hervorgehoben, außerordentliche Inkonstanz der Präparate und ihre bei Aufbewahrung rasch abnehmende pharmakologische Kraft stellten für die Experimente kein Hindernis dar. Man hatte sie nur nach der angeführten Methode ungefähr zu standardisieren, und man gab ja in jeder Versuchsreihe während der relativ kurzen Zeit, die sie beanspruchte, dasselbe Präparat. Schließlich gelang es mir dann noch, nachzuweisen, daß die einheimische *Cannabis sativa,* wie auch TSCHIRCH vermutet hatte, die gleichen pharmakologischen Eigenschaften besitzt wie die indische, wenn auch in geringerem Maße. — Um was für eine narkotische Wirkung es sich bei der Cannabis indica-Verwendung handelt, ist nicht klar zu sagen. Weitere Studien wären hier erwünscht.

Da aber der Haschisch zunächst ein Rauschstadium mit Illusionen und Halluzinationen von ausgeprägter Eigenart und in geringeren Dosen eine mächtige und ganz besonders bildreiche Phantasiebelebung, Verlust des Zeitsinnes und Gefühl des Fliegens hervorruft, denen dann erst das Schlafstadium folgt, darf man schon annehmen, daß die Lokalisationen seiner Wirkung im Großhirn wenigstens im Beginn andere sind als bei allen andern uns bekannten Schlafmitteln.

Kombinationen der Cannabis indica mit andern narkotischen Substanzen hat auf meinem Institute zuerst A. GISEL untersucht, und zwar am Kaninchen. Die Cannabis wurde als Tinktur subcutan verabreicht und mit *Urethan* sowie mit *Morphin* kombiniert. Ich habe seine Ergebnisse, die den beiden Kombinationen potenzierte Gesamteffekte zuschreiben, oft nachprüfen lassen, um so mehr, als gleich nach ihm E. RUSSI etwas wechselnde Resultate erhalten hatte, die sich zwar teilweise durch Abnahme der Cannabiswirkung infolge langer Unterbrechung der Experimente erklären ließen. RUSSI bekam die deutlichsten Potenzierungen bei *Urethan + Cannabis,* wenn er von der einen Substanz relativ viel, von der andern sehr wenig gab. Eindeutig potenzierte Wirkungen erhielt dann wieder SHIBUJA mit der gleichen Kombination, ebenso KEWORU, der die besten Resultate mit größeren Dosen erhielt, und JAMOKA, der aber wie auch RUSSI eine potenzierte Wirkung für *Cannabis indica + Chloralhydrat* nicht nachweisen konnte. Die übrigen Mitarbeiter auf diesem Gebiete, TAKANORU, ABE und DIETRICH untersuchten Kombinationen der *Haschisch- mit Barbitursäurederivaten,* so mit *Medinal,* mit *Somnifen* und mit *Pernocton.* Zu erwähnen wären ferner noch die Kombinationsarbeiten von WIDMER (mit alkoholfreien Extrakten, die kein Cannabinol enthielten), von RAGOSKIN und BUDNITZKAJA und von mir selber über *Cannabis indica + Urethan, Chloralhydrat, Veronalnatrium* und *Medinal. Cannabis + Barbitursäurederivate* ergaben regelmäßig potenzierte Effekte, *Cannabis + Chloralhydrat* schienen sich zu stören, so daß die Gesamtwirkung oft stark vermindert erschien. A. Dietrich war der einzige, der nicht die Cannabis indica, sondern die *sativa*, die er aus dem Wallis bezogen hatte, zu seinen Kombinationsversuchen benutzte. Shida sowie Friedrich hatten bei mir ihre gleichartige Wirkungsweise an Tieren und Menschen nachgewiesen. Dietrich stellte sich eine alkoholische Lösung her, die er mit *Pernocton* kombiniert pharmakologisch prüfte. Er erhielt am Kaninchen deutlich potenzierte Schlafwirkungen, und zwar zeigte die Stärke dieser Potenzierung zwei Maxima: eines bei Verabreichung kleinerer, minimal-wirksamer und eines bei großen *Pernocton*dosen. Die Potenzierung betraf sowohl den narkotischen wie auch den toxischen Effekt. Dietrich verglich diese Wirkungen, die er mit Cannabis *sativa* erhalten hatte, mit denen von Cannabis indica-Kombinationen und konnte keine wesentlichen Unterschiede konstatieren. — Von einer Kombination der Cannabis indica mit einem Schlafmittel der Barbitursäurereihe erwartete ich nicht nur eine verstärkte, sondern auch eine angenehmere Wirkung.

Die gehobene Stimmung der Haschischesser und -raucher ist bekannt, weniger vielleicht die aus vielen Berichten hervorgehende Tatsache, daß sie aus ihrem Rausch ohne Kopfschmerzen und in fröhlicher, aufgeräumter Stimmung erwachen. Ausgedehnte klinische Beobachtungen zeigten, daß die Cannabis-Veronalmischung gut ertragen wird, tiefen und ruhigen Schlaf verursacht und keine unangenehmen Nachwirkungen besitzt. Für ein auf meine Veranlassung hin in den Handel gebrachtes Cannabis indica-Veronalgemisch, das den Namen *Indonal* trägt, gilt dasselbe. Nachteilig bleibt vorläufig für alle Cannabispräparate die Unmöglichkeit einer Stabilisierung. Außerdem hat die Opiumkommission des Völkerbundes den Gebrauch des Haschisch als Arzneimittel verboten. Sie sah sich dann freilich genötigt, für einzelne ungefährliche, weil nicht zu Toxikomanie führende Mischungen, wie u. a. das Indonal, Ausnahmen gelten zu lassen.

Mit der Kombinationsmethode habe ich auch die schlafmachende Wirkung des *Hopfens* und des *Baldrians*, die bei Versuchen mit den Substanzen allein nicht bewiesen werden kann, feststellen können, und dasselbe gilt für die Gemische von Hopfen und Baldrian, die gegenwärtig in der Praxis viel gebraucht werden. Sowohl die einzelnen Substanzen wie das Gemisch verstärkten die narkotische Kraft von Schlafmitteln (Somnifen-Baldrian-Hopfen) erheblich (Sunigoshi, Gordonoff und Sumioshi).

Beck konstatierte mit Bezug auf *Baldriandialysate*, die nach Kochmann besonders haltbar sind, daß sie am Herzen wie auch am Darm eine deutliche sedative, am Nerv-Muskelpräparat eine leitungsunterbrechende Wirkung entfalten. In Kombination mit eigentlichen *Schlafmitteln* tritt die narkotische Wirkung des Baldrians klar zutage; an sich unwirksame Narkoticumdosen wurden komplettiert, *Strychnin*krämpfe durch Baldrian gelöst oder am Auftreten gehindert. Die Wirkungen des Dialysatum valerianae treten rasch auf und sind lange dauernd (s. a. KOCHMANN). Baldrian gilt in Verbindung mit Luminal gegeben u. a. als gutes Migränemittel, wird aber auch sonst mit allen möglichen Schlafmitteln zusammen in der Therapie viel verwendet.

BREDENFELD sowie LÜTHI haben sich auf meinem Institute mit der Untersuchung der *intravenösen* Narkose mit Arzneigemischen beschäftigt. BREDENFELD verwendete hiefür ein Gemisch von *Morph. hydrochl. Scopolamin. hydrochloric.* 1,0 auf 10,0 *Tinct. cannabis indicae*, dem sie *Urethan* in absteigenden Mengen zusetzte, LÜTHI Kombinationen von *Äther* mit *Scopolamin, Morphium* und *Tinct. cannabis*. In beiden Arbeiten traten die schon früher besprochenen Potenzierungen deutlich hervor. Alle Morphin enthaltenden Kombinationen hatten aber auch eine gesteigerte Lähmungswirkung auf das Respirationszentrum. Schon in diesen Arbeiten (1916) wird, namentlich von LÜTHI, bemerkt: die weiteren Untersuchungen auf dem Gebiete der intravenösen Narkose — mit Arzneigemischen — werden außer der Steigerung der narkotischen Kraft durch Kombination natürlich auch die Nebenwirkungen immer mit zu berücksichtigen haben. Zu Empfehlungen für die Praxis haben diese Versuche, die nur einen Anfang bedeuteten, vornehmlich aus diesem Grunde nicht geführt, wohl aber bilden sie einen wertvollen Beitrag zu der Erkenntnis, daß ungleichartige Narkotica in Kombination gegeben sehr starke Wirkungssteigerungen im Sinne von Potenzierungen entfalten.

Verstärkungen von narkotischen Wirkungen erhielten ferner FRÖHLICH und ZACK durch gleichzeitige Einfuhr von *Methylxanthinen* und *Schlafmitteln*. Diese eigenartige Wirkungssteigerung eines lähmenden durch ein erregendes Mittel ist an bestimmte Mischungsproportionen gebunden. Es gibt eine große Zahl von Arbeiten, nach denen im Gegensatz zu den Angaben von FRÖHLICH und ZACK eine Weckwirkung, also ein Antagonismus entsteht, wenn Methylxanthine und Narkotica gemeinsam verabreicht werden. Da die Besprechung von antagonistischen Wirkungen, wie ich später ausführen werde, soweit sie sich nicht bei gleichzeitig synergistischen Mischungen als Nebenerscheinung zeigen, nicht in den Rahmen dieses Werkes gehört, erwähne ich die sehr reichhaltige Literatur, die darüber besteht, nicht eingehend. KOBAYASHI hat auf meinem Institut solche Versuche ausgeführt, die zeigten, daß Coffein, Theobromin und Theocin in absteigender Stärke die Urethannarkose aufheben können. FRÖHLICH und ZACK konnten aber beweisen, daß unwirksame *Morphindosen* mit *Theophyllin* gepaart Narkose und Tetanus bei Fröschen hervorrufen können, ebenso bei Kaninchen und Katzen. Auch die Magnesiumsulfatnarkose wurde verstärkt. Sie vereinigten außerdem die Wirkung von Theophyllin mit der von sulfonierten sauren Farbstoffen. Dadurch wurden die Krampfwirkungen der letzteren aufgehoben und die Farbstoffe im Zentralnervensystem angereichert.

Uramin, Ferrocyankalium und Ferrocyannatrium verbreiteten sich rascher im Gehirn. Die Vermehrung der schlafmachenden Kraft von narkotischen Arzneien wurde daher auf eine gesteigerte Gefäßpermeabilität zurückgeführt und damit ein neues Moment für den Eintritt solcher Erscheinungen durch Kombination gefunden.

Tartler arbeitete über den Antagonismus und Synergismus einiger Analeptica mit Medinal. Er stellte fest, daß die ersteren zwei Komponenten besitzen, eine aufweckende und eine lähmende. Als Analeptica wurden Coffein, Coramin, Hexeton, Cardiazol und Camphogen verwendet. Die lähmende Komponente der Substanzen läßt sich nur durch Addition zu der Medinalwirkung nachweisen. Er stellt die nebenstehende Reihenfolge auf.

	Aufweckend	Lähmend
Campher . .	—	++++
Coramin . .	+	+
Hexeton . .	++	++
Cardiazol .	++++	—
Coffein . .	+++	+++

Campher wäre nach diesen an weißen Ratten vorgenommenen Versuchen nur lähmend, *Cardiazol* nur erregend, *Coffein* gleich lähmend wie erregend. Gros, der den gegenseitigen Antagonismus des Cardiazols und Paraldehyds sowie des Chloralhydrates bestätigen konnte, schreibt dem Coramin ebenfalls geringere, aber auch lähmende Eigenschaften zu. Dasselbe läßt sich einer Arbeit von Kohn und Jacobi entnehmen (s. auch Schwoerer, Klein, Porter und Allamon, mit *Strychnin* als Antagonist Gierlich, Schön, Kreitmair und Flamm). Kreitmair hat ebenso wie Pulewka und Wieland auch das Pikrotoxin zu solchen Untersuchungen zugezogen, die, an sich interessant, nicht ganz zu dem Charakter meiner Darstellungen passen. Flamm glaubt wie Fröhlich und Zack, die zum Teil synergistische Coffeinwirkung auf Permeabilitätssteigerung zurückführen zu können.

W. Mehl, der die Wirkung von Analepticis auf die Medinalnarkose untersuchte, fand das Coffein wirkungslos. Die toxische Dosis von Medinal wurde durch Camphogen herabgesetzt, durch Cardiazol gesteigert. An der Richtigkeit der Angaben von Fröhlich und Zack ist aber nicht zu zweifeln, sie bestätigen sich regelmäßig bei geeigneter Wahl der Dosenproportionen.

Interessant ist, daß die beiden Autoren auch die diuretische Wirkung der Methylxanthine auf Permeabilitätssteigerungen zurückführen.

Fröhlich und Zack haben ihre Untersuchungen über *Theophyllin*kombinationen noch fortgesetzt. Durch Vorbehandlung von Tieren mit diesem Methylxanthin wurden sehr kleine *Morphin*dosen narkotisch und Tetanus erzeugend, häufig (an Fröschen) tödlich. Die Tiere wurden für optische Reize sehr empfindlich. Ähnliches gilt für *Strychnin; Cardiazol-*, *Medinal-* und *Urethan*wirkungen werden ebenfalls verstärkt.

Ein schönes Beispiel von der Wirkungssteigerung der Narkotica durch an sich völlig unwirksame Stoffe gab neuerdings Konzett. Durch

Vorbehandlung von Ratten mit kleinen, unschädlichen Dosen *lipoidlöslicher Farbstoffe* wie Alizarinblau S, Methylenblau und Neutralrot konnte er die Wirkung von Schlafmitteln, wie Chloralhydrat, Paraldehyd, Luminal und Evipan, bedeutend verstärken und an sich unterschwellige Schlafmitteldosen wirksam machen. Das gleiche Resultat erhielt er an Kaninchen mit Alizarinblau S und Evipan und an Fröschen und Mäusen, die er mit diesen Farbstoffen und unterschwelligen Ätherkonzentrationen narkotisieren konnte. Das lipoidunlösliche Kongorot zeigte diese Eigenschaft nicht. Auch bei Verwendung von Volldosen der Schlafmittel war die Wirkung zu sehen, aber nur bei dem kurz wirkenden und leicht zerstörbaren Evipan. Die Giftigkeit des Schlafmittels (letale Dose) wurde durch Farbstoffe nicht vermehrt. Erklärt wurden die Befunde einerseits durch Erhöhung der Lipoidlöslichkeit; andererseits wurde auch an eine Oxydationshemmung in den Gehirnzellen im Sinne der VERWORNschen Theorie und der von PICK vertretenen Anschauungen gedacht. Diese Untersuchungen stellen mit den von FRÖHLICH und ZACK über die Wirkung von Methylxanthin-Narkoticakombinationen angestellten besondere Fälle dar, die das wirkungsvermehrende Moment der *Permeabilitätssteigerungen* betreffen und den Rahmen meiner Regel etwas überschreiten.

Die Eigentümlichkeit, daß bei gleichzeitiger Verwendung von *Scopolamin* und *Morphin* mit Bezug auf das Atemzentrum ein Umschlag der erregenden Scopolaminwirkung stattfindet, ist in ihrer Ursache nicht abgeklärt. Ich möchte beifügen, daß ich bei der *Lobelinwirkung* auf das durch *Morphin* beeinträchtigte Atemzentrum hie und da Ähnliches am Kaninchen konstatierte, mit der Scopolamin-Morphinkombination aber am gleichen Tier den Umschlag nicht erzielen konnte. In der toxikologischen Literatur wird aus dem gleichen Grunde auch vor zu viel *Atropin* bei Morphinvergiftungen gewarnt. Am einfachsten scheint mir die Annahme, daß auch die Erregung eine Schädigung bedeutet, auf die das Zentrum zunächst mit erhöhter Aktion antwortet, daß aber, wenn diese Schädigung sich zu einer an sich schon zu Lähmung führenden, zweiten hinzufügt, das Resultat eine stärkere Lähmung ist, bzw. sein kann. STRAUB hat übrigens in sehr schönen Versuchen dargetan, daß eine an sich das Respirationszentrum erregende Ätherkonzentration bei bestehender Beeinträchtigung der Medulla durch Morphin die Lähmung nicht abschwächt sondern erhöht. Der Fall dürfte prinzipiell mit der Scopolamin-Morphinlähmung in Analogie gesetzt werden dürfen.

Ergänzend möchte ich noch berichten, daß auch nach H. WOLFF bei Kombination von Morphin mit einem aliphatischen Narkoticum eine Potenzierung eintritt, selbst wenn das letztere in unterschwelligen Dosen verabreicht wird. Die stärksten Grade dieses positiven Synergismus sollen sich im oligopnoischen Zustande bei gesteigertem Vagustonus äußern. Als Narkotica wurden verwendet: Urethan, Veronal und Äther.

Antipyretica.

Untersuchungen über Antipyreticakombinationen und über Kombinationen von antipyretischen mit narkotischen Substanzen (Schlafmitteln) sind ebenfalls zuerst auf meinem Institute vorgenommen worden. Ich muß das unter anderem MEISSNER gegenüber betonen, der das von v. NOORDEN angegebene *Veronacetin* bzw. *Somnacetin* als den Ausgangspunkt für diese, ja für alle Arzneikombinationen bezeichnet hat, trotzdem es erst 1911 herausgegeben wurde, und unter Bezugnahme auf meine Arbeiten entstanden ist. v. NOORDEN gebührt aber das Verdienst, zum ersten Male eine wertvolle Antipyreticum-Narkoticumkombination angeregt zu haben, die einen Ausgangspunkt für eine wichtige, durch STARKENSTEIN näher begründete Bereicherung der ärztlichen Therapie darstellt.

Zuerst mögen hier indessen die *Kombinationen von antipyretischen Arzneien* unter sich besprochen werden, die theoretisch und praktisch ebenfalls nicht bedeutungslos sind. Was die Arbeiten meines Institutes angeht, habe ich, um das gleich vorauszunehmen, nicht auf die eigentlich analgetische, sondern nur auf die *allgemein-narkotische* Wirkung geachtet, etwas befangen von dem SCHMIEDEBERGschen Wort von den Fiebernarkotica, aber auch in der nicht ganz irrigen Annahme, daß die zentral bewirkte Analgesie eigentlich ein Bruchstück der Narkose darstelle, und daß die gewöhnlichen Antipyretica klinisch oft die Schlafdisposition unterstützen, ja sogar hypnotisch wirken können. Ich habe ferner die *temperaturherabsetzende* Eigenschaft der Antipyretica und ihrer Kombinationen oft untersuchen lassen und schließlich die *abtötenden Wirkungen* für *Protozoen* (Colpidien). Wenn man die Antipyretica nach chemischen und gleichzeitig pharmakologischen Gesichtspunkten einteilt, so zerfallen sie in die Anilin- und Paramidophenolderivate, die Pyrazolone, die Salicylsäure und das Chinin. Das Chinin, das hemmend auf den Grundumsatz einwirkt, und auch zentral anders wirkt als die übrigen Gruppen, unterscheidet sich pharmakologisch am ausgesprochensten von allen anderen Antipyretica, aber auch zwischen den Pyrazolonen und den Anilinen bestehen große, greifbare Unterschiede. Von einer Untersuchung der narkotischen Eigenschaften von Antipyreticakombinationen war wenig zu erhoffen. Mit *Lactophenin* und *Phenacetin* allein kann man narkoseähnliche Zustände am Kaninchen erzielen, wie das sowohl LOMONOSOFF wie WICHMANN gesehen haben, mit Pyrazolonen dagegen nicht. In dieser Hinsicht waren meine Ergebnisse von Anfang an mit denen von STARKENSTEIN übereinstimmend. WICHMANN konnte die Phenacetinnarkose (bei 3,0 g) mit Antipyrin allerdings vertiefen und bedeutend verlängern. HERZENBERG erhielt mit Kombinationen von eigentlichen Fiebernarkotica gewöhnlich, soweit sich das feststellen ließ, reine Additionseffekte. *Chinin* + *Citrophen* versagten, die Kombination narkotisierte überhaupt nicht. TUHACOVICZ untersuchte dann die Wirkung von Antipyreticakombinationen auf die experimentell erhöhte Körpertemperatur an mit Colikulturen vorbehandelten Kaninchen. Die *Antipyrin-Aspirin-Calcium*kombination zeigte etwas überadditiven Wert, mit *Chinin* + *Antipyrin* und *Chinin-Aspirin-Calcium* traten aber recht beträchtliche Potenzierungen auf. Ich habe später auch zeigen können, daß eine an sich ganz unwirksame Chininmenge die temperaturherabsetzende Eigenschaft von *Aspirin* stark vermehrt. Koike konstatierte in ähnlichen Versuchen auch bei der Kombination *Aspirin-Phenacetin* einen überadditiven Effekt, doch war die Potenzierung der Gesamtwirkung bei keiner Kombination auch nur annähernd so bedeutend wie bei denen, deren eines Glied das Chinin war. Diese Versuche standen mit den Angaben meiner Regel in gutem Einklang, Paramidophenole unter sich kombiniert gaben Addition, mit Antipyrin und mit Salicylsäure, also mit Substanzen, die in ihrer Wirkung etwas abweichen, geringe, mit Chinin starke Potenzierungen.

Ich will an dieser Stelle auch die an *Colpidien* gewonnenen Resultate einschalten, trotzdem es sich um ganz andere, eher desinfizierend zu nennende Wirkungen, aber eben doch um die gleichen Substanzen handelt.

Masuda, wie auch meine späteren Mitarbeiter, hielten sich in ihren Versuchen an Paramäcien, an die genauen Regeln, die aus der Arbeit von Kissa hervorgegangen waren, und die bei solchen Experimenten immer zu beobachten sind. Er kombinierte *Phenacetin, Antipyrin, Diplosal und Natr. salicylicum* mit *Chinin* und konstatierte durchweg, daß Spuren der letztgenannten Substanz jedesmal genügten, um die überhaupt sehr schwache abtötende Eigenschaft der anderen Antipyretica zu komplettieren, und zwar erreichte er dieses Resultat sogar bei Verwendung einer an sich ganz unwirksamen Chinindosis bzw. Konzentration. Kikuchi wiederholte und erweiterte die Untersuchungen von Masuda. Auch er achtete nicht nur auf die Abtötung der Colpidien als solche, sondern auf Verlangsamung der Bewegungen, Abrundung der Form, Vakuolisierung und schließlichen Zerfall (s. Näheres bei Kissa). Seine Resultate waren prinzipiell dieselben wie die von Masuda erhaltenen. Die stärksten Potenzierungen traten bei der *Chinin-Lactophenin-* und der *Chinin-Melubrinkombination* ein. Am relativ schwächsten wirkten *Chinin* + *Pyramidon.* G. Spahn hat dann noch mit der gleichen Methode die Beeinflussung von Colpidien durch einige *Desinfizienzien* mit und ohne Zusatz von *Chinin* geprüft, nämlich durch *Formaldehyd, Phenol, Alkohol, Borsäure, Zincum sulfuricum, Kalium chloricum, Wasserstoffsuperoxyd* und *Kalium permanganicum.* Seine Resultate zeigten, daß Chinin die desinfizierende Kraft all dieser Desinfektionsmittel steigert, am stärksten die von Kal. chloric. und Phenol. Die Steigerung entsprach durchweg einer eigentlichen Potenzierung.

Für die ärztliche Praxis würde sich mit Bezug auf die Antipyrese und vielleicht auch die Analgesie aus diesen Versuchen ergeben, daß es erstens keinen Zweck hat, Paramidophenole und andere Anilinderivate unter sich zu kombinieren, daß man dagegen eine Wirkungssteigerung geringeren Grades erhält, wenn man Salicylsäurederivate mit diesen Antineuralgica oder Pyrazolone mit Paramidophenolen zusammengibt, die stärksten aber bei gleichzeitiger Einfuhr von Chinin und irgendeinem anderen Antipyreticum. Kombinationen von *Schlafmitteln mit antipyretischen Arzneien* ließ ich schon vor 25 Jahren und seither noch oft untersuchen. Die ersten Arbeiten führten LOMONOSOFF und HERZENBERG aus. Schon LOMONOSOFF konstatierte, daß man mit Antipyrin allein keine Narkose erzielen kann und ebensowenig mit Pyramidon. Beide Substanzen kombinierte sie alsdann mit Morphium und mit Urethan. In der Kombination des Morphins mit Antipyrin erhielt sie eine schwache Steigerung der Narkosewirkung, mit Pyramidon gar keine. Die Kombination von *Antipyrin* mit *Urethan* steigerte dagegen die schlafmachende Wirkung des letzteren. Da Antipyrin rascher wirkt als Urethan, mußte das letztere vorher gegeben werden. LOMONOSOFF bemerkt aber, daß sie niemals vollständige, schöne Narkosen erhalten habe. HERZENBERG, der diese Untersuchungen fortsetzte, kombinierte *Lactophenin* und *Phenacetin* mit *Morphin* und *Urethan*, bekam aber eher Additionswerte, namentlich bei den Urethankombinationen, bei Verwendung von Morphin als einem der zusammen eingeführten Glieder waren die Wirkungen wechselnd. AEBI untersuchte *Veronalnatrium* + *Lactophenin* und fand die schlafmachenden Wirkungen wechselnd, aber etwas gesteigert, dagegen deutlich potenziert, wenn noch kleine *Codeinmengen* hinzugegeben wurden. Die therapeutische Wirkungsbreite des Veronals wurde stark erweitert. W. GUBLER, der die *Chinin-Urethan*kombination ganz eingehend untersuchte, fand die Steigerung der narkotischen Urethanwirkung durch Chinin am ausgeprägtesten, wenn die beiden Substanzen in Intervallen von 15 Minuten verabreicht wurden. Bei relativ hohen Urethandosen (1,0) potenzierte Chinin den Gesamteffekt um so mehr, je höher die gegebene Menge war. Bei niedrigen Urethandosen setzte Chinin die narkotische Wirkung herab. Die analgetische Wirkung wurde dagegen bei allen Dosierungen vermehrt, auch bei relativ niedrigen. (Diese Untersuchung stand schon unter dem Einfluß der STARKENSTEINschen Mitteilungen.) Sie war aber nur potenziert, wenn es auch die narkotische war. Ich habe die GUBLERsche Arbeit schon hier erwähnt, weil sie sich im wesentlichen auch mit der narkotischen Wirkung von Antipyretica-Narkoticagemischen beschäftigt.

Aus all diesen Untersuchungen meines Institutes ging hervor, daß Antipyretica-Schlafmittelkombinationen im allgemeinen keinen wesentlich gesteigerten narkotischen Gesamteffekt ergeben. Nur bei Verwendung des Codeins trat richtige Potenzierung auf. Dagegen zeigten sie eine Vermehrung des Narkoseeffektes im Sinne einer Addition, und das dürfte für therapeutische Dosen auch richtig sein. Ich werde erst nach Besprechung der STARKENSTEINschen Untersuchungen darauf zurückkommen. Die Arbeiten STARKENSTEINs auf diesem Gebiete bedeuten jedenfalls einen mächtigen Fortschritt für die Kombinationstherapie im allgemeinen. Ich hatte allerdings lange vor ihm — und oft und eindringlich genug — betont, daß Wirkungsverstärkungen durch Kombination mehrerer Arzneien nicht unter allen Umständen Vorteile bedeuten, daß nicht nur die therapeutischen, sondern auch die toxischen Eigenschaften gesteigert, eventuell potenziert werden könnten, und daß daher auf die Nebeneigenschaften auch geachtet werden müsse. STARKENSTEIN aber erhob diese Anschauungen zum Prinzip, gab an Hand seiner Untersuchungen über Antipyretica-Narkoticakombinationen ein einleuchtendes Beispiel dafür und wurde damit auch der Entdecker des *Veramons,* das einen wertvollen Fortschritt für die analgetische Therapie bedeutet und zu zahlreichen, zum Teil ebenfalls vorzüglichen Nachahmungen geführt hat. Vor ihm hatte allerdings schon v. NOORDEN das zuerst *Veronacetin,* dann *Somnacetin* genannte Kombinationspräparat herausgegeben, das aus einer Mischung von Veronal und Phenacetin bestand, der dann noch Codein beigefügt wurde, das jedoch nicht gestützt auf eine so grundlegende Untersuchung wie sie das Veramon erfahren hat, empfohlen werden konnte. STARKENSTEIN klärte uns auch als erster darüber auf, daß in einer kombinierten Arznei nicht nur *Synergismen,* sondern auch *Antagonismen* vorhanden sein können, und daß sich in einer glücklich gewählten Mischung die günstigen Wirkungen verstärken und die ungünstigen durch Gegensätzlichkeit der Einzeleffekte vermindern müßten. Er arbeitete zuerst an Kaninchen. Bei Mäusen und Fröschen fand er aber dieselben Verhältnisse. Gestützt auf diese Feststellungen hat er alsdann eine Additionsverbindung von *Pyramidon* und *Veronal* herstellen und klinisch erproben lassen, die als *Veramon* bekannt geworden ist, und die sich auch beim Menschen als sehr analgetisch und seiner Ansicht nach wenig oder nicht narkotisch erwies. Die am Menschen beobachteten analgetischen Wirkungen betrachtete er der erfolggebenden Dosen wegen zuerst als „potenziert", und er hat auch diese Ansicht eine längere Zeit festgehalten. Da er aber später an eine Möglichkeit, analgetische Effekte quantitativ genau zu messen, nicht mehr glaubte, ließ er nach persönlichen Mitteilungen an mich die Frage, ob Addition oder Potenzierung eintritt, offen. Das Mittel wurde auch in großen Dosen gut vertragen, da die toxischen Effekte sich antagonistisch verhalten. Die sog. Potenzierung der analgetischen Wirkung durch Vereinigung von Veronal und Pyramidon wurde später von FÜHNER, dem sich STARKENSTEIN damals anschloß, als gegen die Gültigkeit meiner Regel sprechend angesehen. Sie ist aber zunächst einmal keineswegs erwiesen. Überzeugende Tierversuche lagen nicht vor. Aber auch wenn eine solche Potenzierung vorliegen würde, wäre das dennoch kein Fall, der gegen meine Regel spricht, ganz abgesehen davon, daß eine Regel auch Ausnahmen erleiden kann; deshalb nennt man sie ja eine Regel. Wenn gesagt wird, der Angriffspunkt sei für die beiden Substanzen derselbe, nämlich das Schmerzzentrum — ich würde vorziehen von den schmerzempfindenden Stätten zu reden —, so würde ich, mich ganz an die Fassung meiner Regel haltend, erwidern, die Lähmung der Schmerzzentren sei der Endeffekt, und ob dieser durch Veronal und durch Pyramidon auf demselben Wege erreicht werde, sei mehr als fraglich.

Eine solche zweckmäßige Kombination fand STARKENSTEIN in derjenigen von *Veronal* und *Pyramidon.* Mit 0,09 Diäthylbarbitursäure pro Kilogramm Kaninchen erzeugte er bei dem Tiere einen trägen Zustand, der — frei von Schlaf — mehrere Stunden dauerte, aber auch mit höheren Dosen konnte er — im teilweisen Gegensatz zu meinen Mitarbeitern — keine eigentliche Narkose hervorrufen. Dagegen nahmen die Lähmungserscheinungen an den Extremitäten zu, und es zeigte sich eine gesteigerte Reflexerregbarkeit. Die Erscheinungen begannen spät, etwa 10 bis 20 Minuten nach der Injektion. Die Wirkung war derjenigen des Morphins etwas ähnlich, stand aber im Gegensatz zu der stark schlafmachenden des Chlorals und Urethans. *Pyramidon* erzeugte dagegen stark gesteigerte Reflexerregbarkeit und Krämpfe, die durch gleichzeitige Einfuhr von Veronal in an und für sich unwirksamen Dosen unterdrückt wurden. In dieser Hinsicht verhalten sich also die beiden Substanzen antagonistisch. Verabreichte er einem Kaninchen per os die gerade tödliche Dosis Veronal, so trat die schlafmachende Wirkung erst nach einigen Stunden ein und das Tier erwachte nicht mehr. Gab man aber eine Verbindung von Veronal und Pyramidon, dann blieben alle abnormen Erscheinungen aus. Das Tier zeigte höchstens eine geringfügige und rasch vorübergehende Mattigkeit. Mit Veronal narkotisierte Tiere ertrugen viel größere Mengen Pyramidon als normale. Die verlangsamte Atmung wurde durch Pyramidon frequenter und die Tiere erwachten plötzlich aus ihrem Schlafzustande. Einen ähnlichen Antagonismus konstatierte STARKENSTEIN auch für Urethan-Pyramidon. Er betrachtet nach seinen Versuchen die Antipyretica nicht mehr als schwache Narkotica, sondern als Lähmungsmittel für das Schmerz- und für das Wärmezentrum, die elektiv beeinflußt werden, während derselbe Stoff auf die motorische Sphäre erregend wirkt. So erwartete denn STARKENSTEIN eine durch die Kombination Veronal + Pyramidon eintretende Verstärkung der analgetischen Wirkung. Die beim Veramon vorliegenden Verhältnisse sprechen in Tat und Wahrheit weder für noch gegen meine Regel, wohl aber für die Zweckmäßigkeit, bei Kombinationen auch die toxischen, eventuell antagonistischen Nebenwirkungen ins Auge zu fassen, und ob nun der analgetische Effekt der Pyramidon-Veronalmischung potenziert oder additiv ist, das hat mit Rücksicht auf die herabgesetzte Giftigkeit therapeutisch wenig zu bedeuten. Handelt es sich nur um eine reine Addition, dann ist die Veramonwirkung u. a. auch ein Beleg für meine oft ausgesprochene Ansicht, daß auch Kombinationen mit additivem Verhalten wertvoll sein können, wegen des in der Mischung glücklichen Antagonismus. Ich habe nun allerdings die Frage, ob bei der gleichzeitigen Verwendung von Veronal und Pyramidon Addition oder Potenzierung vorliege, mehrmals untersuchen lassen. So hat W. SPILLMANN die Methode von GORDONOFF und BATT zu solchen Zwecken angewendet. Die genannten hatten empfohlen, zur Prüfung der Analgesie die Zahnpulpen normaler Kaninchen zu reizen. Bei Erreichen der Reizschwelle mit dem faradischen Strom reagiert das Tier mit reflexartig auftretenden Kaubewegungen. (v. TRACZEWSKI hatte früher für dasselbe Ziel die Reizung der Nasenschleimhaut benutzt, auf die das Kaninchen mit Zuckungen der Schnauze reagiert. Die GORDONOFFsche Reaktion gab uns aber konstantere Werte.) SPILLMANN fand, wie alle meine Schüler, das Veramon schlafmachend, und nur auf der Höhe der Narkose erwies sich die Schmerzempfindung als herabgesetzt; die analgetische Eigenschaft des Pyramidons war dagegen ausgesprochen. Die Veronal-Pyramidonkombination verhielt sich additiv oder etwas unteradditiv. *Veramon* wirkte bedeutend stärker als die Veronal-Pyramidonmischung. Man hatte es demnach als *chemische Verbindung mit besonderem Charakter* angesehen. Hierin gehen wir mit PFEIFFER einig.

Die anderen Ergebnisse von STARKENSTEIN wurden bestätigt. Die Ansicht STARKENSTEINS, die analgetische Wirkung der Antipyretica und speziell des Pyramidons sei durchaus elektiv, und eine Kombination mit Veronal ergebe eine Verminderung der Schlafwirkung, steht mit meinen früheren Ergebnissen aus einer Zeit, in der unsere Erfahrungen allerdings noch geringer waren als heute, im Widerspruch und ist auch schwer in der gegebenen beinahe apodiktischen Form zu glauben[1]. Zentrale Schmerzlähmung ist ein narkotisches Symptom und noch dazu eines der wichtigsten und eine reine Lokalisation der Pyramidoneffekte auf die Schmerzzentren nicht gerade wahrscheinlich. JORDAN konnte auf meinem Institute den schlafmachenden Effekt von Veronal durch Pyramidon kaum vermehren, selten vermindern und nie aufheben. Auch er fand das *Veramon* stärker wirksam, und zwar mit Rücksicht auf die Schlaferzeugung, als die Kombination von Veronal und Pyramidon; er fand es aber auch toxischer. HONDA erhielt ähnliche Resultate. Hie und da konnte er allerdings eine sonst tödliche Wirkung von Veronal durch Pyramidon aufheben. In der Proportion 1 Pyramidon zu 2 Veronal trat aber Steigerung der Toxizität auf. Dabei schien es unwesentlich, ob das Pyramidon auf der Höhe der Veronalwirkung gegeben wurde oder vor oder nachher. Ich habe wirklich nicht die Absicht, an der schönen und fruchtbringenden Entdeckung STARKENSTEINS herum-

[1] Sie wird auch durch neuere Untersuchungen nicht bestätigt [vgl. POHLE u. NIETSCHMANN: Arch. f. exper. Path. 188, 611 (1938)].

zunörgeln. Sie bleibt im wesentlichen bestehen, auch wenn das Veramon gelegentlich, wie das klinisch oft beobachtet wurde, schlafmachend und nicht nur analgetisch wirkt, und auch wenn das Gemisch Veronal-Pyramidon in gewissen Proportionen toxischer und nicht atoxischer ist als seine einzelnen Glieder. Die Aufhebung oder Verminderung der Toxizität spielt übrigens hier wie bei den Opiaten therapeutisch keine so gar große Rolle. Veronal in großen Dosen erzeugt beim Menschen tagelang dauernde Narkose und ist erst in ganz hohen Mengen gegeben tödlich. Ich habe jedenfalls selber eine Vergiftung mit 8 g Veronal nach zweitägigem Schlaf ohne Schaden abklingen sehen. Puls und Respiration waren nie gefahrdrohend beeinträchtigt. Dennoch bleibt das relativ ungiftige Veramon für die ärztliche Praxis ein großer Gewinn. Ich möchte nur noch beifügen, daß auch alle anderen analgetischen Antipyretica-Narkoticagemische schlaferzeugend wirken. Davon habe ich mich oft genug und zum Teil auch an mir überzeugen können. Der Hauptgewinn liegt in der starken Analgesie — mit oder ohne Schlaf —, durch die diese Medikamente und vor allem das Veramon eine überaus wertvolle Bereicherung unseres Arzneischatzes geworden sind, eine um so wertvollere, als sie in den meisten Fällen, in denen starke Schmerzen zu bekämpfen sind, an Stelle des Morphiums und seiner Derivate treten können.

Bevor ich nun noch auf Untersuchungen anderer Forscher, die den gleichen Gegenstand oder ihm naheliegende Verhältnisse behandeln, zu sprechen komme, sehe ich mich genötigt, die Arbeiten von Loewe über die Arzneikombinationen zu besprechen, die uns ein klareres Erfassen ihrer verschiedenen Wirkungsmöglichkeiten und zugleich eine genaue Methodik ihrer Untersuchung verliehen haben und uns eine Vertiefung und Erweiterung des Kombinationsproblems brachten. In seinen sehr zahlreichen Publikationen, von denen namentlich die Abhandlung über „die quantitativen Probleme der Pharmakologie“[1], sowie der Artikel „die Mischarznei“[2] als grundlegend für das von ihm gestellte Problem hervorgetreten sind, trennt er Haupt- und Nebenwirkungen der Arzneien und ihrer Gemische und gibt, gestützt auf Experimente, ein sog. *Nomogramm* an, in welchem die sämtlichen Wirkungen einer Kombination bei den verschiedensten Proportionen und Dosierungen aufgezeichnet werden können. Ich habe schon in meinen ersten Veröffentlichungen und nachher immer wieder betont, daß neben der gewünschten auch die ungewünschten Wirkungen mehrerer in einer Kombination vereinigter Arzneien addiert oder potenziert werden können, habe die unerwünschten vielfach auch mituntersuchen lassen und immer davor gewarnt, überadditive Effekte ohne weiteres als etwas Günstiges aufzufassen, und außerdem habe ich auch auf Umschläge der Wirkungen bei gewissen Dosen oft aufmerksam gemacht. Loewe gebührt aber unstreitig das Verdienst, auf die Nebenwirkungen, die

[1] Loewe: Erg. Physiol. **1928**. — [2] Loewe: Klin. Wschr. **1927 I**.

sich in Arzneikombinationen geltend machen, bestimmter hingewiesen und sie genauer, ja bis in alle Einzelheiten studiert zu haben. Die Begriffe „Addition“, „Synergismus“, „Antagonismus“ und „Potenzierung“ möchte er schärfer definiert wissen. Den Ausdruck „Potenzierung“ reserviert er für den sog. absoluten Antagonismus, bei dem sich zwei Wirkungen gegenseitig aufheben, während sie sich beim relativen Antagonismus nur modifizieren. Addition bedeutet ihm dasselbe, was darunter immer verstanden wurde. Synergismus wäre aber dann schon das, was bei gleicher Wirkung zweier Substanzen über die Addition der Einzeleffekte hinausgeht, also nach unserer Ausdrucksweise überadditiv oder potenziert ist. Hierzu habe ich meine abweichende Meinung schon gesagt. Synergismus heißt eben gemeinsame Wirkung und kann daher ebensogut Abschwächung, ja Aufhebung, wie Vermehrung im Sinne einer Addition oder Potenzierung bzw. Überaddition bedeuten. Ich werde es nie für richtig halten — und mag es speziell in der medizinischen Wissenschaft noch so oft geschehen —, den Sinn eines klaren Wortes willkürlich zu verändern. Doch möchte ich mich an dieser Stelle darüber nicht weiter auslassen. Ich erwähne die speziellen Auslegungen der Worte Loewes nur, um Mißverständnissen vorzubeugen. Bei der *Aufstellung seines Nomogrammes* ging Loewe von einer graphischen Darstellung eines Farbengemisches von Rot und Blau aus. Auf die Abszisse eines Koordinatensystems wurden die steigenden Mengen von Blau, auf die Ordinate diejenigen von Rot aufgetragen. In das von den Koordinaten umschlossene Quadrat bzw. Rechteck können nun die verschiedenen Mischungen, die der entstehenden Purpurfarbe entsprechen, eingetragen werden. Für jedes Mischungsverhältnis gibt es so einen ganz bestimmten Punkt in dem betreffenden Viereck. Man könnte nun in dieses Feld (Nomogramm) z. B. diejenigen Mischungspunkte eintragen, die alle dieselbe Absorption für Wärmestrahlen besitzen und diese Punkte durch eine Isotherme genannte Linie verbinden; und in der gleichen Weise ließen sich Kurven, die andere durch gemeinsame Eigenschaften ausgezeichnete Punkte vereinigen, einfügen. Diese Anschauungen übertrug Loewe dann auf die Arzneikombinationen. Auch bei ihnen lassen sich, falls es sich um zwei Arzneien handelt, die Mengen der einen auf die Abszisse, die der anderen auf die Ordinate einzeichnen, und auch hier wird man in dem entstehenden, von den Koordinaten umschlossenen Felde (Nomogramm) alle nur erdenklichen Mischungsproportionen anbringen können. Und so wie man bei dem Farbennomogramm Isothermen einzeichnen kann, lassen sich hier die Wirkungspunkte zu Linien verbinden, die Loewe „Isobolen“ nennt (Bolos — Ausschlag, Wirkungsstärke), und die dann die Haupt- und Nebeneigenschaften der Kombination veranschaulichen. Ich gebe hier des besseren Verständnisses wegen eines der ersten Nomogramme Loewes wieder.

Aus dem von LOEWE dazugegebenen Text ist noch das Folgende hervorzuheben: „Handelt es sich um Wirkungen, die *jede* der beiden Komponenten auch für sich in einer bestimmten Dosis entfaltet, so zieht sich die Isobole dieser *gemeinsamen Teilwirkung* von der einen zu der anderen Koordinationsachse; die Isobole verbindet dann also in geradem oder gekrümmtem Verlauf die beiden Achsen untereinander.... Viele Wirkungen kann aber von zwei Paarlingen einer Kombination nur der eine ausüben. Das sind dann im Gegensatze zu den vorigen „*nicht gemeinsame Wirkungen*". Ihre Isobolen beginnen an der zugehörigen Koordinationsachse (d. h. der Koordinate mit der wirksamen Einzeldosis), erreichen also *nicht* die Achse des anderen Paarlings.

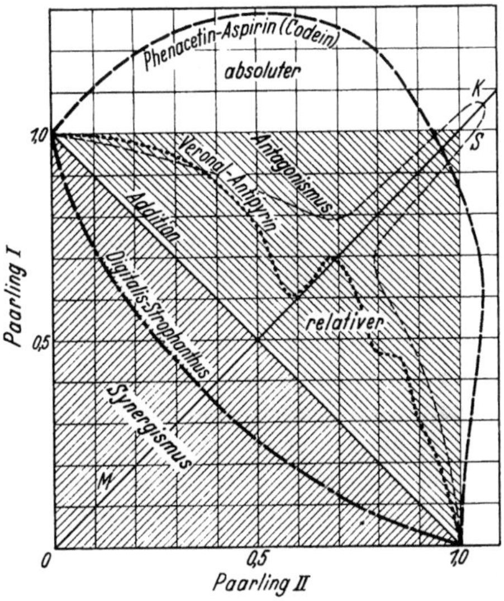

Abb. 4. Graphische Darstellung der Kombinationswirkungen (Wirkungsvariationen) einiger Arzneikombinationen. — Es sind die experimentell entwickelten Isobolen der gleichen gemeinsamen Teilwirkung, nämlich der tödlichen Grenzwirkung, für die drei im Diagramm genannten Kombinationen zur Darstellung gebracht, um an diesen Beispielen die verschiedenartige Variation, welche jene Teilwirkung erfahren kann, vorzuführen. Zur Grundlage der Beurteilung ist die „Additionsgerade" (vgl. Text) eingezeichnet und die durch sie bewerkstelligte Einteilung des Feldes in ein Teilfeld des Synergismus und ein solches des Antagonismus der tödlichen Wirkung gekennzeichnet. — Die Koordinatenachsen tragen den Maßstab der isodynamen Dosen, hier also der tödlichen Grenzdosis des einzelnen Paarlings; mit 1,0 bzw. 0,1′ ist demnach auf der Ordinate die tödliche Grenzdosis von Phenacetin bzw. Veronal bzw. Digitalis, auf der Abszisse diejenige von Aspirin bzw. Antipyrin bzw. Strophanthus bezeichnet; 0,5 bedeutet daher die Hälfte der jeweiligen tödlichen Grenzdosis usw. — Mit *M* ist der Mittelstrahl bezeichnet, der alle Mischungen umfaßt, deren Mischungsverhältnis = dem Quotienten der isodynamen Dosen der beiden Paarlinge ist.

Ich muß ferner noch auf die graphische Darstellung aufmerksam machen, die LOEWE den *Mischungsstrahl* nennt. Wenn man nämlich eine in einer bestimmten, gleichbleibenden Proportion gemischte Arznei, wie sie z. B. von einer Firma als Spezialität herausgegeben wird, in verschiedenen Dosen gibt und die mit ihnen erhaltenen Wirkungen als Punkte im Felde aufzeichnet und untereinander verbindet, erhält man den sog. *Mischungsstrahl*. Ein Hauptergebnis der LOEWEschen Untersuchungen war die Feststellung, daß „der kombinatorische Effekt zweier Paarlinge in jede der Teilwirkungen verschiedenartig ausfallen kann". Wenn man die in das Nomogramm eingezeichnete theoretisch reine Additionslinie mit den ermittelten Isobolen der verschiedenen Wirkungen vergleicht, kann man bei einiger Übung mit Leichtigkeit sehen, ob Addition, Überaddition oder Abschwächung eintrat und wie diese Effekte mit Dosen und Proportionen etwa variieren können. LOEWE ist in seinen genauen Ausführungen auch auf die von W. FREI geschaffenen Begriffe der *Iso- und Heteroaddition* eingetreten. FREI spricht von einer Isoaddition, wenn zwei Paarlinge zusammentreten, die sich verhalten, als ob sie die gleiche Substanz wären. In einem solchen Falle der Addition tritt in der Mischung der Anteil des einen Paarlings substrahierend für den fehlenden Anteil des anderen ein. Im Falle der sog. Heteroaddition kann man den fehlenden Anteil des einen Paarling nicht durch die entsprechende Menge des anderen ersetzen, da der letztere eine ganz andere — stärkere oder schwächere — Wirkung hat. Aber die Wirkungen selber können sich addieren, und das wäre dann die Heteroaddition. Im Grunde wurde dieser Fall schon bei der Besprechung der von STORM VAN LEEUWEN aufgestellten Kurven erwähnt. Da ich selber immer nur *Wirkungen* verglichen habe, wenn ich von Addition oder Überaddition sprach, habe ich die von FREI eingeführten Begriffe Iso- und Heteroaddition zwar oft erwähnt, ihnen aber keine besondere Bedeutung zugeschrieben. Er selbst hat übrigens in seinen eigenen Versuchen niemals eine Heteroaddition gefunden.

Der Wert der Untersuchungen LOEWEs soll uneingeschränkt hervorgehoben werden. Die mühevollen Untersuchungen aller nach Dosis und Proportion verschiedenen Kombinationen zweier Arzneien gibt selbstverständlich genauesten Aufschluß über alle Möglichkeiten der Wirkung. Die Untersuchungen haben zudem die mehr oder weniger glückliche Zusammenstellung verschiedener Spezialitäten namentlich auf dem Gebiete der Antipyretica-Narkoticakombinationen erkennen lassen. Andererseits ist aber zu betonen, daß unsere Untersuchungsmethoden fast allgemein nicht exakt genug sind, um den Wert dieser sämtlichen Dosenmischungen genau feststellen zu können. Die Isobolen geben uns daher nur eine etwas größere Sicherheit als die früheren Untersuchungsergebnisse. Über die unter allen Umständen mangelhafte Bestimmung narkotischer Effekte habe ich mich schon früher ausgelassen. Analgetische Wirkungen sind aber quantitativ noch viel schwerer zu erfassen. Da die Tiere ohne Ausnahme bekanntlich nicht reden können, sind wir bei solchen Untersuchungen auf die Feststellung von Reflexen angewiesen. Kneifreflexe, Reflexe auf Verbrennungen mit Säuren, Abwehrreflexe gegen glühende Nadeln, Kaumuskelreflexe bei Zahnpulpareizung usw.

Es soll nicht bestritten werden, daß sich bei Verwendung einer genügend großen Zahl von Tieren mit diesen Methoden einiges Sichere ermitteln läßt, Haupttatsachen sogar, aber keine minutiösen Differenzen, die zur Konstruktion genauer, für jede Mischungsproportion und jede Dosengröße maßgebender Isobolen voll berechtigen.

Ich halte es für ganz richtig, für jede neu auf den Markt gebrachte Spezialität Nomogramme mit den entsprechenden „Mischstrahlen“ des in starrer Proportion zu gebenden Mittels aufzustellen, um über Addition, Potenzierung und Antagonismus und damit über die gewünschten und nichtgewünschten Eigenschaften des Präparates möglichst weitgehenden Aufschluß zu erhalten; aber man wird sich auch da doch nur an das Allerwesentlichste halten können, teils weil die kleinen Einzelheiten einfach nicht zuverlässig sein können, teils aber auch, weil sie in der ärztlichen Praxis ohne jede Bedeutung sind. Es ist ganz tröstlich zu wissen, daß die meisten Antipyretica in toxischer Hinsicht ein antagonistisches Verhältnis gegenüber vielen mit ihnen kombinierten Narkotica zeigen, aber welchem vernünftigen Arzte würde wohl jemals einfallen, Antipyrin, Pyramidon, Melubrin usw. in Dosen zu geben, die den krampferzeugenden auch nur nahe kommen! Wenn man aber glaubt, die analgetische Kraft auf Kosten der narkotischen steigern zu können, begeht man einfach einen Denkfehler. Die — nicht peripher bedingte — Analgesie ist und bleibt ein Teil der zentralen Betäubung, also der Narkose. Wählt man unter diesen Kombinationen Spezialitäten, in denen sich die zwei (oder 3, 4) Einzelsubstanzen in stets gleichen Proportionen befinden, so kann der Mischstrahl im Nomogramm, wie LOEWE selbst betont, unmöglich überall das Maximum des Günstigen und das Minimum des Ungünstigen ergeben. Das Präparat kann aber eine mehr oder weniger glückliche Mischung darstellen, und wenn sie relativ günstig gewählt ist, wird es dem Arzte, der nicht immer selbst mischen kann oder will, sehr dienlich sein. Kombiniert aber der Arzt selber, dann kann er doch unmöglich jedesmal das Nomogramm der gewünschten Kombination durchstudieren, noch viel weniger kann er es im Kopfe behalten. Er wird auch den jeweiligen Indikationen entsprechend bald einmal mehr von dem Antipyreticum und bald einmal mehr von dem Narkoticum geben müssen, und da die Toxizität (Nebenwirkung!) bei den gestatteten und den üblichen Dosen äußerst gering ist, darf er das auch. Dazu kommt dann noch die je nach den Krankheitssymptomen ganz verschiedene, hie und da sogar konträre Einstellung des menschlichen Organismus. Man versteht nun wohl auch, warum ich bei solchen doch wohl berechtigten Anschauungen trotz Prüfung verschiedenster Proportionen und trotz Feststellung ihrer verschieden starken Wirksamkeit keine besondere Lust empfand, minutiösen Einzelheiten, die für die ärztliche Behandlung beinahe irrelevant sind, noch näher nachzugehen. Es war aber doch von Wert, den Versuch, alle Proportionen und Dosengrößen bestimmter Kombinationen zu ermitteln, einmal zu wagen und so zu einer möglichst großen Sicherheit zu gelangen, ja es war sogar notwendig, solche Untersuchungen einmal durchzuführen und wäre es nur, um übertriebene Ängstlichkeiten endgültig ad acta zu legen. Außerdem haben wir den Forschern, die diese mühevollen Arbeiten unternommen haben, vor allem aber LOEWE, eine klarere Erfassung und eingehendere Durchdringung des Kombinationsproblems zu danken, die sich wohl noch in der Durchprüfung vieler Arzneigruppen als fruchtbar erweisen wird und daher von genereller Bedeutung ist.

LOEWE hat auch eine graphische Darstellung für die Kombinationsproportionen und ihre Wirkungen bei Verwendung von drei Gliedern angegeben, zu der er zunächst zwei Flächen verwendete, das komplizierte Nomogramm aber nachher vereinfachte. Ich gebe diese Darstellungen, die im Original nachzulesen sind, hier nicht wieder, da ihre Besprechung zu viel Raum beanspruchen und für die meisten Leser wohl etwas ungenießbar würde. Ich selber bin bei Kombinationsversuchen mit drei und mehr Gliedern im allgemeinen so vorgegangen, daß ich zunächst die gemeinsamen Effekte von A und B feststellte, A + B nachher als Einheit betrachtete und mit der anderen oder den anderen Substanzen kombiniert weiterprüfte. Ich möchte noch beifügen, daß man die Wirkungen der verschiedenen Proportionen von Substanzgemischen auch in einer einfacheren Weise als LOEWE das getan hat, graphisch darstellen könnte, nur müßte man dann für jede einzelne Wirkung eine besondere Tabelle erstellen. Man könnte z. B. nach dem Schema von STORM VAN LEEUWEN Wirkungskurven von A, von B und von A + B übereinanderlegen und müßte dann allerdings für jede Nebenwirkung dasselbe auf einer weiteren Zeichnung wiederholen. Solche Darstellungen würden dem Arzt, der sich in den Gegenstand nicht so vertiefen kann, leichter verständlich sein, könnten aber nur Hauptsachen enthalten. Ich gebe aber hier kein Bild wieder, da ich mich mit der minutiösen Ermittlung aller Dosen und ihrer Proportionen nicht befaßt habe. Für genaue Darstellungen der Wirkung aller Mischungsverhältnisse wüßte ich keine bessere Methode als die LOEWEs.

Aus der großen Zahl der Arbeiten von LOEWE und seinen Mitarbeitern greife ich an dieser Stelle nur die heraus, die mir besonders wichtig scheinen und die gleichzeitig in einem Zusammenhang mit dem eben besprochenen Gebiet stehen. So fand er für *Veronal-Phenacetin* einen geringfügigen, relativen Antagonismus, für *Veronal-Aspirin* dagegen einen beträchtlichen (Toxizität); für *Veronal-Phenacetin* (narkotische Wirkung, Kriterium passive Seitenlage) einen deutlichen Synergismus (Potenzierung); für die Kombination *Veronal + p. kreosotinsaures Ca + Codein* in tödlichen Grenzwerten einfaches additives Verhalten. E. KÄER untersuchte die Kombination *Trichloräthylurethan + Pyramidon* am Meerschweinchen. Festgestellt wurden im Diagramm die narkotische Wirkung (passive Seitenlage), die Rauschgrenze und die Dosis letalis. Die zentralerregende Wirkung des *Voluntals* wurde durch *Pyramidon* antagonistisch beeinflußt. Entgiftungen waren bei Mischdosen mit überwiegendem Pyramidongehalt zu beobachten. Die narkotische Wirkung Voluntal und Pyramidon erwies sich als wenig variiert. KÄER und LOEWE untersuchten am Kaninchen nochmals dasselbe Gemisch und kamen zu den Ergebnissen, daß 1. die narkotische Teilwirkung des Voluntals durch Pyramidon nicht deutlich beeinflußt wird, 2. zentral-erregende Pyramidonwirkungen durch Voluntal abgeschwächt, aber bei keiner Wirkung aufgehoben wurden (den Versuchen meines Institutes entsprechend), 3. die tödliche Giftwirkung nur bei überwiegendem Pyramidonanteil abgeschwächt wird. Das Verhalten der beiden Substanzen war hierin additiv. Die Isobole der tödlichen Grenzdosen fällt, solange der Voluntalanteil groß ist, mit den Additionsgraden zusammen, verhält sich aber umgekehrt, wenn der Pyramidonanteil überwiegt. Im großen und ganzen waren die Resultate beim Kaninchen die gleichen wie beim Meerschweinchen.

Käer und Loewe untersuchten dann die Wirkungen der *Diäthylbarbitursäure-Pyramidon*gemische. Für die gemeinsame tödliche Wirkung bestand ein symmetrischer, relativer Antagonismus, d. h. die tödlichen Grenzdosen verschiedener Mischungen enthielten Dosen der beiden Paarlinge, die kleiner waren als die tödlichen Einzeldosen, aber größer als die aus einer einfachen Addition resultierenden. Außerdem war die narkotische Teilwirkung des Veronals abgeschwächt, die erregende des Pyramidons stark vermehrt.

Bei der Untersuchung der Wirkungsvariationen von 500 verschiedenen *Veronal-Antipyrin*gemischen konstatierten Käer und Loewe, daß die gemeinsame tödliche Wirkung eine antagonistische Variation mäßigen Grades erleidet, die narkotischen Eigenschaften des Veronals antagonistisch, die erregenden des Antipyrins dagegen synergistisch beeinflußt werden. Antipyrin und Pyramidon stehen sich in den Mischungswirkungen mit Veronal sehr nahe, Pyramidon ist aber wirksamer. Die Antipyrin-Veronalkombination zeigt zudem noch eine nach Loewe *koaliert* genannte Wirkung, die also keinem der beiden Glieder an sich eigen ist, sie löst Schreikrampfanfälle aus. Die Wirkungsvariationen von *Veronal-Acetylsalicylsäure* ergaben folgende Resultate: Gewisse narkotische Teilwirkungen des Veronals wurden antagonistisch beeinflußt, und zwar im gleichen Ausmaße wie bei Veronal-Antipyrin. Stärker antagonistisch wirkte die Acetylsalicylsäure auf Erregungserscheinungen, die das Veronal am Zwischenhirn des Meerschweinchens erzeugt. Dabei trat u. a. eine schlaffe Lähmung als koalierte Wirkung ein, ebenso wie bei ähnlichen anderen Mischungen eine koalierte Krampfwirkung. Außerdem wäre noch der Antagonismus mit Bezug auf die tödliche Wirkung zu erwähnen. Es war auch bei dieser Kombination nur ein partieller, dem bei anderen Kombinationen gefundenen ähnlicher Antagonismus konstatiert, doch wurde regelmäßiger als bei diesen auch noch die tödliche Veronalgrenzdosis entgiftet.

Loewe, Käer und Muischnek prüften ferner die Dreierkombination *Phenacetin-Acetylsalicylsäure-Codein.* Das Ausmaß des kombinierten Effektes war ein hohes. Die Komponenten entgifteten sich gegenseitig, so daß die tödlichen Dosen von Acetylsalicylsäure und die übertödlichen von Phenacetin unwirksam wurden. Die Mischung zeigte den höchsten Grad des bis dahin beobachteten Antagonismus. POHLE und SPIECHERMANN stellten (bei KOCHMANN) methodisch ähnliche Versuche über die analgetische Breite verschiedener Antipyretica mit Schlafmitteln an. *Veronal* entgiftete außer *Pyramidon* auch *Phenacetin* und *Aspirin,* das letztere am wenigsten. Die analgetische Wirkung von Veronal wurde in ansteigender Reihenfolge vermehrt durch Phenacetin, Aspirin, Chinin. Pyramidonzusatz wirkte oft vermindernd (!).

Die analgetische Breite erfuhr eine Zunahme. Am günstigsten war hier die Kombination von Veronal mit Phenacetin, in absteigender Reihenfolge folgten Chinin, Aspirin, Pyramidon. Pyramidon entgiftete aber am meisten. Veramon zeigte nicht den besten Mischstrahl und auch die PFEIFFERsche Molekülverbindung nicht. Die besten Resultate ergaben Mischungen, in denen das Veronal vorherrschte. Eine weitere Untersuchung des *Diäthylbarbitursäure-p-Kreosotinsäure-Codeingemisches* nahm LOEWE vor.

Da die Kreosotinsäure als Ca-Salz, das Codein als Phosphatverbindung verabreicht wurden, war das Gemisch nach LOEWE infolge der Eigenwirkung der Ca-Komponente eigentlich eine Vierermischung. Mit Bezug auf die tödliche Grenzwirkung zeigte sich ein additives Verhalten; der relative Antagonismus war geringfügig. (Namentlich die Veronal-Aspirinkombination hatte einen viel ausgesprocheneren Antagonismus gezeigt.) Ein Synergismus mit Bezug auf die narkotische Wirkung trat vornehmlich bei Verwendung der untersten Lähmungsgrenze des Test zutage. (Unter Synergismus ist in den LOEWEschen Arbeiten immer Potenzierung zu verstehen.) Siehe auch die Arbeit von KÄER und LOEWE: Über die Wirkungsvariationen in Allylisopropylbarbitursäure-Pyramidongemischen, aus der hervorgeht, daß die Mischung an sich Vorteile hat, aber in den für das *Allonal* gewählten Proportionen nicht die optimale ist. Weitere Untersuchungen auf diesem Gebiete machten POHLE und VOGEL, und zwar über die Kombinationen von *Urethan* mit *Pyramidon, Phenacetin, Chinin* und *Aspirin.* Urethan wurde durch Pyramidon und Aspirin, teilweise auch durch Chinin entgiftet, Phenacetin schien dagegen die Toxizität etwas zu erhöhen. Die Kombinationen Urethan + Pyramidon sowie Urethan + Aspirin hatten einen vermehrten analgetischen Gesamteffekt, bei der Kombination mit Chinin trat dagegen Abschwächung ein. Auch PFEIFFER hatte gefunden, daß die analgetische Breite von Schlafmitteln durch Chinin vermindert, durch Phenacetin, Aspirin und Pyramidon dagegen erweitert wurde, und daß die Urethan-Pyramidonkombination dabei die geringste Wirkung äußere. Die Kombinationen mit Urethan waren vorteilhafter als die mit Veronal und Sulfonal. POHLE und DIETRICH untersuchten ferner die analgetische Breite der Kombinationen von *Sulfonal* mit *Aspirin, Pyramidon* und *Chinin.* Eine Entgiftung der Schlafmittel wurde namentlich bewirkt durch Aspirin und

Pyramidon. Chinin wirkte weniger, Phenacetin erhöhte die Toxizität. Die analgetische Gesamtwirkung wurde durch alle diese Antipyretica herabgesetzt, die analgetische Breite wenig vergrößert. HESSE und REICHELT bestimmten die analgetische Wirkung von antipyretischen Arzneien und ihren Kombinationen mit verschiedenen Methoden, die auch verschiedene Resultate ergaben. Sie verwendeten verschiedene Mischpräparate, so A = 0,25 Acetylsalicylsäure + 0,25 Phenacetin + 0,01 Codeinphosphat, B = Phenacetin + Pyramidon + Antipyrin ana 0,15 + Coffein 0,05, C = Acetylsalicylsäure + Phenylchinolincarbonsäure + Pyramidon ana 0,05 + Phenacetin 0,075 + Coffein 0,025 und D die Additionsverbindung von Pyramidon und dem Urethan des Trichloräthylalkohols. Am Mäusetest (Reizung des Schwanzendes und der Analschleimhaut) und am Zahntest (faradische Reizung des gesunden Pulpa) war Acetylsalicylsäure unwirksam, Dicodid, Phenacetin und A sowie C wirksam. B und C wirkten am Mäusetest nicht, wohl aber am Zahntest. Die Arbeit ist namentlich methodisch lehrreich. Sie zeigt, wie schwer es ist, analgetische Wirkungen zu vergleichen und wie notwendig, hierfür viele Tiere sowie mehrere Methoden zu verwenden.

Aus den Arbeiten von HESSE und seinen Mitarbeitern hebe ich noch das Folgende hervor: Analgetisch fand er nach seiner Methode (Anal-Schwanzwurzelreiz) die Opiate, Pyrazolone und Paramidophenole; unwirksam einige Chinolinderivate, Atophan, Hexophan und die Salicylate. Von den verschiedenen geprüften *Mischarzneien* fand er am stärksten die TREUPELschen Tabletten (Acetylsalicylsäure 0,25, Phenacetin 0,5, Codein 0,02) und das *Quadronal* (Phenacetin 0,3, Phenyldimethylpyrazolon 0,3, Coffein 0,1, Lactophenin 0,1). Die Verbindung von Phenacetin und Lactophenin ist allerdings sinnlos (der Verfasser). Nach einem anderen Verfahren (Reiz einer durch Crotonöl entzündeten Körperstelle) waren dagegen analgetisch wirksam Opiate, Pyrazolone, Atophan und die Salicylate, unwirksam die Paramidophenole und das Hexophan. Abgesehen von den Opiaten wurde eine direkt entzündungshemmende Wirkung dieser Stoffe angenommen. Als wirksam erwiesen sich bei dieser Methode *Eu Med* (Phenacetin 0,15, Dimethylaminophenazon 0,15, Pyrazolon. phenyldimethylicum 0,15, Coffein 0,05). *Neurithrit* (Strontium, Calcium, Thiochinin, Acetylsalicylsäure, Phenylchinolincarbonsäure, Pyramidon, Bromvalerianharnstoff und Veronal), die *Gelonida antineuralgica* (Cod. phosph. 0,01, Phenacetin 0,25, Acetylsalicylsäure 0,25,) die sich auch nach der anderen Methode, aber schwächer analgetisch, gezeigt hatten, die TREUPELschen Tabletten und das *Quadronal* (s. auch HESSE, BAUMGART und DIRKMANN).

GAYER verwendete als Kriterium für die Untersuchung der *Pyramidon-Dial-* und der *Pyramidon-Allylisopropylbarbitursäure*kombinationen den Drehreflex des großhirnlosen Frosches. Bei der ersteren trat Addition, bei der zweiten Potenzierung ein, namentlich wenn je ein Viertel der

Grenzdosen appliziert wurde. Bei Steigerung der Dosen trat Abnahme des Potenzierungseffektes ein.

Einige meiner Schüler kombinierten die Antipyretica auch mit schlafmachenden Alkaloiden und mit Cannabis indica. WICHMANN erzielte mit 2,5 oder 2,0 Phenacetin + 0,01 Scopolamin leichte, oft durch Krämpfe unterbrochene Narkosen, mit kleineren Phenacetinmengen dagegen nie. Die Antipyrin-Scopolaminkombinationen ergaben unsichere Resultate. (Benommenheit der Tiere.) Phenacetin + Cannabis indica ergab Narkose ohne Krämpfe, Antipyrin mit der gleichen Substanz nichts Bestimmbares. AEBI gab *Veronalnatrium, Codein phosphor.* und *Lactophenetidin* zusammen, nachdem die Wirkungen der Einzeldosen bestimmt worden waren. Das Dreiergemisch hatte vornehmlich durch den Codeinzusatz potenzierte, narkotische Wirkung, die therapeutische Breite des Veronalnatriums wurde erheblich erweitert, und unzweifelhaft hatte das Lactophenin die Wirkung der Narkotica entgiftet.

SALZER und FISCHER konstatierten, daß bei Vergiftungen mit *Pyramidon-Veronalgemischen* die zentrale Gegenwirkung des Pyramidons verhältnismäßig rasch abklingt, so daß schließlich eine reine Veronalwirkung zum Vorschein kommt (entspricht den Resultaten meines Institutes). Pyramidon, in höheren Dosen verabreicht, verzögert die Ausscheidung des Veronals und verlängert dadurch den narkotischen Effekt. Das gleiche gilt für das Temperaturzentrum. Das Gemisch darf nicht als ungiftig angesehen werden. Die beiden fanden im Gegensatz zu PFEIFFER und HENDRYCK, die Veramon rascher wirken sahen als das Gemenge, und zu den Arbeiten meines Institutes keinen Unterschied in der Wirkung der beiden (s. über diese Frage auch STARKENSTEIN und KLIMESCH, welche annehmen, daß bei Veramoneinfuhr, nicht wie bei der Verwendung des Gemisches, unlösliche Veronalsalze im Blute entstehen, welche die Schlafwirkung verzögern).

Über die synergetische temperaturherabsetzende Wirkung der Kombinationen *Chloralhydrat-Antipyrin* und deren Mechanismus hat E. RENTZ gearbeitet. Er erhielt synergistische analgetische, in meinem Sinn potenzierte Effekte, am Meerschweinchen ausgesprochener als am Kaninchen. Die Schlafwirkung der Kombination war beim Kaninchen dagegen stärker vermehrt als beim Meerschweinchen. Aus der Arbeit, die sich viel mit der Frage nach den corticalen und Hirnstammwirkungen beschäftigt, wäre hier noch hervorzuheben, daß Antipyrin das Schlafzentrum erregt, das durch Chloral enthemmt wird, und daß hierfür dasselbe gilt wie für Scopolamin-Morphium. In geeigneten Dosen (0,2 und 0,25 Chloralhydrat + 0,15 Antipyrin) trat Potenzierung ein. KOIKE hat bei mir sowohl die antipyretische wie auch die antiphlogistische Wirkung von *Veronal + Phenacetin* und *Aspirin + Phenacetin,* die erstere an mit Coli in Fieberzustand versetzten Kaninchen, die zweite mit der Senfölmethode geprüft. Die erstere erwies sich bei beiden

Kombinationen als potenziert, die entzündungshemmende Wirkung jedenfalls sehr stark.

LOEWE hat, gestützt auf seine Nomogramme, auch eine Bewertung der sog. Mischarzneien gegeben. Mischarzneien würden wir als Spezialitäten bezeichnen, in denen Arzneigemische in bestimmten Proportionen enthalten sind. In seinen Nomogrammen ist derjenige Mischungsstrahl der optimale, der durch den der therapeutisch positiv zu bewertenden Isobolen geht, dabei aber unvorteilhaft verlaufende Isobolen möglichst in Punkten geringster Variation schneidet. Positiv zu bewerten sind dabei sowohl die Isobolen, die eine Hauptwirkung synergistisch als die, welche eine Nebenwirkung antagonistisch beeinflussen. Nach solchen Feststellungen repräsentiert das *Veramon* nicht ganz das Optimum der Entgiftung, es sollte hierfür weniger Veronal enthalten. Die Isobole der narkotischen Grenzwirkung wird vom isodynamen Mischungsstrahl nirgends innerhalb tödlicher Grenzdosen geschnitten. Dies wird, da Veronal nur antineuralgisch wirken soll, von LOEWE als Vorteil bezeichnet.

Voluntal-Pyramidon, im Handel als *Compral,* liegt in einer Gegend des Kombinationsfeldes, in der die narkotische Komponente des Voluntal eine gewisse — bei rein antineuralgischen Absichten unerwünschte — Rolle spielen muß, dafür nimmt in der Gegend dieses Mischungsverhältnisses des Comprals der Synergismus erregender Teilwirkungen des Pyramidons allmählich sein Ende. Je nachdem die sedative oder die antineuralgische Wirkung indiziert erscheint, wird das Compral eine mehr oder weniger glückliche Wahl bedeuten.

Gelonida antineuralgica enthalten die Kombination Phenacetin-Aspirin-Codein. Das Gemisch Phenacetin : Aspirin = 1,04, das in den Gelondia antineuralgica enthalten ist, stellt ein optimales Mischungsverhältnis dar, welches genau den Scheitel der asymmetrischen Isobole trifft. Die Gelonida antineuralgica nützen mithin die Entgiftung, die in so einzigartig hohem Variationsgrade in der Kombination verwirklicht ist, ganz aus. Gleichzeitig durchzieht der Mischstrahl der Gelonida antineuralgica das Feld in einem Bereich, in welchem die wenig ausgeprägten Nebenwirkungen des Phenacetins (Lähmung) sowie des Aspirins (Erregung) durch kombinatorischen Effekt unterschwellig geworden sind. Im Hinblick auf jede meßbare Wirkung bedeuten also die Gelonida antineuralgica für antineuralgische Zwecke das optimale Mischindividuum. — Ich bin in diesen Schilderungen der LOEWEschen Darstellung absichtlich fast wörtlich gefolgt, um ein Beispiel dieser Kombinationsqualifikation zu geben. Als mehr narkotisch wirkende Mischarznei wurden die *Gelonida somnifera* von LOEWE besonders hoch eingeschätzt. Sie bestehen aus Diathylbarbitursäure, Acetyl-Kreosotinsäure und Codein. Veronal-Antipyrin bezeichnet LOEWE mehr als antineuralgisch, Veronal-Phenacetin als sedativ. Die angegebenen

LOEWEschen Qualifikationen zeigen, mit welcher Sorgfalt dieser Forscher die Verhältnisse von Arzneigemischen untersucht und festgestellt hat. Selbst wenn man, wie ich, überzeugt ist, daß die Untersuchungsmethoden nicht genau genug sind, um jeder Arzneiproportion eines Gemisches eine sichere Grundlage zu gewährleisten, gibt eine solche Durchuntersuchung sämtlicher Mischungsmöglichkeiten ein viel klareres Bild von dem Wert der geprüften Kombination und damit eine größere Garantie für ihre therapeutischen Leistungen als die früheren Feststellungen.

JAMASAKI, der die Gelonida somnifera und SCHEURER, der die *Gelonida antineuralgica* auf meinem Institute untersucht haben, kamen zu Resultaten, die sich den von LOEWE gewonnenen anschließen. JAMASAKI fand für die Gelonida somnifera die narkotische Breite dem Veronal gegenüber stark vermehrt und die Toxizität der einzelnen Glieder herabgesetzt, und SCHEURER konstatierte eine starke Entgiftung bei den Gelonida antineuralgica. Er fand ferner, daß die in ihnen enthaltene Kombination die Leistungsfähigkeit der motorischen Nerven wenig, der sensiblen dagegen im Sinne einer Potenzierung des Einzeleffektes beeinflusse. GORDONOFF hat sich noch speziell mit dem *Somnacetin* v. NOORDENs befaßt. Geprüft wurden die narkotische Wirkung, die Nebenwirkungen und der Einfluß des *Coffeins* (Coffeino-citricum) auf den Somnacetinschlaf. Die Untersuchungen der Einzelbestandteile zeigten, daß das Codein die Veronalnatriumnarkose potenziert, ebenso das p-Phenetidinum citricum und das Antipyrin. Bei der Dreierkombination wurde eine kaum wirksame Veronalmenge stark narkotisch. Somnacetin selbst hatte stark schlafmachende Kraft, sowohl bei parenteraler wie bei stomachaler Verabreichung. Es verursachte auch keine zentrale Gefäßlähmung. Über die Beeinflussung durch Coffein habe ich mich schon geäußert; es unterstützt den analgetischen Effekt anderer Mittel durch Erweiterung der Gehirngefäße oder durch Permeabilitätssteigerung.

Es mag dem Nichtfachmann etwas schwer fallen, sich durch die Flut von teils sehr detaillierten, teils aber auch widersprechenden Angaben auf den Gebieten der Antipyretica- und Antipyretica-Narkoticakombinationen hindurchzuwinden, und es dürfte daher auch angezeigt erscheinen, an dieser Stelle das Unsichere von dem Sicheren zu scheiden und die Hauptsachen hervorzuheben. Über die Antipyreticakombinationen an sich haben wir uns zum Teil schon ausgesprochen. Kombinationen von Paramidophenolen und Pyrazolonen unter sich addieren sich in ihren Wirkungen, Paramidophenole + Pyrazolone oder + Salycilsäure haben potenzierten Wert, und ein günstiger Antagonismus macht sich namentlich bei der zweiten Kombinationsart geltend. Am stärksten aber potenziert Chinin die temperaturherabsetzenden Wirkungen aller anderen Antipyretica. Barbitursäurederivate wirken mit Pyrazolonen stärker antineuralgisch, mit Paramidophenolen stärker narkotisch. Bei den erstgenannten hauptsächlich, aber auch bei den zweiten tritt ein entgiftender Antagonismus ein. Zusätze von Opiumalkaloiden, unter denen das nicht zu Gewöhnung führende Codein namentlich verwendet wird, scheinen sehr zweckmäßig für die antineuralgische Wirkung. Von den Mischarzneien (Spezialitäten) schneiden Gelonida antineuralgica und Veramon, teilweise auch die TREUPELschen Tabletten, am besten ab. Eine weitherzige und Spitzfindigkeiten abholde Beurteilung wird auch in der Wirkung dieser Gruppen das Wegleitende meiner Regel und ihre weitgehende Gültigkeit erkannt haben. Ganz wesentliche Fortschritte und Vertiefungen des Problems verdanken wir aber namentlich STARKENSTEIN, LOEWE sowie HESSE.

Lokalanästhetica.

Lokalanästhesierende Arzneien gibt es in großer Zahl, aber so sehr sie in ihrer chemischen Konstitution differieren, so wenig weiß man von Unterschieden ihrer pharmakologischen Wirkungen. Wenn irgendwo, so kann man hier nicht mit Recht von verschiedenen pharmakologischen Angriffspunkten reden. Damit soll nun nicht gesagt sein, daß dieselben übereinstimmen, man könnte höchstens behaupten, daß sie nahe beieinander liegen müssen. Eigentlich weiß man aber nur, daß die Lokalanästhetica Nervengewebe (motorisches und sensibles) überall dort lähmen, wo sie direkt lokal einwirken können. Das verleiht ihnen eine große prinzipielle Gleichmäßigkeit in der Aktion, und ihre auch therapeutisch wichtigen Unterschiede liegen nur in der mehr oder weniger großen Raschheit und Dauer der Wirkung, in der Oberflächlichkeit oder dem Tiefgang der Insensibilisierung, der Haftung am Nervengewebe und der zentralen Toxizität. Chemisch sind sie sehr verschieden. Tropacocain, Psicain und die Eucaine sind dem Cocain noch nahe verwandt, Stovain und Alypin schon bedeutend weniger und bei Percain, dem von den Orthoformen abgeleiteten Novocain und den ihm nahestehenden Stoffen kann man von einer chemischen Beziehung zu dem Cocaalkaloide kaum mehr reden. Gerade hier muß ich aber noch einmal betonen, daß meine Regel von gleichen oder verschiedenen pharmakologischen Angriffspunkten und nicht von chemischer Verwandtschaft oder Differenz handelt. A priori wären mit Bezug auf meine Richtlinie bei Kombination von Lokalanästhetica eher Additionswerte zu erwarten, eigentlich aber ist sie mit Rücksicht auf unsere Unkenntnis über die Angriffspunkte gar nicht verwendbar.

v. ISSEKUTZ untersuchte die Kombinationen *β-Eucain + Novocain, α-Eucain + Cocain* und *Cocain + Novocain,* außerdem die Gemische von *Cocain, Eucain* und *Novocain* mit *Antipyrin.* Potenzierte Wirkungen ergaben sich bei allen Kombinationen, deren eine Komponente Antipyrin war, ebenso bei dem Gemisch β-Eucain-Novocain; die anderen zwei Kombinationen verhielten sich additiv. Das Resultat, das er mit β-Eucain-Novocain erhielt, die seiner Ansicht nach gleichartige Arzneien sind, betrachtete er als mit meiner Regel im Widerspruche stehend. Auch mein Mitarbeiter SCHMID, dessen Untersuchungen damals schon lange fertig vorlagen, notierte bei der Kombination *β-Eucain-Novocain:* geringe Zunahme der Wirkung. Sie war aber geringfügig — auch bei den Versuchen v. ISSEKUTZ — und wir haben ihr keine besondere Aufmerksamkeit geschenkt, da wir sie als in den Fehlergrenzen liegend betrachteten. v. ISSEKUTZ hatte für seine Untersuchungen das Bein des Frosches benutzt, das er in die Giftlösungen eintauchte. SCHMID untersuchte mit der *Quaddelmethode,* die man wohl als die genaueste ansehen darf, die folgenden Kombinationen: *Cocain* mit *Tropacocain,* mit *β-Eucain,* mit *Stovain,* mit *Novocain, Tropacocain* mit *β-Eucain,* mit *Stovain,* mit *Novocain, β-Eucain* mit *Stovain* und mit *Novocain, Stovain* mit *Novocain.*

SCHMID erhielt mit diesen Kombinationen (abgesehen von der oben erwähnten, geringfügigen Ausnahme) niemals etwas anderes als leicht unteradditive Gesamteffekte, die man als Additionen bezeichnen durfte, und niemals Potenzierungen. Die Abnahme der Addition trat wohl ein, weil die zwei kombinierten Glieder dasselbe Säureion besaßen, die Substanzen dadurch also eine Dissoziationsverminderung erlitten. Wir dachten hierbei an die Versuche von GROS, der die Wirksamkeit von Alkaloidsalzen lediglich auf das abdissoziierte Alkaloid zurückführte. KOCHMANN und sein Schüler ZORN erhielten im Gegensatz zu v. ISSEKUTZ mit der Kombination *Cocain-Antipyrin* nur additive Wirkungen und betrachteten dieses Ergebnis als mit meiner Regel im Widerspruche stehend. Sie hatten am N. ischiadicus des Frosches gearbeitet, also wiederum mit einer anderen Methode, die immerhin der von v. ISSEKUTZ verwendeten experimentell verwandt ist. Im Grunde wäre hier nur der Widerspruch ihrer Ergebnisse mit den v. ISSCHUTZ erhaltenen aufzuklären, wozu ich nicht in der Lage bin. Es gibt aber auf diesem Gebiete noch viel krassere Widersprüche. So hatte längst vor den genannten Arbeiten der KRAWKOWsche Schüler SCHOFF, dessen Arbeit ich freilich nur aus einem Referat [1] kenne, sozusagen bei allen Kombinationen von lokalanästhesierenden Arzneien Potenzierungen gefunden, was gar zu sinnlos erscheint, um diskutiert werden zu müssen. Was nun meine Regel betrifft, so kann ich die Einwände von KOCHMANN und v. ISSEKUTZ gegen sie aus den in den einleitenden Ausführungen über die Lokalanästhetica angegebenen, klaren Gründen nicht gelten lassen, ganz abgesehen davon, daß die beiden Autoren zum Teil zu ganz widersprechenden Ergebnissen gelangt sind. Die Potenzierung durch Kombination von β-Eucain-Novocain ist kaum vorhanden, und mit Bezug auf das Gemisch Cocain-Antipyrin, dessen Gesamteffekt nach v. ISSEKUTZ potenziert, nach KOCHMANN addiert ist, kann ich nur bemerken, daß

[1] SCHOFF: Z. Biochem. u. Biophys. **12**, 622.

wir von verschiedenen Angriffspunkten der beiden Substanzen nichts wissen und ihre chemischen Unterschiede über die Richtigkeit meiner Regel nichts aussagen. Mein Schüler WARTMANN erhielt mit dieser Kombination sehr widersprechende Resultate.

Von großem Interesse war dagegen die Feststellung KOCHMANNs, daß die insensibilisierende Eigenschaft von Cocain durch Zusätze von *Kalium sulf.* bzw. *chlorat.* potenziert werde. Magnesium sulf., Calc. chlorat. und Ammon. chlorat. hatten sich als unwirksam erwiesen. Dieser sehr bemerkenswerte Befund wurde nachher noch von vielen Autoren studiert und bestätigt, so von SOLLMANN, KAWABATA, und MOUKHTAR und SEDAD. HOFFMANN fand im Gegensatze zu KOCHMANN und ZORN, daß die Ammoniumsalze ebenfalls diese Wirkung besitzen, und NAGASAKI, MOUKHTAR und SEDAD erhielten das gleiche Resultat auch mit Magnesiumsalzen (bestritten von MEEKER und KAWABATA). BRUNTON und CASH, KAWABATA, MOUKHTAR und SEDAD schrieben den Calcium-, Strontium- und Baryumsalzen potenzierte Wirkungen auf die Lokalanästhetica zu. Doch sind auch diese Angaben nicht ohne Widerspruch geblieben (MEEKER, NAGASAKI, der sogar das Gegenteil fand). RUUTH hat dann die potenzierende Eigenschaft der Kalisalze für die Lokalanästhesie nochmals an der Cornea geprüft und bestätigt. RIDER konstatierte einen Synergismus (Potenzierung) zwischen Butyn und Cocain an der Cornea. Er glaubt aber, daß das Anion eine wesentliche Rolle spiele. Sowohl Cocain-Sulfat wie Butyn-Sulfat wurden nicht potenziert, wohl aber die Chlorverbindungen. Das Cl-Ion wäre mithin von besonderer Bedeutung. Die Dissoziation (siehe oben) soll ausschlaggebend sein, damit natürlich auch die mit ihr eng verbundene Löslichkeit. Seine weiteren theoretischen Ausführungen scheinen mir zu hypothetisch. Man darf aber wohl aus all diesen Untersuchungen über die Erhöhung der Wirkung von Lokalanästhetica, vornehmlich durch K-Salze, deren diesbezügliche Eigenschaft am unbestrittensten ist, den Schluß ziehen, daß wir hier eines der wenigen sicheren Beispiele vor uns haben, wo eine Arznei in ihrem Effekt einfach durch Verbesserung der Löslichkeitsverhältnisse gesteigert wird, einen besonderen Fall also, der weder für noch gegen meine Regel spricht, sondern an ihr vorbeigeht. Ich habe später die ZORNsche Arbeit durch H. WARTMANN nachprüfen lassen. Er kombinierte Cocain sowie Antipyrin mit Kal. nitr., Kal. chlorat., Kal. sulfur. ferner Novocain mit denselben Salzen. Auch er erhielt bei Kombinationen von Cocain mit den genannten Kalisalzen deutliche Potenzierungen, ebenso mit den Kombinationen Novocain-Kal. sulf. und Novocain-Kal. nitr. Bei der Kombination von Novocain mit Kal. chlorat. ließ sich eine Steigerung des insensibilisierenden Effektes nicht nachweisen. Im großen und ganzen hat er also die KOCHMANN-ZORNschen Untersuchungen, soweit sie die Steigerung des lokalanästhesierenden Effektes durch Kalisalze betreffen, bestätigt.

Dagegen fand er im Gegensatz zu RIDER das Cl-Ion weniger wirksam als das SO_4- und NO_3-Ion. Andererseits bezeichnet dann wieder WEISS die Mitwirkung des Kaliumchlorids als besonders günstig.

KOCHMANN hat außerdem die von LOEWE für die Untersuchungen von Arzneikombinationen aufgestellten Forderungen für die Kombination Novocain-Kaliumsulfat erfüllt und für sie ein Nomogramm aufgestellt. Gemeinsam mit GROS hatte er die Vorgänge näher untersucht, die zu einer potenzierenden Wirkung von Novocain und Kaliumsulfat führen und festgestellt, daß sie auf eine Beschleunigung des Eintrittes der Anästhesie zurückzuführen sei. GROS und er prägten für diese Erscheinung den Ausdruck *„Zeitpotenzierung"*, ein Wort, das später GORDONOFF aus Versehen für einen anderen Vorgang, den ich immer Teildosenpotenzierung nannte, verwendet hat. — Aus den genauen Untersuchungen von KOCHMANN ergab sich nun aber, daß gewisse Kombinationen von Kaliumsulfat mit Novocain einen positiven potenzierenden Synergismus aufwiesen, daß mithin neben der Zeitpotenzierung für diese Kombination auch eine wahre Potenzierung besteht. Mit Bezug auf die Toxizität der Kombination, für die an Hand der tödlichen Dosen ein eigenes Nomogramm aufgestellt wurde, ergab sich dagegen ein negativer Synergismus bzw. ein Antagonismus. Kaliumsulfat spielte, wenn Novocain in größerer Dosis gegeben wird, für dessen Toxizität entweder keine Rolle oder entgiftete sogar. Beide Befunde zusammengenommen unterstreichen daher den therapeutischen Vorzug der KOCHMANNschen Entdeckung; denn das Gemisch ist, was die lokalanästhetische Wirkung betrifft, potenziert und gleichzeitig entgiftet. Damit stellt aber auch die KOCHMANNsche Feststellung die praktisch wichtigste Kombination dar, die auf dem Gebiete der Lokalanästhetica gefunden worden ist. Diese Potenzierung kann auch als durchaus gesichert gelten, während wir für die Wirkung der anderen Gemische lokal insensibilisierender Arzneien wahrscheinlich das Wort „additiv" setzen müssen. Ich muß hier allerdings noch einmal auf die vielen Widersprüche in den Versuchsresultaten hinweisen, die auf dem Gebiete der Kombinationsarbeiten ohnehin zahlreicher sind als bei Experimenten mit *einer* Substanz, in der Reihe der Lokalanästhetica aber besonders reichlich vertreten sind. Nach EICHHOLZ erfahren übrigens auch viele andere Arzneien, vor allem Narkotica wie *Äther* und *Avertin* durch gleichzeitige Einfuhr von Mineralsalzen, erhebliche Wirkungsveränderungen (s. auch BLESS).

Eine eigenartige Erweiterung erfuhr das Gebiet der lokalanästhesierenden Gemische durch die Arbeiten von AMSLER und seinen Schülern über die Steigerung der insensibilisierenden *Cocain-* und *Novocain-*Wirkung auf die Cornea des Auges durch Opiate. Die erste Arbeit (STENDER und AMSLER) wurde mit *Cocain-Morphin* vorgenommen. Das Cocain wurde örtlich, das Morphin durch parenterale Einspritzung verwendet, wirkte also vom Blute aus. Gemessen wurde der Effekt am Lidreflex.

Morphin und wie sich später zeigte auch Pantopon verlängerte die örtliche Wirkung einer 2%igen Cocainlösung ganz erheblich. Die beiden Autoren konnten nachweisen, daß es sich um eine periphere Morphinwirkung handelte. Man hätte sich den positiven Synergismus ja auch bedingt durch eine zentrale Mitwirkung des Morphins denken können. Die Aufhebung des Lidreflexes betrug etwa das 10fache der Cocainwirkung, und er war auch mit unterschwelligen Dosen beider Substanzen zu erreichen. Pantopon wirkte phasisch, d. h. zuerst lähmend, dann erregend (ich würde vorschlagen, zweiphasisch zu sagen).

Diese Untersuchungen wurden teils von denselben, teils von anderen Autoren fortgesetzt. So hat WEISS die Kombinationen von *Novocain* mit *Opiumalkaloiden* geprüft. Er fand dabei, daß die Wirkung des *Laudanons* ungefähr seinem Morphingehalte entspricht. Codein zeigte nur einen Zehntel der Morphinwirkung, Heroin hatte bei fünffach gesteigerter Toxizität nur 280% verstärkte analgetische Wirkung, Dilaudid war dem Morphin gleichzusetzen. Die kombinierten Opiate hatten also nach dieser Richtung hin dem Morphium gegenüber keine potenzierte Kraft, wohl aber konnte WEISS die Angaben AMSLERs, daß das Morphin die Cocainanästhesie bis um das 8fache des Normalen steigert, bestätigen (s. auch RHODE über Dionin und Codein, sowie JÜRGENSEN und STENDER).

SMILGA fand, daß das Heroin in kleinen Dosen vom Blute aus keinen Einfluß auf den Lidschlußreflex ausübt und bei allmählicher Gewöhnung die örtliche Wirkung des Cocains immer mehr und mehr abschwächt (desensibilisiert). Die hierzu gegebene Theorie von der Mobilisierung des Gewebcalciums durch Heroin ist schwer genießbar. STENDER hat dann noch die Vertiefung und Verlängerung örtlicher Anästhesie durch andere Schlafmittel wie Chloralhydrat, Amylenhydrat, Paraldehyd, Urethan, Veronalnatrium, Luminalnatrium, Somnifen und Voluntal geprüft. Als Lokalanästhetica wurden Novocain, β-Eucain, Stovain, Tropacocain, Alypin, Tutocain und Pricain verwendet. Alle diese Kombinationen hatten einen der Wirkung des Lokalanästheticums gegenüber gesteigerten und verlängerten Effekt, der auch bei Gebrauch von unterschwelligen Dosen zu beobachten war. Anschließend an diese Untersuchungen möchte ich doch noch erwähnen, daß mein Schüler SCHMID auch die *zentrallähmende* Wirkung des *Morphins* durch Cocain gesteigert sah. STEPHANY und MATSCHULAN steigerten die Cocainanästhesie der Cornea auch durch lokale Applikation von Hühnereiweiß.

Da die nahe Verwandtschaft der Solaneenalkaloide mit dem Cocain, sowie einige ärztliche Anwendungen (z. B. Einreibungen von Chloroform und Ol. Hyoscyami) vermuten ließen, daß den Tropeinen ebenfalls eine Wirkung auf die peripheren motorischen und sensiblen Nerven zukommt, ließ ich die Frage durch mehrere Mitarbeiter untersuchen.

SCHNEEBERG fand bei Verwendung von *Atropin* und *Scopolamin* die elektrische Leitfähigkeit des Nerven am Nervmuskelpräparate des

Frosches regelmäßig, zuweilen sogar bis zu 65% herabgesetzt. Eine totale Unterbrechung war dagegen nur sehr ausnahmsweise zu erzielen. LINGOROW hat *Atropin* bzw. *Homatropin* in Kombination mit *Adrenalin* untersucht und festgestellt, daß die schwache leitungsunterbrechende Wirkung der Tropeine durch Zusatz von Adrenalin rascher und ausgeprägter zur Geltung kommt. GROGG untersuchte dann den Einfluß der Tropeine auf die übliche Mischung von *Novocain-Adrenalin*, und zwar 1. am motorischen Nerven nach der Versuchsanordnung von ZORN, vermittels deren die Grenzkonzentrationen ermittelt werden, 2. die Wirkung auf die sensiblen Nerven nach der Methode TÜRCK am Reflexfrosch. Die Ergebnisse der beiden Versuchsreihen stimmten miteinander überein. Die Grenzkonzentrationen von Novocain-Adrenalin (0,45%) wurden durch die Tropeine herabgesetzt, durch Scopolamin am meisten, weniger durch Atropin, am schwächsten durch Hyoscyamin. Grenzkonzentrationen dieser Wirkung lassen sich für die Tropeine allein (s. SCHNEEBERG) schwerlich genau feststellen. Man kann daher nur sagen, daß der Gesamteffekt ungefähr dem einer Addition der Einzelwirkungen entsprach. Ein Zusatz von Kaliumsulfat zu den Tropeinen steigerte dagegen ihre leitungsunterbrechende Wirkung erheblich. Ich möchte ferner noch die Arbeit von STACKS erwähnen, der die Kombination von *Pyramidon* mit *Salicylsäure* auf ihre leitungsunterbrechende Kraft untersuchte. Pyramidon wirkte an sich viel kräftiger als die Salicylsäure, die Kombination hatte einen stärkeren Gesamteffekt als jedes Einzelglied, war aber eher unteradditiv.

Hier wären nun noch die Arbeiten von FRÖHLICH und LÖWI hervorzuheben, aus denen hervorgeht, daß auch schon der Effekt kleiner *Cocain*mengen durch *Adrenalin* ganz beträchtlich vermehrt wird und daß diese Sensibilisierung durch die gefäßverengernde Wirkung des Adrenalins hervorgerufen wird. Der Fall entspricht übrigens genau dem Postulate meiner Regel. Ischämie wirkt insensibilisierend. Die lokale Anästhesie wird bei dieser Kombination also durch zwei verschiedene Momente mit gleichem Endeffekt geschaffen. Im Anschluß an diese Arbeit sei kurz auf die KEPINOWsche Feststellung, daß Hypophysenextrakt (Tonephin) und Adrenalin die arteriellen Gefäße im Sinne einer Potenzierung beeinflussen, aufmerksam gemacht und auf die Untersuchungen von FRÖHLICH und PICK, aus denen hervorgeht, daß *Hypophysin* dem *Ergotoxin* entgegenwirkt und daher die Ergotoxinlähmung der sympathischen Vasoconstrictorenendigungen aufzuheben vermag. Nach HAFERKORN und LENDLE verstärkt aber Adrenalin die Cocainwirkung besser als das Hypophysin. *Tonephin* soll einen muskulären Angriffspunkt haben. *Ephedrin* kann an Stelle des verwandten Adrenalins treten (s. auch TANITER und CHANG). Nach BRAUN entgiftet das Adrenalin die Lokalanästhetica bei subcutaner Injektion infolge der die Resorption verzögernden Vasokonstriktion; bei intravenöser Einfuhr aber vermehrt es nach Eichholz die Krampfwirkung und setzt die minimal-tödliche Dosis herab. Ähnliches fanden Keil und Rühling für die Kombination *Corbasil-Adrenalin*, *Corbasil-Percain*, *Adrenalin-Percain* und *Ephedrin-Cocain*. Dagegen wurden die Novocainkrämpfe durch Natriumnitrit, Nitroglycerin und Adonidin herabgesetzt.

Parasympathisch erregende Gifte.

Unter den verschiedenen, das parasympathische Nervensystem erregenden Substanzen standen bei Beginn meiner Kombinationsarbeiten *Pilocarpin* und *Physostigmin* im Vordergrunde des Interesses. *Muscarin* war schwer und nicht rein erhältlich, *Cholin* wurde wenig verwendet und die heute unter diesen Körpern wichtigste Substanz, das *Acetylcholin*, gar nicht. *Pilocarpin* und *Physostigmin* schienen aber mit Bezug auf meinen Kombinationssatz besonders interessant. Über ihre Angriffspunkte stritt man sich zwar und streitet sich heute noch, aber die Verschiedenheit ihrer Wirkungsweise war durch die Arbeiten Loewys erwiesen: Pilocarpin erregt direkt und Physostigmin steigert die Erregbarkeit. Aus dieser stark abweichenden Art, in der sie die parasympathische Versorgung der Organe beeinflussen, schien mir der verschiedene Angriffspunkt beider Alkaloide hervorzugehen. Immerhin ist zu sagen, daß die Verhältnisse nicht so klar liegen wie etwa bei sympathisch erregenden und parasympathisch lähmenden Giften.

Moldowskaja hat mit *Physostigmin* und *Pilocarpin* sowie mit ihrer Kombination Versuche am überlebenden Darm nach der Magnusschen Methode vorgenommen. Die Bewegungen des Kaninchendarmes wurden also in Ringer-Lösung bei Sauerstoffzufuhr kontrolliert. Auch hier wurden zunächst die minimal erregenden Dosen (Konzentrationen) für jedes einzelne Gift und hernach für die Kombination festgestellt. Die Resultate Moldowskajas waren nicht durchaus eindeutige. Wenn sie die minimal erregenden Dosen für Physostigmin und Pilocarpin halbierte und hernach in Kombination verwendete, erhielt sie höchstens einen Additionseffekt, häufig aber auch eine direkte Abschwächung des Additionsergebnisses. Wenn sie aber mit den Dosen noch weiter herunterging, so wurde das Gemisch außerordentlich wirksam. Sie erhielt also mit stark unterschwelligen Dosen ganz hohe Potenzierungen des Gesamteffektes. Die Steigerungen waren geradezu enorme. An einer großen Zahl von Versuchen konnte sie zeigen, daß z. B. $^5/_{100}$ mg Pilocarpin + $^5/_{10\,000}$ mg Physostigmin der Nährflüssigkeit zugesetzt, deutliche Tonusvermehrungen ergaben. Physostigmin allein gegeben wirkt aber nur in Dosen von $^1/_{10}$ mg, Pilocarpin in etwas höheren. Die Kombination $^1/_4$ Pi + $^1/_{20}$ Ph (Pi und Ph = minimal erregende Dosen der beiden Alkaloide) war also noch wirksam. In einigen Versuchen zeigten aber auch noch bedeutend kleinere kombinierte Mengen Kombinationseffekte.

Ich habe die scheinbar widerstreitenden Ergebnisse bei Verwendung großer und kleiner Mengen aus einer *Hemmungs*wirkung, die bei einem Zuviel entsteht, zu erklären gesucht (s. später Abb. 13).

STORM VAN LEEUWEN hat diese Versuche an sich nicht beanstandet, wohl aber angenommen, daß bei dieser Kombination die Potenzierung auf einer Nachwirkung des Pilocarpins beruhe. Auch wenn man das Pilocarpin aus der Nährflüssigkeit entferne, wirkte es noch. Er verglich das mit den Verhältnissen, die er bei der Lobelin-Nicotinkombination an Blutdruckversuchen beobachtet hat, und auf die ich später noch zu sprechen kommen werde. Da auch die von MOLDOWSKAJA verwendete Methode als ungeeignet für die Entscheidung der gestellten Frage angesehen wurde, habe ich sie weiter untersuchen lassen.

So gab HOLZER denn in einer folgenden Arbeit die beiden Alkaloide *intravenös*, nachdem er bei einem Kaninchen eine Darmschlinge vermittelst Klemme und Seidenfaden mit einem Schreibhebel in Verbindung gebracht hatte und die Darmbewegungen auf eine berußte Trommel aufzeichnen ließ. Er hat 198 Versuche mit dieser Methode ausgeführt. Bei intravenöser Injektion am lebenden Tier fand er Pilocarpin und Physostigmin bedeutend wirksamer als am isolierten Darm, und der *potenzierte Gesamteffekt war auch bei Verwendung der halben minimalerregenden Dosen klar zu sehen.* Die stärksten Wirkungen traten auf, wenn man mit der Dosis des einen Alkaloides wenig, mit der des anderen stark herunterging; doch konnte man auch beide gleichmäßig herabsetzen und erhielt dann immer noch potenzierte Wirkungen. Die Ergebnisse von MOLDOWSKAJA waren damit nicht nur bestätigt, sondern sogar zu bestimmteren gestaltet worden, und die Ansicht STORM VAN LEEUWENS hatte sich als irrig erwiesen. Verschiedene meiner Mitarbeiter, die weitere Kombinationen in ihrer Wirkung auf den isolierten Darm untersuchten, haben auch die Pilocarpin-Physostigminexperimente MOLDOWSKAJAS nochmals nachgeprüft und immer als zu Recht bestehend gefunden. Auch der Einwand FÜHNERS, daß bei den Versuchen MOLDOWSKAJAS die erste Substanz noch da war und nachwirkte, wenn die zweite zugesetzt wurde, fiel nach den HOLZERschen Experimenten dahin.

BRAGA untersuchte den Einfluß von *Physostigmin* und *Pilocarpin* auf den Mechanismus der *Bariumchlorid*wirkung und konstatierte, daß durch beide Alkaloide, wenn man durch sie den vagalen Tonus und die Erregbarkeit des nervösen Systems im Darm vermehre, die Aktion des Bariumchlorides intensiver werde. Die Arbeit steht allerdings nur in einem loseren Zusammenhang mit den andern.

AMAKAWA stellte dann die Wirkung der *Pilocarpin-Physostigminkombination* auf die *Speichelsekretion* fest. Der Schwellenwert des Effektes betrug für Pilocarpin bei parenteraler Einfuhr 1 ccm einer Lösung von 1:10000, für Physostigmin bei 1 ccm von 1:200, wobei aber das

Tier unter Krämpfen zugrunde ging. Die Wirkung der Kombination erwies sich als außerordentlich potenziert; sowohl bei Zusatz einer ganz unwirksamen Physostigminmenge (1 ccm von 1:20000) zu der minimalerregenden Pilocarpinmenge, als auch bei Hinzufügen dieser geringen Quantität Physostigmin zu unterschwelligen Pilocarpindosen.

An dieser Stelle möchte ich einfügen, daß nach FÜHNER und MINZ *Acetylcholin* stärker wirkt, wenn der Blutegelmuskel vorher mit *Physostigmin* behandelt wurde. *Acetylcholin* setzt aber sicher an anderer Stelle ein als *Physostigmin,* da es nach den berühmten Arbeiten DALEs als das normale Erregungsmittel des parasympathischen Nervensystems angesehen werden darf und direkt auf die zugehörigen Muskeln wirkt. Physostigmin hat allerdings außerdem noch die Eigenschaft, den zerstörenden Einfluß der *Esterase* auf das Acetylcholin zu verhindern. Es wirkt aber auch synergistisch auf die Muskelkontraktion (s. FREUD und UYLDERT). KRYLOW fand allerdings im Gegensatz zu eigenen, unveröffentlichten Versuchen (s. auch meine Bemerkungen über die mydriatische Wirkung von Cocain-Atropin usw.), daß die Kombinationen von *Eserin, Pilocarpin* und *Arecolin* den Sphincter iridis nicht potenziert erregen, wohl aber entfalteten Zusätze von Barium- und Kaliumsalzen durch Erhöhung der Diffusion eine wirkungssteigernde Kraft auf die miotischen Effekte der genannten Alkaloide. Im allgemeinen kann man indessen wohl mit Bestimmtheit behaupten, daß Physostigmin-Pilocarpin und Physostigmin-Acetylcholin potenzierte Eigenschaften haben und die letztere Kombination nicht nur wegen der die Esterase zerstörenden Kraft.

Die parasympathisch lähmenden Gifte.

Die Tropeine, *Atropin, Hyoscyamin* und *Scopolamin* sowie die aus ihnen hergestellten Derivate haben peripher prinzipiell die gleiche, nur im Stärkegrade verschiedene Wirkung, die im wesentlichen auf einer Lähmung der Endigungen des parasympathischen Nervensystemes beruht. MITA untersuchte an meinem Institute die drei Alkaloide sowohl einzeln als in Kombination in ihrer Wirkung auf den *isolierten Darm* und auf das nach der STRAUBschen Methode isolierte *Froschherz.* Die Wirkungen der Kombinationen waren rein additiver Natur. Die klarsten Resultate ergab die Kombination *Atropin-Scopolamin.* Die lähmende Eigenschaft der Tropeine und der Tropeinkombinationen auf den *Constrictor iridis* (Mydriase) und den *Musculus ciliaris* (Akkommodation) untersuchte u. a. FUJIMAKI. Die Kombinationen hatten rein additive Wirkungen.

Es war nun von Interesse, Substanzen zu kombinieren, die den gleichen Endeffekt erzeugen, aber vollkommen verschiedene Angriffspunkte (Wirkungsarten) besitzen, und das war auf diesem Gebiete leicht. *Sympathisch erregende und parasympathisch lähmende* Arzneien haben für viele

Erfolgsorgane dieselbe Wirkung. Das Auge schien uns für solche Untersuchungen zunächst das geeignetste Organ. Atropin erzeugt eine Mydriase durch Lähmung des parasympathisch versorgten Sphincter iridis, Cocain durch Erregung des sympathisch innervierten Dilatator pupillae. Nach Vorversuchen auf meinem Institute untersuchte NAITO auf der ophthalmologischen Klinik die pupillenerweiternde Wirkung der *Atropin-Cocain*kombination mit genauen Meßapparaten und fand ihren Gesamteffekt entgegen demjenigen der Kombination von Tropeinen unter sich deutlich potenziert. Dasselbe konstatierte JENTZER bei der Verwendung von *Ephedrin-Atropin*. Die Wirkungen wurden von ihm, wie früher von NAITO am Menschen, immer am selben Tier unter Benutzung beider Augen durchgeführt, so daß die individuellen Unterschiede ausgeschaltet waren. Die Konzentrationen der Flüssigkeiten durften selbstverständlich nicht zu hoch sein, da eine maximale Mydriase nicht noch überschritten werden kann.

Die Wirkungen von Ephedrin und Atropin auf den Darm waren antagonistischer Natur, in der Kombination überwog die erregende Eigenschaft des Atropins. Dieser Versuch fiel also aus der Reihe heraus. Ich habe dann noch eine Anzahl von Untersuchungen über die kombinierte Wirkung von *Atropin* und *Opium* auf den isolierten Darm ausführen lassen. MITROWITSCH verwendete hierzu Kombinationen von Atropin mit Opiumextrakt, Pantopon, Mecopon, Narkophin, Morphin, Codein, Heroin und Morphin. Die sehr sorgfältigen Experimente gaben keine einheitlichen Resultate, weil verschiedene Opiumpräparate, wie z. B. Pantopon, erregende Wirkungen hatten, die durch Atropin antagonistisch beeinflußt wurden. Lähmende Morphinkonzentrationen ergaben mit Atropin potenzierte Gesamteffekte.

Das Verhalten der Kombinationen von *spasmolytischen* Arzneien verdient besondere Aufmerksamkeit, da sie in der ärztlichen Praxis eine große Rolle spielen und wegen des oft ungenügenden Effektes der einzelnen Medikamente auch spielen müssen. Hier wären zuerst die gleichzeitigen Wirkungen von Tropeinen und sympathisch oder muskulär lähmenden Substanzen sowie von Schlafmitteln aus der Barbitursäurereihe zu besprechen. HANDOVSKY konstatierte, daß er mit der Mischung von $^3/_8$ der aktiven Dosis von *Papaverin* (muskuläre Wirkung) und $^1/_{64}$ derjenigen des *Eumydrins* (parasympathisch lähmend) eine sehr ausgesprochene Wirkungsverstärkung erhielt. Dasselbe Resultat bekam ZWEIG mit der *Atropin-Papaverin-Veronal*kombination. (Die spasmolytische Wirkung der Barbitursäurederivate ist nicht völlig aufgeklärt, teils ist sie zentralnarkotisch und die Spasmolyse daher indirekt, teils vasodilatatorisch krampflösend [?]. LÖHR konnte aber eine periphere, spasmolytische Wirkung dieser Stoffe auf die glatte Muskulatur feststellen, und GORDONOFF dasselbe am isolierten Darm und an der Gebärmutter, aber nur bei Verwendung großer Konzentrationen.) LÖHR sowie GORDONOFF zeigten, daß kleine Mengen von Barbitursäurederivaten potenzierend auf die Spasmolyse des Atropins, aber auch des Papaverins wirken. Einen noch stärkeren Einfluß konstatierte der letztere bei Verwendung von *Atropin-Papaverin-Veronal* (wie ZWEIG). Gleiche Resultate erhielt CARREL, der unter der Leitung von GORDONOFF arbeitete. Die Bedeutung meiner Regel tritt in all diesen Experimenten deutlich zutage (Abb. 5—13).

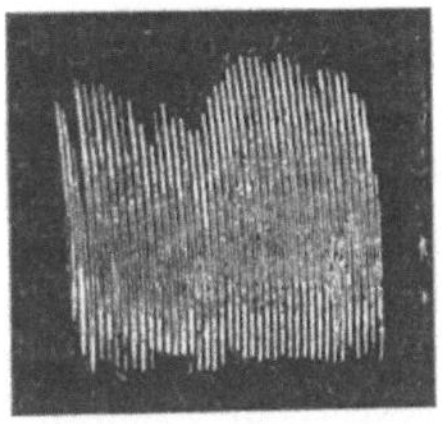

Abb. 5. Pavon 0,01.

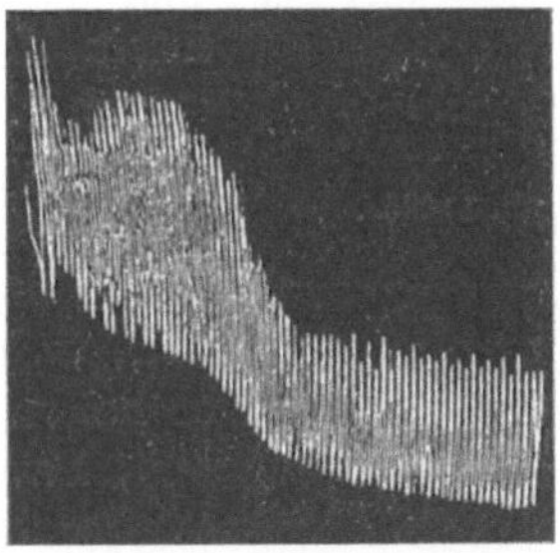

Abb. 6. Pavon 0,01, Atropin 0,01.

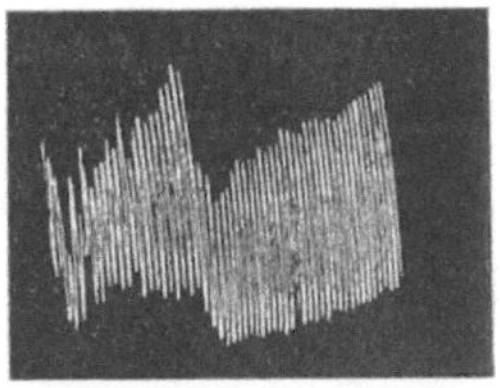

Abb. 7. Atropin 0,01 = 1 : 100 000.

Eingehende Untersuchungen über die spasmolytischen Eigenschaften des *Opiums*, seiner *Alkaloide* sowie der anderen spasmolytischen Stoffe haben auf meinem Institute LENZ und LUDWIG vorgenommen. Als geeignetes Messungsobjekt für negativ tonotrope Wirkungen erwies sich

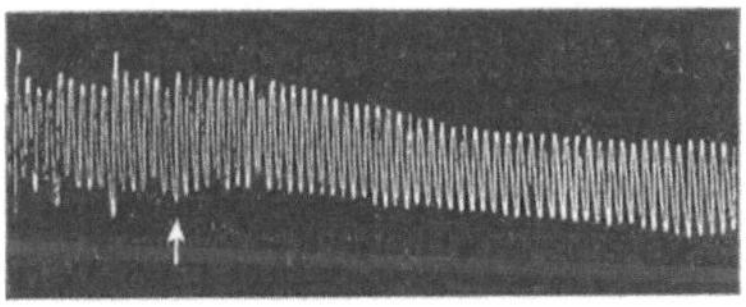

Abb. 8. Bei ↑ Morphin. hydrochl. 1 : 625.

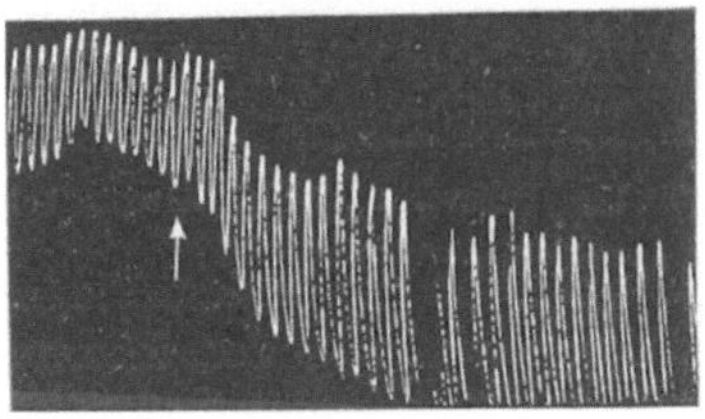

Abb. 9. Bei ↑ Morphin. hydrochl. 1 : 625 und Codein. phosph. 1 : 625.

ihnen der im maximalen Bariumkrampf gehaltene, überlebende Meerschweinchenuterus. Da sie die vergleichenden Untersuchungen stets an ein und demselben Organe vornehmen mußten, bestimmten sie für einen jeden Uterus zuerst den Papaverintext. Die mit anderen Substanzen erhaltenen Resultate wurden immer auf ihn bezogen. Es wurden zudem Versuche am überlebenden Kaninchendarm und am Meerschweinchenuterus in situ vorgenommen. Die Experimente hatten vor allem den Zweck, die Kraft der verschiedenen bekannten Spasmolytica zu vergleichen. Für unsere Darlegungen ist hierin von besonderem Interesse, daß die *Phenanthrene* des Opiums (Morphin und Codein) auch in hohen Konzentrationen keine lösende Kraft auf den Bariumkrampf ausübten, wohl aber *Papaverin* und *Narkotin*; letzteres war halb so stark wie

Papaverin. Im Opiumgemisch fanden Lenz und Ludwig einen starken Überschuß an spasmolytischer Kraft. Alle untersuchten Opiate wirkten 4—6mal stärker als nach ihrem Gehalt an Isochinolinderivaten zu erwarten war. Tinct. opii wirkte 4mal, Pantopon $2^1/_2$mal und Pavon 6mal stärker, als ihrem Isochinolingehalte entsprach. Die Ursache dieser Erscheinung eines echten Synergismus stellen sie als unbekannt hin. Von Interesse ist jedenfalls, daß sich die Ballaststoffe enthaltenden Präparate (Tinct. opii, Pavon und Mecopon) als stärker spasmolytisch erwiesen denn Pantopon. Doch dürfte eine „sensibilisierende“ Wirkung der an sich unwirksamen Phenanthrene auf die Isochinoline auch in Betracht zu ziehen sein.

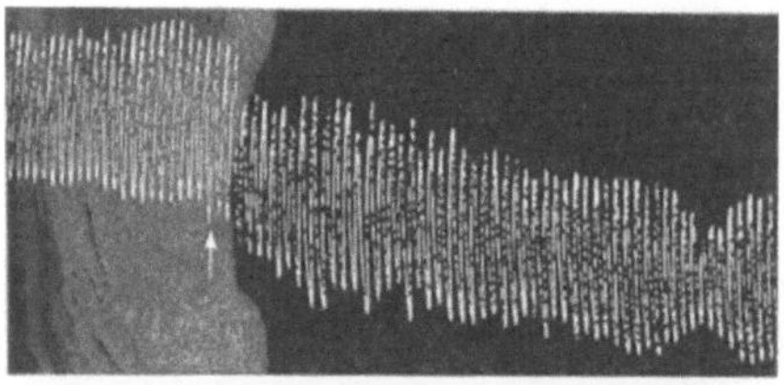

Abb. 10. Bei ↑ Codein. phosph. 1:625.

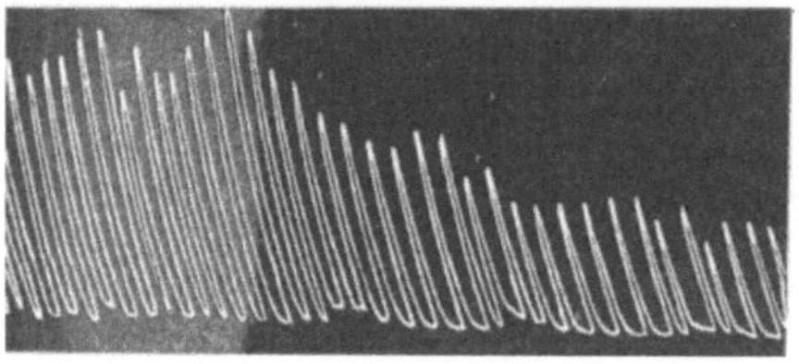

Abb. 11. Papaverin 1:10000.

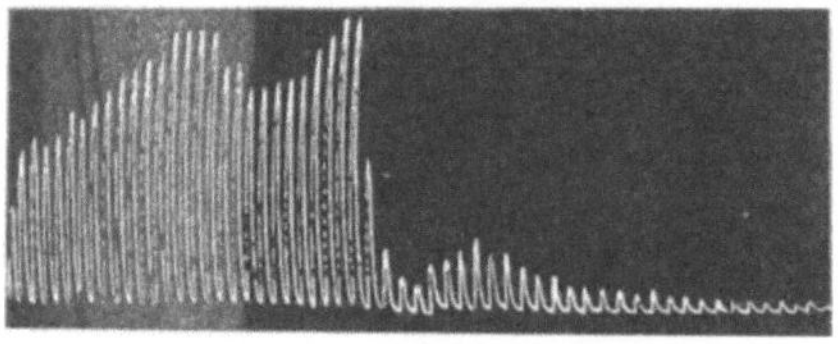

Abb. 12. Papaverin 1:10000, Atropin 1:100000.

Im Gegensatze zu diesen Untersuchungen steht die Angabe Gildenhorns, daß die Kombination von *Morphin* und *Codein* einen durch $BaCl_2$ erzeugten Spasmus lösen könne, jedes einzelne der beiden Alkaloide auch, und daß das Gemisch additive Wirkung habe. Die Versuche wurden am isolierten Uterus vorgenommen.

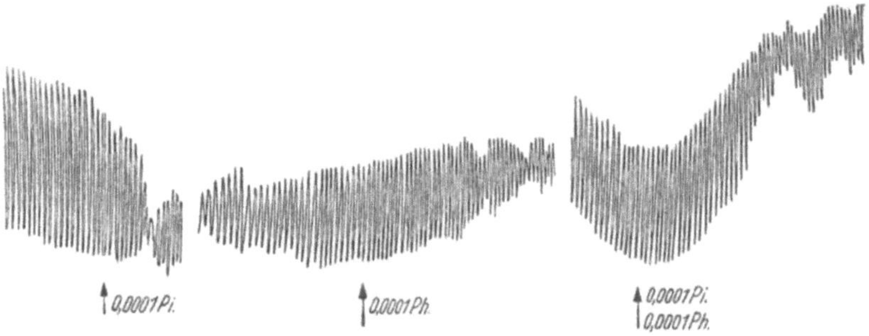

Abb. 13. Darmwirkungen von Pilocarpin + Physostigmin einzeln und in Kombination.

Dirner untersuchte die Wirkung von *Novatropin, Papaverin, Coffein* und *Ephedrin* auf die durch *Acetylcholin* in Krämpfe versetzte

Bronchialmuskulatur der überlebenden Froschlunge. Die genannten Antagonisten des Acetylcholines hatten bei Kombination unter sich potenzierte krampflösende Wirkungen, am meisten, wenn alle vier Mittel gleichzeitig oder nacheinander verwendet wurden.

Eine glücklich gewählte Kombination, bei der es nicht auf Addition oder Potenzierung ankommt, stellt das Mittel gegen die Seekrankheit, Vasano, dar, das l. Scopolamin und l. Hyoscyamin enthält, von denen das erstere auch zentral beruhigt (STARKENSTEIN).

Die Kombination Scopolamin-Atropin ist übrigens auch für die Darmberuhigung zweckmäßig, weil das erstere mehr auf die oberen, das zweite mehr auf die unteren Darmabschnitte einwirkt.

Darmwirkungen der Opiate.

Im allgemeinen schreibt man dem *Opium* eine stärker stopfende Wirkung auf den Darm zu als der in ihm enthaltenen Morphiummenge. Man dachte dabei früher an seinen Gehalt an indifferenten Bestandteilen, die kolloidal gelöst oder auch nur grob suspendiert die Resorption der Alkaloide hindern und ihre Wirkung auf die Peristaltik damit längerdauernd und kräftiger gestalten sollten. Diese an sich recht wichtige Auffassung ist experimentell oft untersucht worden. W. SPITZER kam zu dem Schluß, daß das Opium, subcutan verabreicht, nur in dem Maße wirke, als es Morphin enthält. Im Gegensatze zu ihm fanden MAGNUS, PADTBERG, HESSE und NEUKIRCH (Pantopon) sowie ZEHBE das Opium stärker stopfend. PADTBERG untersuchte wie MAGNUS die Wirkung von Opium und Morphin bei Koloquintendurchfällen.

UHLMANN führt aus, daß das Opium den krankhaft arbeitenden Darm durch kleinere Dosen erschlaffe, seltener Erbrechen auftreten lassen und fast nie zu Continentia urinae (spastisches Symptom des Morphiums) führe. Er fand aber, daß Opium und Morphin im Prinzip gleich wirken und daß die Unterschiede nur durch die Wahl der Dosen bedingt seien, die infolge der komplizierten Innervation des Darmes lähmend, erregend und wiederum irreversibel lähmend wirkten. Opium sei namentlich bei Krampfzuständen, Morphin, das selber Krämpfe verursachen könne, gegen Schmerzen zu verwenden. Der Grund, warum das reine Opium in seiner krampflösenden und stopfenden Eigenschaft von keinem Opiat des Handels erreicht werde, liege daran, daß es nur 11% Morphin enthalte, während die Vollpräparate (Pantopon) 50% des Alkaloides in sich schließen. Opium zeigt auch nach den von ihm erwähnten SCHWENTERschen Versuchen die pylorospastische Wirkung bei peroraler Zufuhr gar nicht, bei subcutaner kaum. UHLMANN fand das auch einen Teil der Ballaststoffe enthaltende Pavon stärker stopfend als das Pantopon. (Siehe zu diesen Fragen auch die Arbeit von STIERLIN und SCHAPIRO über die Wirkung von Morphium, Opium und Pantopon auf die Bewegungen des Verdauungstractus des Menschen. Die Autoren haben unter anderem den Verschluß des inneren Analringes als wesentliche Ursache der Stopfwirkung von Opiaten erkannt.) SCHWENTER, der an der Katze mit dem Röntgenblitzlichtverfahren arbeitete und neben Morphin, Pantopon und morphinfreiem Pantopon auch Opium verabreichte, achtete fast nur auf die Frage, ob der Darm selbst gelähmt werde oder die Verstopfung lediglich auf Pylorus- und Rectumschluß zurückzuführen sei. Dagegen existiert eine sehr umfangreiche, in den Arbeiten von UHLMANN und ABELIN bis ins Kleinste wiedergegebene Literatur über die stopfenden Eigenschaften der einzelnen Opiumalkaloide. PAL und POPPER teilten diese Substanzen auch mit Bezug auf ihre Wirkung auf die Darmmuskulatur in die *Isochinolin-* und *Phenanthrenreihe* ein, und sie behaupten, daß den letzteren eine den Darm erregende, den ersteren eine darmlähmende Eigenschaft zukomme. Über diese Frage gaben dann einesteils die Arbeiten von UHLMANN, von UHLMANN und ABELIN sowie von TRENDELENBURG Aufschluß. Alle diese Arbeiten gehen aber zunächst von der Grundfrage aus, ob das Opium stärker stopfend wirke als das Morphin. POPPER sowie POPPER und FRÄNKEL experimentierten am isolierten Darm nach der MAGNUSschen Methode. Zu ihren schon angegebenen Befunden ist noch hinzuzufügen, daß Morphium die Längs- und Ringmuskeln, Opium dagegen nur die Ringmuskeln errege und tonusherabsetzend und hemmend auf die Pendelbewegungen wirke (s. auch PAL). ABELIN und UHLMANN arbeiteten am überlebenden, isolierten Darme nach MAGNUS, ferner bei gleichzeitiger Registrierung von Ring- und Längsmuskulatur (UHLMANN), am Darm in situ nach TRENDELENBURG und nach GAYDA-TRENDELENBURG, und am lebenden Tier nach der Methode UHLMANN-ABELIN. Sie kamen zu dem Ergebnis, daß die *Opiumpräparate* in kleinen Dosen die Peristaltik lähmen, in großen Dosen erregen und in ganz großen zunächst maximal erregen, dann lähmen. Die Pendelbewegungen konnten nur am isolierten Darm mit großen Dosen beeinflußt werden, und zwar ebenso wie der Längsmuskeltonus immer im Sinne einer Lähmung. Die Ringmuskulatur wurde analog mit der Peristaltik schon durch ganz kleine Dosen erregt. Sie ist viel empfindlicher als die Längsmuskulatur, und das war wohl der Grund für die Annahme, die Ringmuskeln würden durch Opium erregt, die Längsmuskeln gelähmt. Einzelne Dosen hatten beide Wirkungen zugleich. *Pavon* erwies sich am wirksamsten und hatte mit Bezug auf die Peristaltiklähmung auch die größte therapeutische Breite, wahrscheinlich wegen seines geringen Morphingehaltes, seiner Nebenalkaloide und der indifferenten Stoffe. Meerschweinchen waren weniger empfindlich als Kaninchen, reagierten aber prinzipiell gleich.

TRENDELENBURG hat in seinen Versuchen über die Dünndarmperistaltik die von PAL und POPPER behauptete Verschiedenheit der Wirkung von Isochinolinen und Phenanthinen nicht bestätigen können. Von den Isochinolinen wirkte einzig das Narkotin nicht lähmend. Auch

Morphin, Codein und Thebain zeigten einen lähmenden Effekt. In Kombinationsversuchen fand er die gemeinsamen Effekte aller Opiumalkaloide (auch von Narkotin-Morphin) rein additiv. Die starke Opiumwirkung hängt namentlich vom Morphin, das quantitativ am meisten ausmacht, ab; die additive Wirkung der Nebenalkaloide scheint nebensächlich. Aus den besprochenen Arbeiten ist zu entnehmen, erstens, daß nach den methodisch zuverlässigsten und gründlichsten Arbeiten von ABELIN und UHLMANN, die am isolierten Darm und am Darm des lebenden Tieres arbeiteten, die Opiumalkaloide alle prinzipiell gleich wirken (teilweise Bestätigung durch die vorzügliche, aber auf die Verhältnisse am isolierten Darm beschränkte Arbeit TRENDELENBURGS), zweitens, daß die Opiumalkaloide sich bei Kombination additiv verhalten, also keine Potenzierungen durch vereinigte Wirkung von Isochinolinen und Phenanthrenen entstehen, drittens daß das Opium stärker stopft als das Morphin, und zwar wahrscheinlich doch wegen seines Gehaltes an indifferenten Bestandteilen, ganz nach der Auffassung der früheren Ärzte. Die Kombinationswirkung der Alkaloide entspricht nach diesen Arbeiten durchaus meiner Regel, denn Isochinoline und Phenanthrene haben ja die genau gleiche Wirkung auf den Darm. Mitten in diese Arbeiten fiel dann die Mitteilung TAKAHASHIS, daß die Kombination von *Morphium* und *Codein*, hauptsächlich bei Katzen, bei denen er durch Verabreichung von Koloquinten Durchfall erzeugt hatte, eine potenzierte Wirkung entfalte. HESSE und NEUKIRCH konnten allerdings diese Beobachtung an Katzen, die an Milchdurchfall litten, nicht bestätigen, und sie erhielten auch bei normalen Katzen mit der genannten Kombination keine konstanten Resultate, und MEISSNER bestritt ihre Richtigkeit kurzweg. Aber die Angabe TAKAHASHIS, die aus dem Institut eines meisterhaften Experimentators, wie MAGNUS es war, stammte, wurde von den Gegnern meiner Kombinationslehre mit einem Enthusiasmus aufgenommen, den man nur verstehen kann, wenn man die komische Gehässigkeit, die damals so oft und so maßlos in den Angriffen gegen die Gültigkeit meiner Regel zutage trat, miterlebt hat; und freilich mußte man bekennen, daß das Ergebnis der TAKAHASHIschen Arbeit nicht nur eine einfache, sondern eine ganz bedenkliche Ausnahme meines Kombinationssatzes bedeutet hätte. Daß Arzneien mit verschiedenem Angriffspunkt bei gleichzeitiger Einfuhr nicht immer einen Potenzierungseffekt ergeben, war für meinen Satz tragbar, aber daß sich Arzneien mit unzweifelhaft gleichem Angriffspunkte und zudem sogar Morphin und Methylmorphin, die sich auch chemisch so nahe stehen, in ihrer Darmwirkung potenzierten, stellte schon eine beinahe vernichtende Ausnahme dar. Daher auch die unverhohlene Freude bei gewissen Autoren. GORDONOFF und KATO und KOKAN haben daher die *Morphin-Codein*kombination in ihrer Wirkung auf den Magen-Darmkanal an Hunden mit der CANNONschen Röntgenmethode, an Bauchfensterkaninchen und am isolierten Darm nach der

TRENDELENBURGschen Methcde nachgeprüft. An Katzen mit Koloquintendurchfall arbeiteten sie nicht, weil es bei so vorbehandelten Tieren für eine stopfende Wirkung nur ganz außerordentlich kleiner Mengen Opiat bedarf, und weil sie es mit Recht für fehlerhaft ansahen, daß auf die potenzierte Darmlähmung von TAKAHASHI nur geschlossen worden war, weil die Tiere durch die stärkere Retention der Koloquinten bei Morphin-Codeingebrauch rascher zugrunde gegangen waren. Die Untersuchungen von GORDONOFF und KATO und KOKAN bewiesen ohne jede Einschränkung, daß die Kombinationswirkung von Morphin + Codein eine glatt additive ist. KOKAN fand auch die Wirkung auf den Pylorus additiv. Die Versuche mit der CANNONschen Methode wurden alsdann noch von MAYEDA nachgeprüft und das genau gleiche Resultat erhalten. Die vergleichenden Versuche geschahen immer am gleichen Tier. Sie stimmen alle mit den TRENDELENBURGschen Resultaten überein. GILDENHORN hat dann noch die spasmolytische Wirkung der Morphium-Codeinkombination auf den mit Barium zur Kontraktion gebrachten Darm geprüft und klare Addition der Einzeleffekte erhalten. Die Arbeit von TAKAHASHI war damit gründlich widerlegt.

Abführmittel.

Im Medikamentenhandel gibt es wohl mehr Kombinationen von Abführmitteln als von irgendeiner anderen Arzneimittelgruppe, teils weil die darmentleerenden Substanzen beim Publikum sehr beliebt sind und wenig hindernde Bestimmungen für ihren freien Verkauf bestehen, teils auch weil die außergewöhnlich große Zahl der in Betracht fallenden Drogen fast unbegrenzte Möglichkeiten für die Herstellung verschiedener Mischungen bietet. Wenn wir aber auch gerade auf diesem Gebiete verschiedene Arzneimittelgruppen mit unzweifelhaft verschiedenen pharmakologischen Angriffspunkten besitzen, so sind die Kombinationen experimentell doch recht wenig untersucht worden. Klinische Beobachtungen führen kaum zu einem Ziel. Wie soll man z. B. bei gleichzeitiger Verwendung eines Drasticums, eines fetten Öles oder eines salinischen Mittels mit einem Anthracenderivat feststellen, ob der in den meisten Fällen doch recht kräftige Effekt additiv oder überadditiv gewesen sei? Das gleiche gilt für Versuche am intakten Tier mit Hilfe einer Kontrastmahlzeit oder am Bauchfenstertier, das wenigstens noch einen intakten Darm hat. Die Drastica (Jalape, Gummigutt, Podophyllin, Koloquinten) entfalten ihre Wirkung schon vom Dünndarm, ja eigentlich vom Magen an, und ob dann die Förderer der Dickdarmperistaltik, die Anthracene, noch eingreifen oder nicht, kann bei dem kräftigen Effekt der ersteren keine wesentliche Rolle spielen. Gleiches wäre mit Bezug auf die Wirkung einer Kombination von Mittelsalzen und Anthracenen zu sagen. Höchstens könnte die Kombination von mehr physikalisch wirkenden Substanzen, wie Agar-agar oder wie Paraffinum liquidum mit anderen

Abführmitteln einige Aussicht auf klinische oder experimentelle Beurteilung des Gesamteffektes abgeben. Am isolierten Darme zu arbeiten ist für diese Frage wiederum aussichtsarm, da die verschiedenen Abführmittel nicht an demselben Darmabschnitt ansetzen (MEISSNER). Zum mindesten hätten solche Untersuchungen für die therapeutischen Zwecke keine Bedeutung. Ich möchte daher nur sagen, daß Kombinationen von Agarpräparaten und ähnlich wirkenden Stoffen mit Drastica oder Anthracenen sehr beliebt sind, weil die Kombination eine sicherere Wirkung garantiert, und ebenso die Mischungen der Drastica mit den Anthracenen. Ich habe mich aus all den genannten Gründen daher vorderhand experimentell nur mit Kombinationen von gleichartig wirkenden Abführmitteln abgegeben, um zu sehen, ob hier wenigstens der erste Teil meines Satzes, der Additionseffekte für solche Mischungen postuliert, zu recht bestehe. Die Arbeiten von SUGIMOTO und von FUJI sind von GORDONOFF zusammengefaßt und erweitert worden. MAGNUS und seine Schüler hatten zuerst festgestellt, daß die *Anthrachinone* speziell die Peristaltik des Colons anregen, und LENZ ist es dann auf meinem Institute gelungen, den Angriffspunkt und den Wirkungsmechanismus dieser Stoffe klarer zu erfassen. Die Anthrachinone wirken auf die Schleimhaut des Dickdarms, und dessen motorische Erregung stellt eine reflektorische Abwehr auf den Reiz der Mucosa dar. LENZ konnte ferner zeigen, daß diese Substanzen auch bei subcutaner Applikation gleich wirken, weil sie in diesem Falle durch die Galle wieder in den Darm gelangen. Kombinationen dieser Gruppe wurden von meinen schon erwähnten Mitarbeitern am isolierten Darm nach der MAGNUSschen Methode und mit dem CANNONschen Röntgendurchleuchtungsverfahren am Schirm untersucht. Die Kurven, die mit der erstgenannten Methode erhalten wurden, sind in der Arbeit von GORDONOFF wiedergegeben. Auf Einzelheiten soll hier nicht eingegangen werden. Die Kombinationswirkungen der teils die Darmperistaltik erregenden, teils lähmenden Substanzen (Extr. rhei, Extr. casc. sagradae, Sennatin) gingen nicht über den Rahmen einer Addition hinaus. Rhabarber hob die erregende Sennatinwirkung auf. Die Röntgenschirmversuche wurden an Katzen, die einen Kontrastbrei (Citobarium-Merck) erhalten hatten, durchgeführt. Es wurde zunächst die wirksame Dosis zweier Abführmittel einzeln festgestellt und hernach wurden dem gleichen Tiere die Hälften der beiden wirksamen Mengen gegeben. So wurden auch die individuellen Unterschiede ausgeschaltet. Folgende zwei Kombinationen wurden geprüft: *Anthrapurpurin* + *Peristaltin*, *Istizin* und *Anthrapurpurin*. Wenn A wie B die abführenden Dosen der einzelnen Substanzen waren, wirkten $^1/_2\,A + {}^1/_2\,B$ genau gleichstark. Es war also eine einfache Addition eingetreten. FUJI hat ferner am isolierten Darm Kombinationen von salinischen Abführmitteln (Natriumsulfat und -phosphat), fetten Ölen (Oleum ricini und Oleum crotonis) von Anthracenderivaten (Sennatin, Rheum und Cascara sagrada) und von Drastica (Extr. colocynthidis und Gummi Gutt) auf ihre Wirkungen untersucht. Natriumsulfat und -phosphat wirkten in kleinen Konzentationen schwach erregend, in größeren lähmend. Oleum ricini lähmte, Oleum crotonis erregte den Darm. Sennatin erwies sich als schwach erregend, Extract. rhei und Cascarae sagradae als lähmend, Extract. colocynthidis und Gummi Gutt erregten in kleinen und lähmten in großen Dosen. Trotz einer unvermeidlichen, aber geringen Inkonstanz in der Wirkung und trotzdem gelegentlich lähmende und erregende Dosen miteinander kombiniert werden mußten, gingen die Gesamteffekte im allgemeinen nicht über den Rahmen einer Addition hinaus. Weitere Untersuchungen über dieses Gebiet sind auf meinem Institute nicht gemacht worden und mir auch sonst nicht bekannt. Ich kann daher nur schließen, daß die abführenden Substanzen gleichartig wirkender Gruppen unter sich kombiniert ein Additionsergebnis liefern. Glieder ungleichartig wirkender Abführmittel gemischt zu verabreichen hat in vielen Fällen unzweifelhafte Vorteile, doch kann das auch nur auf einer gegenseitigen Unterstützung durch den Einfluß auf verschiedene Darmteile, auf Wasserretention mit vermehrter Peristaltik, auf Nachhilfe bei rein mechanischer Wirkung durch pharmakologische Effekte beruhen und braucht nicht mit dem Namen Potenzierung bezeichnet zu werden. Das pharmakologische Geschehen wurde für diese Kombinationen noch nicht quantitativ erfaßt, und die Potenzierung der Effekte kann nur nach klinischen Erfahrungen als wahrscheinlich bezeichnet werden.

Diuretica.

Schlosser hat bei mir als erster die Kombinationswirkungen von diuretischen Arzneien am Kaninchen untersucht, und seine Resultate sind bis zum heutigen Tage ohne Widerspruch geblieben. Die Methode war eine sehr einfache. Er verwendete als Versuchstiere männliche Kaninchen, denen er den Urin, nachdem sie 24 Stunden lang ohne Nahrung geblieben waren, mit einem weichen Nelaton-Katheter entnahm. Von da an wurden die stündlichen Urinmengen gemessen und das zu untersuchende Medikament am Anfang der zweiten oder dritten Stunde in die Ohrvene eingespritzt. Kontrollversuche wurden durch Injektion von physiologischer Kochsalzlösung vorgenommen. Auch bei diesen Versuchsreihen wurde zuerst die minimal-wirksame Menge ermittelt. Vorteilhaft war, daß gewöhnlich an ein- und demselben Tiere gearbeitet werden konnte, da Gewöhnung nicht wie bei narkotischen Arzneien zu befürchten stand. Wir fanden aus dem Mittel von zahlreichen Experimenten, daß diese minimal-diuretische Menge pro Kilogramm Kaninchen etwa 0,1 $MgSO_4$ und etwa 0,01 Coffein. natr. salic. beträgt. Es handelte sich aber wirklich um minimal-aktive Dosen, die die stündliche Urinmenge nur noch von etwa 3,0 und 4,5 ccm auf 6,5 und 7,5 ccm pro Stunde herauftrieben, und zwar nur 1 Stunde lang; gleich nachher sank sie wieder.

Hingegen steigerten:

0,1	Mg. sulf.	+ 0,01	Coff. n. s.	die stündliche	Urinmenge	von	3	auf	14	ccm
0,1	„ „	+ 0,003	„ „ „	„	„	„	4	„	24	ccm
0,08	„ „	+ 0,004	„ „ „	„	„	„	1,5	„	21	ccm
					oder	„	0,5	„	13	ccm
0,08	„ „	+ 0,003	„ „ „	„	Urinmenge	„	8,5	„	18,5	ccm
0,05	„ „	+ 0,005	„ „ „	„	„	„	2,0	„	9,0	ccm

Im Gegensatze zu diesen Ergebnissen, bei denen unterminimale Dosen stark wirksam wurden, also eine *Potenzierung* eingetreten war, erhielt SCHLOSSER bei der Kombination von *Coffein-natr. salic.* und *Theophyllin-natr. acet. glatte Additionswerte.* Wenn wir diese Resultate mathematisch wiedergeben, so würde z. B. eine bestimmte Menge Magnesiumsalz, die wir M nennen wollen, eine Diurese von m Kubikzentimetern, eine bestimmte Menge von Coffeinsalz, die wir mit C bezeichnen, eine von c Kubikzentimetern ergeben. $\frac{1}{2}M + \frac{1}{2}C$ gemeinsam gegeben rufen aber nicht eine Diurese von $\frac{m+c}{2}$, sondern eine viel bedeutendere hervor. Dagegen wäre bei der Diurese von Coffein + Theocinsalz die Kombinationswirkung gleichermaßen ausgedrückt ziemlich genau $\frac{c+th}{2}$. Selbstverständlicherweise sind die Zahlengrößen an sich bei den verschiedenen, verwendeten Tieren nicht immer direkt vergleichbar, da das für die Diurese verfügbare Körperwasser von Tier zu Tier stark variieren kann. SCHLOSSER verglich aber, wie erwähnt, fast immer am gleichen Tier. Aus diesen Versuchen ging zunächst nur hervor, daß die Kombination eines Mittels der Methylxanthinreihe mit einem Diureticum der Salzreihe potenzierten diuretischen Effekt zeigt, während die Kombination von zwei Mitteln der Methylxanthinreihe in ihrer Wirkung nicht über den berechneten Additionswert hinausgeht. SCHLOSSER hat außerdem Na_2SO_4 mit Coffein kombiniert. Na_2SO_4 hatte den Vorteil vor $MgSO_4$, auch in größeren Dosen injiziert keine Lähmungen zu verursachen. Auch bei dieser Kombination erzielte er einen stark überadditiven Effekt. Die mit ihr erhaltenen Ergebnisse waren durchschnittlich noch ausgeprägter als die oben wiedergegebenen, und sie wurden bald nachher durch klinische Untersuchungen von H. STRAUSS bestätigt. Daß *salinische* und *spezifische* (Methylxanthine) Diuretica verschiedene pharmakologische Angriffspunkte besitzen, kann als feststehend gelten. Für die salinischen nimmt man im allgemeinen eine Verminderung der Rückresorption des Wassers in den Nierenkanälchen, für die Methylxanthine dagegen entweder eine spezifische Erregung des Nierenparenchyms (v. SCHROEDER, GOTTLIEB und MAGNUS), eine Verbesserung der Zirkulation (LÖWY), eventuell auch eine Dehydratation der Eiweißkörper des Blutes (ELLINGER), eine Permeabilitätssteigerung (FRÖHLICH und ZACK) oder eine Mobilisation des Kochsalzes in den Geweben (ASHER) an. Es ist ebenso charakteristisch, daß sich die Methylxanthine, als Diuretica kombiniert, rein additiv verhalten, wie daß sie kombiniert mit salinischen Diuretica potenzierte Effekte ergeben. SH. NOGAKI sowie M. OLLOZ haben bei mir *Coffein*, *Theobromin* und *Theocin* mit der gleichen Methode, unter sich kombiniert, auf ihre diuretische Wirkung untersucht und durchgehend additive Werte gefunden. FRÄNKEL hat in seiner bekannten Arbeit über die *Cannabis indica* ihre diuretische Eigenschaft, die den Haschischessern und -rauchern längst vertraut war, erwähnt, TOBLER hat sie auf meinem Institute bewiesen und in der Hauptsache auf den Gehalt der Droge an dem durch FRÄNKEL entdeckten ätherischen Öl, Cannabinol, zurückgeführt. Der Angriffspunkt ist nicht bekannt, doch dürfte es sich um eine Substanz handeln, die wie die anderen aromatischen Öle das Nierenparenchym reizt, also zu der Gruppe der *Diuretica acria* zu rechnen ist. Ihre Kombination mit *Methylxanthinen* hat, wie ich in zahlreichen Versuchen nachweisen konnte, potenzierten Effekt, gliedert sich also ebenfalls in meine Regel ein, und dasselbe läßt sich von den Kombinationen der *Quecksilbersalze* mit *Methylxanthinen* sagen, die ich ebenfalls untersucht habe. Das Quecksilber verursacht, wie aus den auf meinem Laboratorium von BELENKY gemachten Ermittlungen und aus den Arbeiten FLECKSEDERs hervorgeht, eine ziemlich reine Wasserdiurese; die Methylxanthine dagegen eine Wasser-Salzdiurese. FLECKSEDER sucht die eigentliche Wirkung in einem Zurückhalten des Lösungswassers im Darm. Diese Auffassung dürfte nach den mit Salyrgan und Novasurol gewonnenen Erfahrungen freilich unrichtig sein. Jedenfalls ist aber die diuretische Wirkung von der der Methylxanthine verschieden. Wenn auch auf dem Gebiete der Diureticakombinationen noch vieles zu ergänzen übrig bleibt, und wegen des unsicheren Erfolges mit allen diuretischen Arzneien in der ärztlichen Praxis ein genaueres Studium dieses Gebietes aussichtsreich erscheint, dürfte doch aus den Arbeiten meines Institutes schon jetzt mit Sicherheit abgeleitet werden, daß Kombinationen der Methylxanthine mit andersartigen Diuretica besonders wirksam sind, und daß bei Verwendung mittlerer (therapeutischer) Dosen regelmäßig potenzierte Effekte entstehen, wenn man Glieder aus verschiedenen Gruppen gemeinsam gibt. Andererseits ist aber — und das scheint mir ebenso wichtig — von diuretischen Arzneien der gleichen Gruppe ein glatter Additionseffekt zu erwarten. Wir haben das allerdings nur für die Methylxanthine ermittelt, aber in einer früheren Arbeit hatten FIHLENE und RUSCHHAUPT das auch für die *diuretischen Salze* dargetan.

Herzmittel.

Die Untersuchung von Herzmittelkombinationen stößt in den meisten Fällen auf große, beinahe unüberwindliche Schwierigkeiten. Wir kennen hier wohl eine ganze Anzahl von charakteristischen, in ihrer Wirkung auf das Herz streng unterschiedenen Gruppen, und eine jede dieser Gruppen ist meist durch eine beträchtliche Zahl von gleichwirkenden

Gliedern vertreten. So könnte es bei oberflächlicher Betrachtung leicht scheinen, Mittel von gleichen und ungleichen Angriffspunkten unter sich zu kombinieren und den Gesamteffekt zu messen. Die Wirkungen der einzelnen Gruppen weichen aber gar zu sehr voneinander ab. Es ist z. B. unmöglich, die bekannten Effekte der Digitaliskörper und der Methylxanthine irgendwie zur Deckung zu bringen. Sie haben, wie ich mich auszudrücken pflege, nicht den gleichen Endeffekt. Die Digitalis erhöht das Schlagvolumen sowie die gesamte Arbeitsleistung des Herzens und führt über den Umweg der Blutzügler zu Vagusreizung

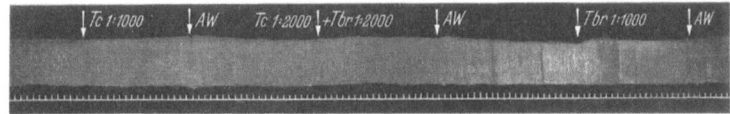

Abb. 14. Theocin und Theobromin.

und damit zu Verlangsamung der Frequenz, das Coffein dagegen vermindert eher das Schlagvolumen, vermehrt die maximale Herzkraft, verlangsamt und beschleunigt dann die Schlagfolge und erhöht den arteriellen Druck durch zentrale Vasomotorenerregung. Die Beispiele ließen sich leicht noch weiter vermehren, und man erkennt aus ihnen ohne

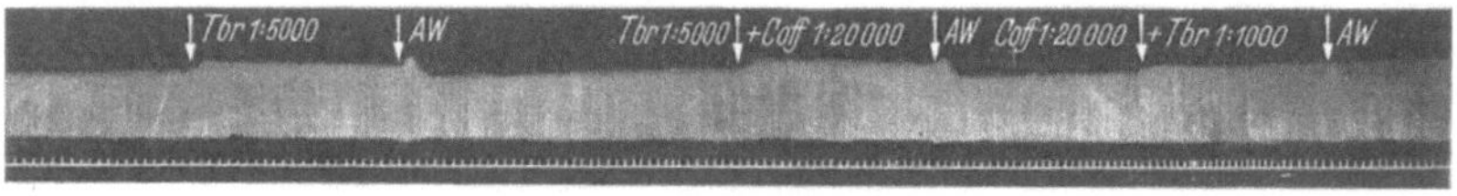

Abb. 15. Theobromin und Coffein.

weiteres, daß auf diesem Gebiete von additiven oder potenzierten Gesamteffekten nur geredet werden kann, wenn man durchaus gleichartig wirkende Stoffe, also Glieder derselben Gruppe kombiniert. Das Zusammenwirken von Gliedern verschiedener Gruppen kann zwar auch einen Vorteil bedeuten, aber das wäre dann nach meiner Ausdrucksweise ein Synergismus höherer, meinetwegen auch einfach anderer Art, der jedenfalls mit meiner Regel nichts zu tun hat. So konnte es sich denn bei meinen Untersuchungen über die Wirkung von Herzmittelkombinationen fast nur um solche handeln, die zu der gleichen Gruppe gehören, denselben Angriffspunkt besitzen und sich daher auch nach meiner Regel additiv verhalten sollten. Die Untersuchungen wurden teils am isolierten Froschherzen (Methode Straub), teils mit dem Bürgi-Traczewskischen Flammenkardiographen vorgenommen. Die Kombinationen von *Purinderivaten* auf das isolierte Froschherz untersuchte Olloz, und zwar die von *Coffein-Theobromin*, *Coffein-Theocin* und *Theobromin-Theocin*. Wie immer wurden zunächst die minimal-wirksamen Dosen ermittelt, hernach die Wirkungen von gleichzeitig gegebenen Halbdosen und anderen

Proportionen. Zwei Halbdosen hatten regelmäßig genau additiven Wert. Auch die Kombinationen einer fast wirksamen Dosis der einen mit einer sehr kleinen der andern zeigten rein additives Verhalten (Abb. 14, 15).

Kombinationen von *Ditigoxin* mit digitoxinfreien Glykosiden untersuchte DÖLKEN. Als digitoxinfreies Glykosid wählte er das *Verodigen*. YUZURIHA wiederholte diese Versuche mit der Kombination *Digitalein-Merck* + *Digotin* (vornehmlich Digitoxin) (Abb. 16—20), MISHIKAWA, der auch Toxizitätsversuche am Frosch und am Kaninchen ausführte, mit *Digitoxin-Digitalein*, JEANNERET mit *Digifolin-Strophena* (GOLAZ). Alle arbeiteten am isolierten Froschherzen, DÖLKEN und JEANNERET auch nach der ENGELMANNschen Suspensionsmethode. Allgemein wurden bei den Kombinationen Additionseffekte konstatiert, immerhin ab und zu auch eine leichte Potenzierung, wenn Digitoxin das eine Glied bildete (DÖLKEN, der aber bemerkt, daß das Digitoxin in Alkohol gelöst werden mußte, der vielleicht die Ergebnisse trübte). Die eingehendsten Untersuchungen machte JEANNERET. Er verwendete als das eine Glied seiner Kombination das wasserlösliche, digitoxinhaltige Digifolinum liquidum, als das andere *Strophena*. Am isolierten Froschherzen zeigte Digifolin eine größere therapeutische Breite als Strophena, das wie alle Strophanthuspräparate nur kurz wirkte und häufig Arhythmien auftreten ließ. Diese fielen bei den Kombinationen im allgemeinen weg, die erregenden Wirkungen waren aber immer rein additiv. Die mit der ENGELMANNschen Suspensionsmethode erhaltenen Resultate waren im Prinzip dieselben. Die Versuche MISHIKAWAS ergaben nach der gleichen Richtung hin etwas wechselnde Ergebnisse. Die Nichtauswaschbarkeit des Digitoxins erwies sich, wenn am gleichen Herzen gearbeitet wurde, als störend und führte hie und da zu Scheinpotenzierungen. In der Toxizität ergaben Digitalein und Digitoxin glatte Additionseffekte. Im allgemeinen hatten wir also bei Kombinationen von Gliedern aus der Digitalisgruppe Addition, wegen der starken Verankerung des Digitoxins mit dem Erfolgsorgan kann aber bei gleichzeitigem Zusatz eines andern Digitaliskörpers auch einmal eine über diese hinausgehende Verstärkung auftreten. GATTI-KORTEGAL und OBTULOWICZ kombinierten *Digitalis*, *Strophanthus* und *Convallaria majalis* untereinander und erhielten nur Additionseffekte. Sie suchten auch die eventuelle Mitwirkung der Ballaststoffe zu ermitteln, aber ohne Erfolg (Abb. 16—20).

SNAMENSKI, der bei LOEWE arbeitete, untersuchte die Säugetierherzwirkung von *Strophanthus-Digitalis*gemischen. Er verwendete hierzu ein galenisches Digitalispräparat (Liquitalis) und g-Strophanthin und fand eine ausgeprägte Potenzierung, die allerdings nur für die eine, allein untersuchte Herzwirkung Geltung hatte, die er aber aus besonderen Verhältnissen der Versuchsanordnung zu erklären sucht. Bestimmt

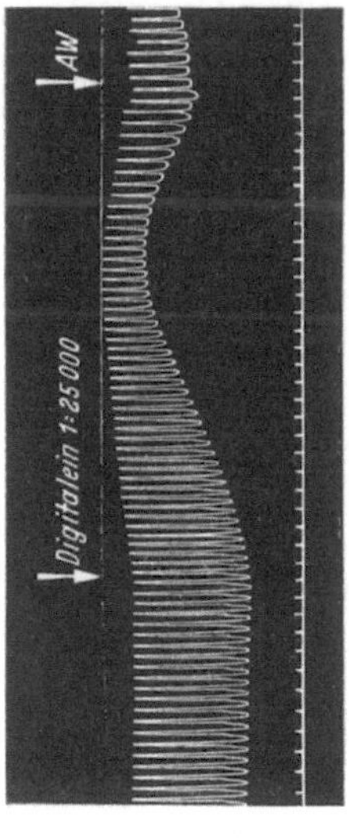

Abb. 16.

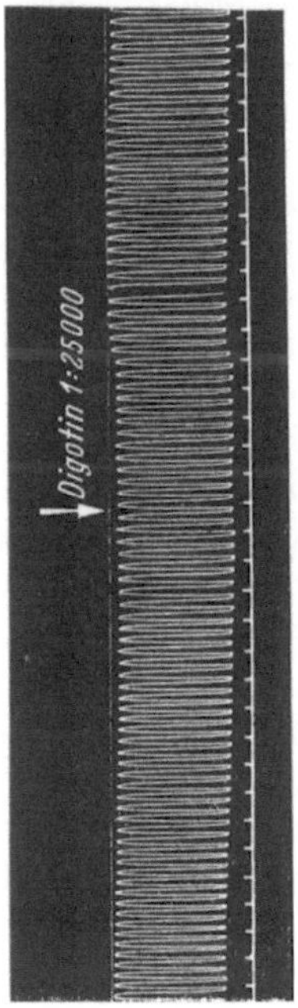

Abb. 17.

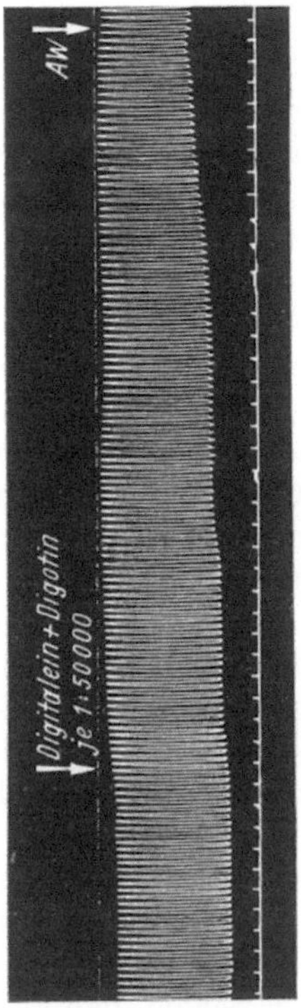

Abb. 18.

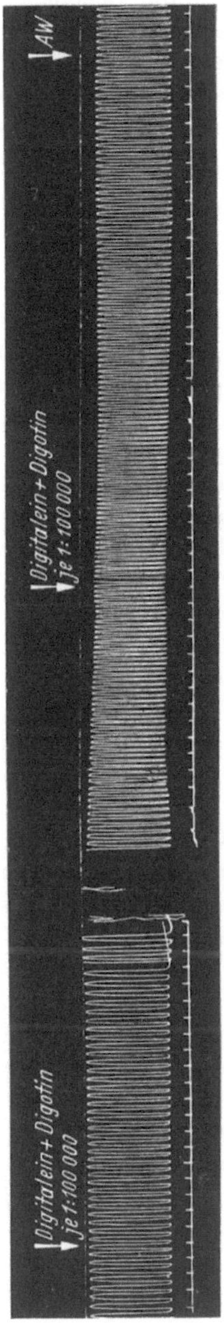

Abb. 19.

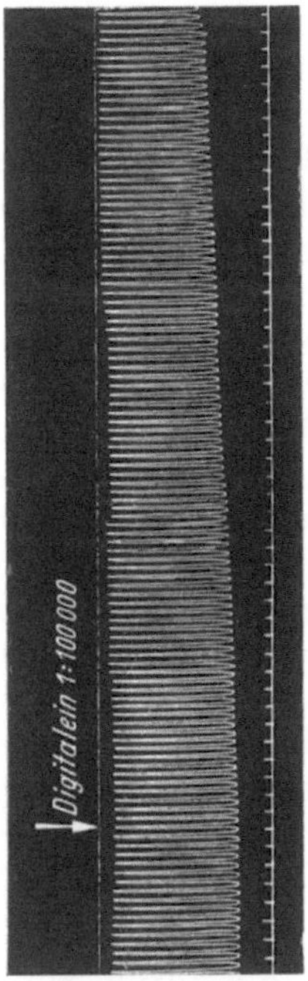

Abb. 20.

wurden die den Herzstillstand bei der Katze hervorrufenden Dosen, die in die Schenkelvene eingeführt wurden. SNAMENSKI gibt unter anderem an, daß er die Kombinationen schneller hat einströmen lassen als die Digitalis allein, und verweist auf die Bedeutung dieses Unterschiedes, wenn gleichzeitig auch die Entgiftung durch Zerstörung und Ausscheidung in Betracht gezogen wird. Eine Digitalisdosis könnte so bei raschem Einströmen giftiger werden als bei langsamem usw. (?). Er ist also einer echten Potenzierung nicht gewiß.

SCHAPIRO untersuchte mit der ENGELMANNschen Suspensionsmethode die *Digitalis-Adrenalin-* und die *Digitalis-Thyreoidea*kombination. Der bei alleiniger Verwendung von Digitalis (Digalen) am Beginn der Vergiftung regelmäßig auftretende Pulsus alternans blieb bei Kombination mit Adrenalin aus. Die Wirkungen der beiden Substanzen waren zu verschieden, um sonst irgendwie zur Deckung gebracht werden zu können. Der Synergismus war ungünstig. Die *Thyreoidea* wirkte am Froschherzen (BÜRGI und v. TRACZEWSKI) sehr digitalisähnlich, bei gemeinsamer Verabreichung beider Substanzen resultierten eine erhebliche Vergrößerung der Ausschläge und ein Heraufgehen des Kurvenfußes. Auch der weitere Verlauf der Wirkungen war ähnlich dem durch Digitalis hervorgerufenen, aber sehr abgeschwächt. (Näheres in der Originalarbeit.)

Die Kombination *Coramin-Digifolin* untersuchte FROTÉ, die von *Gitalin* und *Coffein* AMAKAWA, und die von *Coramin-Coffein* MARCHAND. Alle arbeiteten am isolierten STRAUBschen Froschherzen, einige auch mit der ENGELMANNschen Methode. FROTÉ kam zum Schluß, daß ausgesprochene Potenzierungen eintreten, aber allerdings am deutlichsten mit Bezug auf die toxischen Effekte. AMAKAWA fand den Gesamteffekt für Gitalin-Coffein stark gesteigert, MARCHAND den von Coramin-Coffein im allgemeinen auch, aber nicht in jedem Versuch. Coramin wirkte am isolierten Herzen oft ungünstig. Schließlich haben BÜRGI und GORDONOFF auch noch die kombinierte Anwendung von *Digitalis*präparaten mit *Coramin, Kardiazol* und *Hexeton* zum Gegenstande ihrer Untersuchungen gemacht. Vor ihnen hatte FAHRENKAMP ähnliche Experimente mit *Coramin* und *Kardiazol* + *Digipurat* oder *Scillaren* am isolierten Froschherzen vorgenommen und deutliche Potenzierungen erhalten. Er glaubt, daß durch Zusatz der Campherersatzpräparate zu Körpern der Digitalisgruppe der therapeutische Effekt gesteigert und Gefahren vermieden würden. Die Versuche von BÜRGI und GORDONOFF wurden wie die später zu erwähnenden meines Institutes mit dem BÜRGI-TRACZEWSKIschen Flammenkardiographen vorgenommen. Bei dieser Methode werden die durch das Herz bewirkten Thoraxerschütterungen durch einen auf die Brust gebrachten Trichter mit schlaffer Gummimembran, von dem ein gasgefüllter Schlauch zu einem Brenner führt, auf eine Flamme übertragen, und deren Zuckungen auf einer rotierenden

Trommel photographiert. Man kann mit dieser Methode Unterschiede in der Herzaktion, die durch Medikamente und andere Einflüsse hervorgerufen werden, leicht wahrnehmen und Schlüsse aus ihnen ziehen. Das Nähere darüber findet sich in den Arbeiten von BÜRGI und v. TRACZEWSKI sowie von FRIEDRICH. Hier kann nicht genauer darauf eingegangen werden; doch gebe ich der Veranschaulichung wegen drei Bilder wieder.

Die Resultate von BÜRGI und GORDONOFF lauteten in der Hauptsache: Die Digitalis läßt sich mit Erfolg in Kombination mit Coramin evtl. auch Cardiazol anwenden. Der Effekt ist ein überadditiver. Für die kombinierte Anwendung mit Coramin eignen sich sowohl digitoxinhaltige wie digitoxinfreie Digitalispräparate. MURAKAMI erhielt mit

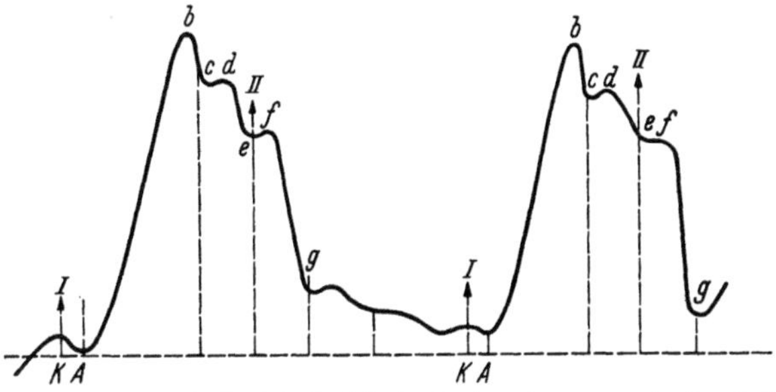

Abb. 21. Die Kurve ist schematisch. Die Systole beginnt nach genauer Analyse bei *K* (I), der diastolische Teil bei *e* (II). Die große systolische Zacke ist meist doppelt (siehe die Erhebung bei *d*).

Cardiazol und *Inf. fol. digitalis* das gleiche Resultat, *Hexeton* dagegen wirkte kaum. Auch bei GOTO, der Coramin mit *Digitalisdialysat* kombinierte, waren die Resultate die gleichen (Überaddition), ebenso bei DAIDOJI KOICKI mit *Coramin* + *Digifolin* und + *Scillaren* und bei NISHIURA mit *Coramin* + *Digalen* oder + *Verodigen*. MARCHAND erhielt dagegen bei Versuchen am isolierten Froschherzen mit *Coramin-Coffein* wechselnde Resultate (Additionen und Potenzierungen) und OHSHIMA mit den gleichen Substanzen flammenkardiographisch eine Regularisierung der Herztätigkeit, im Gesamteffekt aber eine Addition, schließlich TSUBOI mit der gleichen Methode für *Scillaren-Digalen* dasselbe.

DREYFUS hat an meinem Institute die Frage, ob den Ballaststoffen in der Digitalis eine Mitwirkung an dem Gesamteffekt der Droge zuzuschreiben sei, zu studieren begonnen. Er ließ unter der Mitarbeit der Firma *Siegfried* in Zofingen zwei alkoholische Extrakte aus den Digitalisblättern herstellen, von denen I nur Ballaststoffe, die an sich keine Wirkung hatten, II dagegen die wirksamen Glykoside enthielt. Die pharmakologischen Versuche wurden an Fröschen nach den Methoden von FOCKE und von HOUGTON und JAQUET durchgeführt. Die Valorbestimmung von II stieg mit I kombiniert von 3,3 auf 4,0, oder von

1000 FD auf 1500 FD, der Wert eines aus Digitalis purp. elect. gewonnenen Testinfuses von 1020 FD. auf 1650 FD. Die Resultate sprechen jedenfalls für eine Mitwirkung der Ballaststoffe, sollten aber noch vermehrt werden. — Die Untersuchungen wurden nicht fortgesetzt und

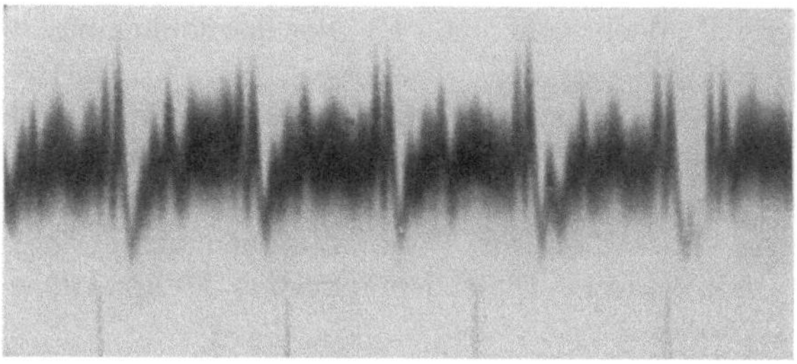

Abb. 22. Dieses Kardiogramm ist mittels des genannten Flammenkardiographen an einem Menschen mit normalen Herzverhältnissen aufgenommen worden, sie ist von rechts nach links zu lesen. Man sieht sehr wohl die zwei hohen Zacken am Beginn der Systole und kann unter Zugrundelegen des oben wiedergegebenen, aber von links nach rechts zu lesenden Schemas auch den Beginn und Verlauf des diastolischen Teiles leicht erkennen. Die feinen Striche unten geben die Sekunden an.

sind inzwischen durch andere Arbeiten überholt worden, namentlich durch die von FISCHER und von FROMMEL. Der letztere hat den Einfluß der *Saponine* auf die *Digitalis* genauer untersucht. Bevor ich auf seine Resultate eingehe, möchte ich aber auf die Ergebnisse von KOFLER und

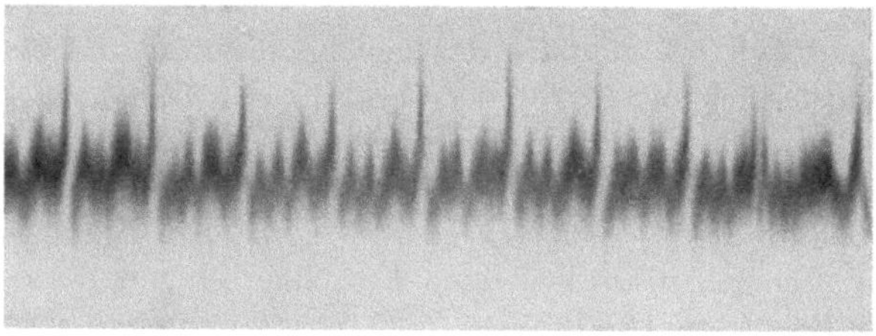

Abb. 23. Dieses Kardiogramm ist an einem Kaninchen gewonnen worden und soll nur zeigen, wie leicht es ist, auch bei diesem Tiere brauchbare Kurven zu erhalten, die sich nicht wesentlich von den menschlichen unterscheiden.

KAMEK sowie von ANNAU und HERGLOTZ hinweisen. Die ersteren konstatierten eine stark fördernde Wirkung der *Saponine* auf die Resorption von *Strophanthin* und *Digitoxin* vom Darmkanale aus. Die beiden Herzmittel wurden nach ihrer Auffassung nur infolge des rascheren Übertrittes ins Blut in ihrer Giftigkeit stark gesteigert. Die tödliche Dosis von Strophanthin fiel auf $^1/_{30}$, die von Digitoxin auf $^1/_{50}$ herunter. ANNAU und HERGLOTZ wiesen aber nach, daß die Saponine die Wirkung verschiedener Gifte nicht nur durch Verbesserung von Resorptionsverhältnissen, sondern direkt steigern, so die von *Strychnin,* von *Morphin,* von *Curare* (wenig) und von *Cocain* (fraglich). Sie nehmen Permeabilitätsvermehrungen als Ursache an.

FROMMEL zeigte dann, daß die Saponine die drei Perioden der Herzwirkung des *Digitoxins* abkürzen und seine Kraft damit vermehren. Der eintretende Herzstillstand ist irreversibel, der Einfluß der gleichen Stoffe auf *Bigitalin* war dagegen inkonstant und seine Wirkung blieb reversibel. Der Unterschied im Verhalten der beiden Glykoside wird aus der an der lebenden Froschhaut nachgewiesenen Permeabilitätssteigerung durch die Saponine erklärt, die sich nur bei dem sehr langsam diffundierenden Digitoxin, nicht aber bei dem ohnehin (auch ohne Mithilfe der Saponine) rasch durchtretenden Bigitalin bemerkbar macht. Die Herzwirkung als solche bleibt bei beiden Substanzen prinzipiell dieselbe. FROMMEL hat dann noch in weiteren Versuchen den Einfluß durch Maceration gewonnener, an sich *inaktiver* Stoffe der Digitalis auf *Digitoxin, Bigitalin* und *Bigitaligenin* untersucht. Die Stoffe förderten die Wirkung der zwei letztgenannten Digitaliskörper, hoben aber die Irreversibilität der Digitoxinvergiftung und evtl. auch den durch Digitoxin hervorgerufenen Herzstillstand auf. Diese Einflüsse wurden auf anorganische Salze (hauptsächlich Kalisalze) einerseits und auf Saponine andererseits zurückgeführt. Die Salze hemmen also die Digitoxineffekte.

FISCHER studierte die Frage des *Calcium*einflusses auf die Wirkungen der *Digitalis* genauer. Nach LOEWI hätte man annehmen sollen, daß entsprechend den ZONDEKschen Anschauungen Digitalis- und Ca-Wirkungen eigentlich mehr oder weniger identisch sein müßten. Es handelte sich bekanntlich bei dem letzteren um einen großangelegten, aber mißglückten Versuch, die meisten, wenn nicht alle Arzneieffekte auf Ionenwirkungen anorganischer Salze zu beziehen und aus ihnen zu erklären.

FISCHER untersuchte nun die gleichzeitigen sowie die aufeinanderfolgenden Wirkungen von Ca-Salzen + Digitalis (Digitoxin und Bigitaligenin) auf das Herz. Bei gleichzeitiger Verwendung fand er keinen Synergismus, wenn aber Digitoxin zuerst einwirkte, wurde das Herz für Ca sensibilisiert, aber auch für Kalisalze und Äthylalkohol. Die Sensibilisierung war also nicht Ca-spefizisch, sondern es handelte sich um eine ganz allgemein erhöhte Kontraktionsbereitschaft, die freilich für Ca besonders stark war. Digitoxin und Ca haben im Herzen *verschiedene* Angriffspunkte. Die mit Bigitalin erhaltenen Resultate wichen etwas ab, waren aber nicht grundsätzlich verschieden. Am Menschen ist die Ca-Sensibilisierung durch Digitalis auf der v. BERGMANNschen Klinik auch nachgeprüft worden. Eine länger dauernde und beträchtlichere Pulsverlangsamung wurde beobachtet (s. BILLIGHEIMER). NYIRI und DUBOIS konstatierten vollständig ausgebildete Digitalis- und Ouabainwirkung am Herzen bei Abwesenheit von Calcium, aber Ca und Digitalis unterstützen sich gegenseitig. Die Ca-Digitaliskombination hat typischen potenzierten Charakter bei ungleichen Angriffspunkten, die Saponine dagegen wirken offenbar durch Permeabilitätssteigerung. Die Versuche von FISCHER und FROMMEL geben zum ersten Male eine sichere Grundlage für die Auffassung, daß die Ballaststoffe in Drogen an der Wirkung der sogenannten aktiven Stoffe mitbeteiligt sind. An das Calcium ist dabei allerdings nicht zu denken, da nach NYIRI und DUBOIS die Digitalis recht wenig von diesem Elemente enthält. Anschließend an diese Besprechungen möchte ich noch kurz auf Versuche von SCHOEN eintreten. Er fand, daß es durch die muskellähmenden Metalle *Antimon* und *Kupfer* gelingt, die Empfindlichkeit des überlebenden Herz- und Skeletmuskels für *Strophanthin* zu steigern.

Gefäße.

FRÖHLICH und LOEWI zeigten, daß die blutdrucksteigernde Wirkung des *Adrenalins* durch *Cocain* stark erhöht wird, TAINTER und CHANG, daß die hypertensive Eigenschaft des *Tyramins* durch *Cocain* herabgesetzt, durch *Adrenalin* gesteigert wird. *Cocain* vermindert die gleiche Wirkung von *Adrenalin*. *Ergotamin* und *Yohimbin* kehren die *Adrenalin*wirkung um, die des *Ephedrins* dagegen nicht.

OBAYASHI hat auf meine Anregung hin die Wirkung der Kombination von *Adrenalin* und *Secale cornutum* auf die Gefäße untersucht. Beide wirken bekanntlich peripher. Als Test diente das Froschpräparat, dem in die Aorta descendens eine Kanüle eingebunden worden war, durch die man Flüssigkeit, die durch die Bauchvene abtropfte, einfließen ließ. An Hand der Tropfenzahl wurde die Kontraktion der arteriellen Gefäße gemessen. Beide Präparate wirkten stark verengernd, der Kombinationseffekt war meist additiv. Ähnliche Resultate erhielt TANAKA mit der Kombination *Hydrastinin-Extractum hydrastis canadensis fld.*, also mit zwei sicher gleichsinnig wirkenden Substanzen.

Gesteigerte Gefäßerweiterung durch die Kombination von *Histamin-Acetylcholin*, von denen das erstere peripherer angreift, wird oft angegeben.

Ich möchte nicht verfehlen, hier noch einmal auf die Arbeit KEPINOWs aufmerksam zu machen, der mit *Hypophysin* (Tonephin) + *Adrenalin* mit Bezug auf ihre gefäßverengernde, den Blutdruck steigernde Eigenschaften potenzierten Gesamteffekt erzielte, sowie auf die ergänzenden Arbeiten von FRÖHLICH und PICK, von LENDLE und von TAINTER und CHANG, die schon am Schluß des Abschnittes über die Lokalanaesthetica erwähnt worden sind.

Eine eigenartige Potenzierung fanden STORM VAN LEEUWEN und DE LIND VAN WYNGAARDEN. Sie untersuchten die Wirkung von *Nicotin* und *Lobelin* auf den Blutdruck der dekapitierten Katze. Nicotin hat einen verengernden Einfluß auf die Blutgefäße und einen den Blutdruck senkenden vom Herzen aus. Der letztere wurde durch Atropin und

Dekapitierung ausgeschaltet. Wenn die genannten Autoren bei so zurechtgemachten Tieren nun zuerst Lobelin, dann Nicotin einspritzten, trat konstant eine erhöhte Blutdrucksteigerung ein. Lobelin wirkte mit Bezug auf den Blutdruck nicotinähnlich. Gleichzeitige Einfuhr der beiden Alkaloide führte auch zu einer Potenzierung des Gesamteffektes. Interessant war aber, daß die Gefäße für das Nicotin empfindlicher blieben, auch wenn die Lobelinwirkung schon abgeklungen war.

Ich möchte hier noch auf die therapeutisch glücklich gewählten Kombinationen von Arzneimitteln hinweisen, die den Coronarkreislauf durch Gefäßerweiterung fördern, namentlich auf die Verbindungen von *Theobromin* oder auch *Coffein* mit *Veronal* bzw. *Luminal*. Über die Angriffspunkte und über die Frage, ob Addition oder Potenzierung eintritt, sind wir hier allerdings nicht sicher orientiert.

Atemzentrum.

Im Jahre 1925 habe ich eine größere Zahl von Arbeiten über die Wirkung erregender Substanzen auf das mit Morphin vergiftete Atemzentrum ausführen lassen, Arbeiten, die ausnahmslos nur in Form von Dissertationsauszügen der Berner medizinischen Fakultät veröffentlicht worden sind. Einige der beobachteten Wirkungen sind rein antagonistischer Natur, und sie sollen daher, da sie nicht in den Aufgabenbereich dieses Buches gehören, nur kurz miterwähnt werden, so die Untersuchungen SUZUKIs über die Wirkungen von *Orypan. liquid.*, eines ungereinigten Vitamin-B_1-Präparates, das stark parasympathisch erregend wirkte, angeblich ohne cholinhaltig zu sein, und schwerste, durch Morphin hervorgerufene Atemstörungen glatt aufhob, und die Arbeit RENFERs, der nur mit Orypan, nicht aber mit *Cholin* nach dieser Richtung hin Erfolge hatte, aber die Morphinwirkung auf das Respirationszentrum genauer ermittelte (subcutane Injektion wirksamer als intravenöse, mittlere Dosen am geeignetsten, da die Atemstörungen langsam eintreten, allmählich an Stärke zunehmen und dann lange anhalten). Seine Methodik wurde für die weiteren Untersuchungen maßgebend. JURINO beschäftigte sich mit der *Lobelin-Coffein*-Kombination. Wir hatten das Lobelin gegen Morphinwirkungen lange nicht so wirksam gefunden wie WIELAND und MAYER. Morphin setzt das Atemvolumen und die Atemfrequenz herab. Lobelin hebt beide Erscheinungen, Coffein noch mehr, beide aber wenig. Während Lobelin das Volumen weniger verbessert als die Frequenz und oft Krämpfe hervorruft, schien Coffein mehr auf das Respirationsvolumen zu wirken. *Lobelin* + *Coffein* wurden besser ertragen, Krämpfe waren sehr selten zu beobachten, die Wirkungssteigerung ging aber kaum über die Addition heraus, und eine Normalisierung des morphinvergifteten Atmungszentrums wurde nicht erreicht. Die beste Proportion war $^2/_3$ Coffein + $^1/_3$ Lobelin. KUBOKURA untersuchte die Wirkung der *Lobelin-Nicotin*kombination auf dasselbe Zentrum. Nicotin an sich wirkt zuerst erregend, dann lähmend. Bei den gleichzeitig morphinisierten und urethanisierten Kaninchen ließ sich die Lähmung des Atemzentrums nur schwer beheben, immerhin war die Wirkung von Lobelin-Nicotin stärker als die von Lobelin allein. Bei den nur mit Morphium vorbehandelten Tieren war die Kombination von starker Wirkung. Krämpfe traten nicht ein. Die nachträglich einsetzende, lähmende Nicotinwirkung kam in der Kombination kaum zum Ausdruck. OIKAWA wiederholte diese Versuche mit *Orypan-Strychnin.* Wie bei allen anderen Arbeiten wurde immer am gleichen Tier verglichen. Orypan wirkt, wie ich erwähnt habe, parasympathisch stark erregend. Bei Verwendung von Orypan-Lobelin fiel in erster Linie das Fehlen der Lobelinkrämpfe auf. Die Atmung wurde nach Volumen und Frequenz stark vermehrt; ob Addition oder Potenzierung auftrat, ist in all diesen Versuchen schwer zu sagen. Die Kombination *Lobelin-Strychnin* erwies sich als besonders erfolgreich. Die Verbesserung der Atmung konnte auf 100% geschätzt werden, da die Morphinlähmung gänzlich behoben werden konnte. Bei größeren Strychninmengen stellten sich Reflexkrämpfe ein, die durch Lobelin verstärkt waren. 0,05 mg Strychnin allein erzeugten keine Krämpfe, erregten aber Atemfrequenz und -volumen und bildeten die beste Zugabe zu Lobelin.

YAGI wendete seine Aufmerksamkeit der atmungserregenden Wirkung von *Lobelin* + *Atropin* zu. Atropin ist bekanntlich das Mittel, das für die Behandlung der Morphinlähmung des Respirationszentrums immer noch das meiste Zutrauen verdient, falls es in hohen, aber nicht zu hohen Dosen (etwa bis 4 mg) gegeben wird. Die Kombination konnte die durch Morphin gestörte Atmung fast ganz normalisieren. Auch hier dürfte weder der Ausdruck Potenzierung noch die Bezeichnung Addition am Platze sein. Ähnliches fand SAITO für die Kombination *Lobelin-Hexeton*, doch war der Effekt gegenüber der Atropin-Lobelin- und namentlich der Lobelin-Strychninkombination geringer. Schließlich hat YOKOBATAKE, nachdem KIKUCHI gezeigt hatte, daß das *Scopolamin* bei mit *Urethan* oder *Morphium* in der Atmung beeinträchtigten Kaninchen Frequenz und Volumen, in Dosen von 2mal 0,005, regelmäßig stark erregt und bei diesen Tieren niemals wie beim Menschen einen gegenteiligen, ja tötenden Einfluß ausübt, die *Lobelin-Scopolamin*kombination nach dieser Richtung hin geprüft. Die unangenehmen Wirkungen des Lobelins (Krämpfe) wurden durch Scopolamin ganz beseitigt. Die Wirkung der Kombination war den Effekten der einzelnen Glieder gegenüber stark vermehrt. Vor allem wurde das Atemvolumen vergrößert. Eine völlige Beseitigung der Morphinlähmung war dagegen nicht zu erreichen.

Von Addition oder Potenzierung zu reden, scheint mir bei diesen Kombinationen nicht ganz berechtigt, weil der Effekt nicht wohl über die Normalisierung der durch Morphin gestörten Atmung hinausgehen und über Verschiedenheit oder Gleichheit der Angriffspunkte kaum geredet werden kann. Wenn man aber bedenkt, wie wenig man durch Lobelin allein in solchen Experimenten erreicht und wie sehr seine Wirkung durch Coffein, Hexeton und Scopolamin, vor allem aber durch Atropin und durch Strychnin gesteigert wird, so darf man wenigstens sagen, daß diese Kombinationen in diesen Fällen eher einen potenzierten denn einen additiven Wert besitzen.

Die Messungen der Atmung waren in allen Versuchen sehr genau. Es wurde teils reine, teils kohlensäurehaltige Luft von bestimmtem Gehalt zugeführt. Die Versuche sollten noch erweitert werden, stellen aber jetzt schon brauchbare therapeutische Ratschläge dar.

Wehenerregende Mittel.

Eine eingehende Studie über die den Uterus erregenden Mittel machte KOSAKAE auf meinem Institute. Er verwendete für seine Versuche eiweiß- und cholinfreies *Plazentar*extrakt, das nach GUGGISBERG und LUDWIG eine wehenerregende Eigenschaft besitzt, *Pituitrin, Adrenalin* und Extract. *Secalis cornuti* sowie ihre Kombinationen. Ergotamin, Ergobasin usw. waren noch unbekannt. Die Untersuchungen wurden am Uterus in situ und am überlebenden Uterus vorgenommen. Kombiniert wurden Placenta mit Hypophyse, mit Secale, mit Adrenalin. Eine gewisse Zeit nach der Darreichung von Plazentarextrakt, aber meist nach wiederholten Gaben, traten gleichförmige, durch regelmäßige Pausen getrennte Kontraktionen am Uterus auf, die der physiologischen Wirksamkeit sehr ähnlich waren. Die beste Verstärkung der Wehentätigkeit wurde durch Darreichung von Placenta und Hypophyse erhalten. Die Kontraktionen am Uterus in situ wurden kräftig und traten viel rascher ein als bei Verwendung von Placenta allein. Das gravide, aber auch das puerperale Organ reagierte rascher als das virginale. Am isolierten graviden Uterus waren die Wirkungen sehr schwach, am nicht graviden atypisch. Bei wiederholten Darreichungen der Kombination wurde die Reaktionsfähigkeit des Organes verstärkt. Die Kontraktionen wurden kräftiger und hielten länger an. Verabreichung von Hypophyse vor der Placenta wirkte bedeutend stärker als Verabreichung von Placenta vor Hypophyse. Das galt sowohl für die Versuche am Uterus in situ als für die am isolierten Organ. Adrenalin, an sich wenig wirksam, wurde durch Zugabe von Placenta oder Hypophyse bedeutend aktiviert, was sich namentlich an den überlebenden Organen zeigte, und diese Verstärkung war auch zu sehen, wenn der Uterus vorher mit Placenta oder Secale beeinflußt worden war. Auch das Plazentarextrakt hatte kräftige Wirkung am überlebenden Organ, wenn dasselbe vorher mit Hypophysenextrakt und Adrenalin behandelt worden war. Eine Fortsetzung dieser Arbeit bildete die von TAKAMATSU. Er untersuchte ausschließlich am Uterus in situ und verwendete *Hydrastinin, Secacornin, Pituglandol* und Plazentarextrakt. Die Mittel wurden intravenös gegeben und bewirkten gewöhnlich rasch einen Kurvenanstieg. Bei den Kombinationen war das eine Glied immer *Hydrastinin*. Die Hubhöhe und die Dauer der Kontraktionen nahmen bei all diesen Kombinationen *überadditiv* zu. Halbdosen der Kombinationen wirkten regelmäßig doppelt so stark wie ganze Einzeldosen. Man sieht jedenfalls aus diesen Versuchen, daß unter sich pharmakologisch stark verschiedene Uterusmittel bei Kombination gewöhnlich potenzierte Effekte ergeben. Über die Angriffspunkte möchte ich mich bei der bestehenden Unsicherheit der Verhältnisse aber nicht näher aussprechen.

Diese Arbeiten haben im Verein mit den Untersuchungen meines Laboratoriums auf anderen Gebieten der Arzneikombination eine brauchbare Einleitung zu einer gründlichen Forschung über die gleichzeitige Verwendung verschiedener Wehenmittel gegeben, die mehr Klarheit über die gestellten Fragen und namentlich auch über die praktische Verwertbarkeit solcher Multipla geschaffen hat. Wenn man auch mit LEGHIEN, der die sinnlose Kombination von allerhand den Uterus erregenden Medikamenten kritisiert, durchaus einig gehen kann, so haben sich doch eine Anzahl von Kombinationen auch auf diesem Gebiete als sehr wertvoll erwiesen. Gearbeitet wurde sowohl am isolierten Uterus verschiedener Tiere, im allgemeinen nach der Magnus-Kehrerschen Methode, als auch an der Gebärmutter in situ, an der virginellen sowohl wie an der graviden und vornehmlich auch am Menschen selbst. Auf die Notwendigkeit einer Nachprüfung aller am Tier gewonnenen Resultate im klinischen Experimente macht vor allem und mit einleuchtenden Gründen GUGGISBERG aufmerksam. Daß Extrakte aus *Secale cornutum* im Tierversuche den aus ihm dargestellten reinen Substanzen überlegen sind, habe ich mehrmals dargetan. In der neuesten Zeit wurde dann neben dem *Ergotamintartrat* (Gynergen), das man lange als die maßgebende Substanz des Mutterkorns betrachtet, das *Ergobasin* entdeckt, das wasserlöslich, rascher wirkt als Ergotamin und den Tonus mehr hebt, während das letztere stärkere Kontraktionen des Organs hervorruft. Ergobasin hat außerdem die unangenehmen Nebenwirkungen des Ergotamins auf das sympathische Nervensystem nicht. Ob wir aber hier von verschiedenen Angriffspunkten reden dürfen, ist fraglich. Möglicherweise ergänzen sich die beiden Substanzen einfach, hauptsächlich infolge der verschiedenen Raschheit ihrer Effekte. GUGGISBERG nimmt, gestützt auf eine reiche Erfahrung, entschieden Stellung gegen die Ablehnung des Ergotamins durch einzelne Autoren und hält die Kombination *Ergobasin-Ergotamin* für zweckmäßig. Die Frage der Mitwirkung anderer im Mutterkorn enthaltener Stoffe (Histamin, Tyramin, Acetylcholin, Ballaststoffe usw.) ist noch zu wenig abgeklärt.

Von besonderem Interesse ist die Kombination *Chinin-Hypophysin*, über die eine reichhaltige Literatur besteht (GUGGISBERG, SCHÜBEL, SCHÜBEL und GEHLEN, LEGHIEN, SCHULZ, WIESBADER, HADJEFF u. a.).

Chinin sensibilisiert den Uterus für andere Wehenmittel und wirkt schwach auf die Eröffnungsperiode, Hypophysin je nach der gewählten schwachen oder starken Dosis auf die Eröffnungszeit und auf die Austreibungsperiode. Nach SCHÜBEL und GEHLEN hat das Chinin sowohl einen statischen wie auch einen dynamischen Einfluß. Statisch wäre hier als anhaltend sensibilisierend aufzufassen. Bei meinen oft erwähnten und begründeten Auffassungen über unterschwellige Dosen läßt sich die Sensibilisierung als verkappt dynamische Wirkung ansehen. Alle Autoren sind darin einig, daß *Chinin* und *Hypophysin* verschiedene Angriffspunkte haben müssen und daß ihre Kombination einen stark potenzierten Charakter besitzt. HADJEFF hat bei GUGGISBERG festgestellt, daß noch $^1/_8$ der wirksamen Chinin- und $^1/_3$ bis $^1/_{10}$ der wirksamen Hypophysindose zusammen verabreicht ausgeprägte Wirksamkeit entfalten. Von großem Vorteil ist der dämpfende Einfluß des Chinins auf die blutdrucksteigernde Wirkung von Hypophysin. LANG kombinierte *Cardiazol* mit *Chinin* und fand die Mischung günstig, weil sie keine Nebenwirkungen mehr zeige. Vereinigungen von *Plazentarextrakt* mit Wehenmitteln untersuchte KAGAWA, doch bilden diese Experimente gegenüber den von KOSAKAE erhaltenen keinen wesentlichen Fortschritt. GUGGISBERG hebt hervor, daß der in Tierexperimenten sehr wirksame Planzentarextrakt an Kreißenden oft versage. Eine große *Literatur* besteht über das von TEMESVARY in die Praxis eingeführte *Thymophysin*, ein Kombinationsmittel, bestehend aus Hypophysin und Thymusextrakt, dem namentlich nachgerühmt wird, daß es nicht, wie Hypophysin allein, tetanisierend wirken könne und daher als physiologischer aufzufassen sei. Die mit diesem Präparat gemachten Erfahrungen lauten im allgemeinen günstig, doch gibt es auch gegenteilige Angaben (s. u. a. JARCKO, BARDUA, GUGGISBERG, WALLIS, HOFBAUER). Vielfach, aber ohne wesentlichen Erfolg wurde auch *Gravitol* mit *Hypophysin* und anderen Wehenmitteln vereinigt (SCHÜBEL und GEHLEN, SCHÜBEL u. a.). GUGGISBERG findet in seiner zusammenfassenden Darstellung die Kombination von Chinin und Hypophysin vorzüglich und empfiehlt für die Nachgeburtsperiode Secale + Hypophysin, gegen Gebärmutterblutungen Secale + Hydrastinin, bei psychisch bedingten Hemmungen die gleichzeitige Einfuhr von Morphin oder den Ätherrausch mit Hypophysin. — In der Eröffnungsperiode wird auch *Ricinusöl* mit *Chinin* zusammen gegeben.

Hämopoëtische Substanzen.

Wenn wir von einzelnen Vitaminen absehen, deren blutbildende Eigenschaften noch zu wenig gesichert scheinen und die in Kombination mit anderen hämopoëtischen Stoffen nicht oder nur ungenügend untersucht worden sind, kennen wir an erythrocyten- und hämoglobinbildenden Stoffen vor allem das *Eisen*, das *Arsen*, das *Chlorophyll* und die *Leberpräparate*. Von Kombinationen dieser Medikamente sind meines

Wissens nur die von Eisen und Arsen und die von Eisen und Chlorophyll genauer geprüft worden; Eisen und Arsen ausschließlich klinisch. Hervorzuheben ist hier aber noch, daß das *Eisen* nach sehr ausgedehnten Untersuchungen etwas *Kupfer* enthalten muß, um stark wirksam zu werden. Die Beobachtung wurde zuerst von amerikanischen Autoren gemacht. HART, STEENBOCK, WADDELL und ELVEHGIM konnten zeigen, daß reine Eisensalze in Dosen von 0,5 mg täglich für die Behandlung von Ratten, die durch ausschließliche Kuhmilchnahrung anämisch gemacht worden waren, unwirksam blieben. Ein Zusatz von 0,25 mg Kupfer als $CuSO_4$ zu 0,5 mg Eisen als $FeCl_3$ wirkte hämopoëtisch. Die Versuche wurden weiter ausgedehnt. Auch Zusätze von 0,1, ja von 0,01 mg Cu machten das Eisen aktiver. Eisen allein hatte nur eine geringe hämopoetische Kraft, die durch Kupfer, nicht aber durch Mangan, Kobalt, Nickel und Zink gesteigert wurde. Kupfer allein war wirkungslos. Die Autoren brachten diese Aktivierung der hämopoëtischen Eisenwirkung in einen Zusammenhang mit dem Gehalt des Serums und der Gewebe, namentlich der Leber an Kupfer. Bei Neugeborenen sei Kupfer wie Eisen in relativ großen Mengen gespeichert; man wisse aber nicht, in welcher Form (Porphyrine?). Auch auf das Vorkommen dieses Metalles im Hämoglobin verschiedener Weichtiere, wo es im Porphyrinring dieselbe Rolle spielt wie das Eisen bei höheren Organismen, wurde hingewiesen. Über die therapeutische Bedeutung eines Kupferzusatzes zu der Eisenmedikation bei Anämien gibt es eine sehr reiche und sehr widerspruchsvolle Literatur. Behauptet wird, daß der Zusatz nur deshalb nicht notwendig sei, weil das Eisen unserer Arzneien regelmäßig Kupferspuren enthalte. Reines Eisen sei auch beim Menschen nahezu ohne Wirkung auf die Hämopoese. So wie die Dinge vorläufig liegen, kann man hier nur von einer Aktivation bzw. Sensibilisierung eines an sich schwach wirksamen Stoffes durch einen anderen an sich unwirksamen reden. Das ist nun ein besonderer Fall, für den man das Wort Potenzierung auch verwenden darf, der aber jedenfalls nicht in den Bereich meiner Kombinationsregel fällt und vorderhand ohne Erklärung bleiben muß.

Eine richtige Wirkungspotenzierung tritt dagegen auf, wenn *Arsen* und *Eisen* zusammen verabreicht werden. Den Ärzten ist das lange bekannt und zudem von ZWETKOFF auf der internen Poliklinik von Bern (Prof. SEILER) an Chlorosen und sekundären Anämien bewiesen worden. Ohne auf die Einzelheiten eintreten zu wollen darf man sagen, daß das Arsen mehr auf die Neubildung der Erthrocyten, Eisen mehr auf die Hämoglobinproduktion einwirkt, ganz abgesehen davon, daß das letztere sicher auch zur Substitution verwendet wird. Hier sind also die pharmakologischen Angriffspunkte deutlich verschieden und der Gesamteffekt potenziert.

In einer großen Zahl von Arbeiten habe ich zunächst die blutbildende Eigenschaft des *Chlorophylls* nachgewiesen und hierauf den potenzierten

Gesamteffekt von *Blattgrün* + *Eisen*. Da die Hämoglobin- und Erythrocyten-bildende Eigenschaft des Chlorophylls von Löffler zwar nicht ganz bestritten, aber doch stark in Zweifel gezogen worden ist, muß ich hier in erster Linie hervorheben, daß sie inzwischen nicht nur durch meine vielen Mitarbeiter (v. Traczewski, Friedkiss und Grigoriew, die teils an dem durch Blutentzug, teils durch Phenylhydrazin anämisch gemachten Kaninchen untersuchten), sondern auch durch Verzár und seine Schüler bewiesen wurde, namentlich durch Zih. Neuerdings wurde sie dann auch durch Minot und Patek sowie durch Howell, Hughes und A. L. Latner bestätigt.

Der letztere schreibt unter anderem: Chlorophyll hat, in großen Dosen gegeben, keine Wirkung auf das Hämoglobin. Sehr kleine Dosen steigern den Hämoglobingehalt erheblich. Rohchlorophyll (welches?) wirkt auch in großen Dosen, magnesiumfreies Chorophyll (Phäophytin) hilft, wenn in großen Dosen gegeben. Patek, der das Chlorophyll in sinnlos hohen Mengen gab, fand es nur in Verbindung mit Eisen wirksam.

Meine ursprüngliche Auffassung, daß das Chlorophyll als Substitutionsmittel verwendet, d. h. also im menschlichen Körper direkt in Hämoglobin (bzw. Häm) transformiert werde, habe ich allerdings von mir aus fallen lassen, weil die wirksamen Mengen hierfür viel zu geringfügig sind. Sowohl Zih wie Hughes wie ich fanden zu alledem die ganz kleinen Mengen — ich lasse täglich etwa 6—9 mg reines Blattgrün geben — wirksamer als die großen. Es muß sich also um eine Erregung der hämopoëtischen Organe handeln; und ich habe, um sie zu erklären, die Theorie des Substitutionsreizes aufgestellt, d. h. angenommen, daß eine Substanz, die zur Transformierung in einen körpereigenen Stoff geeignet ist, gleichzeitig einen Reiz auf die diese Umwandlung besorgenden Organe ausübe. Vielleicht steht die hämopoëtische Kraft des Chlorophylls auch in einem direkten Zusammenhang mit seinen durch mich sichergestellten, alle Organe belebenden Eigenschaften, die ich in den letzten zwei Jahren durch den Nachweis seiner außerordentlichen wundheilenden Wirkung zum sichtbaren Ausdruck gebracht habe. Es ist wohl anzunehmen, daß Chlorophyll und Eisen die hämopoëtischen Organe nicht in gleicher Weise anregen, und es wäre daher nach meiner Regel eine verstärkte, überadditive Gesamtwirkung bei gleichzeitiger Einfuhr beider Substanzen zu erwarten.

In einer späteren Arbeit meines Institutes untersuchte A. Rodel den Einfluß des Chlorophylls auf die Sauerstoffkapazität der Erythrocyten. Die Versuche wurden in Anlehnung an die Arbeiten von Morawitz und von Barcroft mit dem von dem letzteren angegebenen, birnenförmigen Differentialapparate für 0,1 ccm Blut ausgeführt. Die Bestimmung der Sauerstoffkapazität der roten Blutkörperchen mit dieser Methode gibt die sichersten Hämoglobinwerte an. Die Versuche wurden am Kaninchen vorgenommen und führten zu dem Hauptergebnis, daß das Blut unter dem Einfluß von Chlorophyllininjektionen nach Sättigung mit O_2 durchweg einen höheren Sauerstoffgehalt aufwies als vorher. Nach PINCUSSOHN kann man auf Grund der Sauerstoffaufnahme den Hämoglobingehalt berechnen. RODEL hatte nur ein einziges Mal ein negatives Resultat, und es ist möglich, daß die hierbei verwendete Chlorophyllinmenge (0,001 pro Kilogramm) schon etwas zu groß war (s. VERZÁR und ZIH). Klinische Untersuchungen der *Clinical Research Association, London*, von ZICKGRAF, GUILLERMIN und FRIOLET, FRIEDRICH, GSELL und in ausgedehntem Maße von mir selber haben die hämopoëtischen Eigenschaften des Chlorophylls durchweg bestätigt und selbst LÖFFLER gibt sie hinsichtlich sekundärer Anämien zu.

Ein bei mir gemachter Versuch, die hämopoëtische Wirkung des Chlorophylls durch Kupferzugaben zu steigern, mißlang (LOOSLI). Kombinationen von Leberpräparaten mit anderen blutbildenden Substanzen, namentlich mit Arsen, sind viel verwendet, aber nie genau untersucht worden.

Höhenklima und Eisen.

Eine Kombinationsarbeit besonderer Art, die gleichzeitig für die Balneologie und für die Pharmakologie Interesse hat, ließ ich in den Jahren 1933—1935 durch meinen damaligen Assistenten in St. Moritz-Bad, Herrn Dr. WALTER MÜLLER, ausführen. Alle die bis dahin besprochenen Arbeiten beschäftigten sich mit Kombinationen von Arzneien unter sich, diese Untersuchungen dagegen, die W. MÜLLER nachträglich noch ergänzt und über die er am Internationalen therapeutischen Kongreß 1937 in Bern ein letztes Referat gegeben hat, mit der gleichzeitigen Wirkung einer *Eisenquelle* und des *Höhenklimas* auf die *Blutbildung*. Die natürlichen Eisenquellen enthalten allgemein so wenig von dem die Hämopoëse fördernden Metall, daß ihre therapeutische Wirksamkeit von der wissenschaftlichen Medizin gering eingeschätzt zu werden pflegt. Der Ausdruck „Stahlbad" kann sie zudem nur diskreditieren; denn wenn es auch, gerade nach meinen eigenen neuen Untersuchungen, nun feststeht, daß CO_2 und H_2S und noch viele andere Stoffe die Haut zu durchdringen vermögen, so dürfte das doch für die Eisenverbindungen kaum gelten, und der Gehalt einer Quelle an Eisen wäre sogar, wenn eine percutane Penetration desselben möglich wäre, zu geringfügig, um nach unseren Anschauungen eine Wirkung entfalten zu können. Wenn man sich z. B. vergegenwärtigt, daß die drei St. Moritzer Mineralquellen, die alle aus einer gemeinsamen Ader stammen, 2,975—3,678 g Ferrobicarbonat pro 100 kg Wasser, also 0,03 g pro Liter enthalten, ein Mensch, der 200 bis 400 ccm dieses Wassers pro Tag zu trinken pflegt, mithin nur 0,006 bis 0,012 g zu sich nimmt, während eine BLAUDsche Pille 0,02 g reines Eisen enthält, so sieht man, wie geringgradig die Eisenwirkung einer solchen Trinkkur an sich sein muß. Ich will hier die Frage unerörtert lassen, ob etwa in gewissen Fällen eine solche äußerst schwache Behandlung Vorteile haben könnte. Jedenfalls wissen wir, daß der Effekt des Eisens parallel der eingenommenen Menge zu steigen pflegt. Für mich stellte sich nun aber die Frage, ob die an sich geringfügige Eisenmenge einer solchen Quelle nicht durch die Mitwirkung des *Höhenklimas* eine mächtige Steigerung ihrer blutbildenden Kraft erlangen könne. Das Höhenklima (in diesem Falle betrug die Höhe 1800 m ü. M.) bewirkt bekanntlich an sich eine starke Vermehrung der Blutregeneration, die an morphologischen, qualitativen und quantitativen Veränderungen feststellbar ist und allgemein als Anpassungserscheinung des Organismus an die Sauerstoffarmut der Luft bewertet wird. Wenn also in einer Höhe von 1800 m ein eisenhaltiges Wasser getrunken wird, so sind gleichzeitig zwei blutbildende Faktoren tätig, die auf jedenfalls verschiedenen Wegen (das Eisen erregt nach den gegenwärtigen Anschauungen die hämopoëtischen Organe direkt) das gleiche Endresultat zeitigen.

W. Müller verwendete für seine Versuche Kaninchen, die er aber nicht etwa nach einer der üblichen Methoden anämisch gemacht hatte. Nach meinen in dieser Hinsicht recht zahlreichen Feststellungen kann man das zahme Kaninchen als ein normalerweise anämisches Tier betrachten, oder wenigstens als ein Tier, dessen Blutbefund sich durch die üblichen Maßnahmen leicht erhöhen läßt. Anämisierungsmethoden sind ja für viele Versuche über Blutbildung notwendig, aber ausnahmslos mit schweren Fehlern behaftet. W. Müller bestimmte bei seinen Tieren sowohl im Tiefland (Zürich und Bern) als in St. Moritz Hämoglobin, Erythrocyten und Leukocyten, und ließ der einen Kaninchenserie das eisenhaltige Quellwasser, der anderen gewöhnliches, eisenfreies Trinkwasser verabreichen. Der Kundige wird aus seiner Originalarbeit leicht ersehen, daß er die Methoden der Blutbestimmung vollkommen beherrschte und des Genauesten verwendete. Die Tiere, auf die sowohl die Eisenquelle wie das Höhenklima eingewirkt hatten, die also der kombinierten Behandlung unterworfen worden waren, zeigten eine so intensive Steigerung der Erythrocytenzahl und des Hämoglobins, daß schon ohne genauere Berechnung das Gesamtergebnis klar schien. Eine Zusammenstellung der Resultate ergab das folgende Bild:

In 4 Wochen nahmen durchschnittlich zu:

1. Bei Eisenquellengebrauch allein	Hämoglobin um	7%,	Erythrocyten um	$4^1/_2$%
2. Bei Höhenklima allein	„ „	15%,	„ „	25,5%
3. Bei Eisenquelle + Höhenklima	„ „	38%,	„ „	53%

Die Wirkung der Kombination ging also deutlich über das Additionsergebnis hinaus.

Müller achtete aber auch auf die *Vitalgranulation*, die ein sehr wichtiges Symptom der Blutregeneration darstellt. Aus seinen Resultaten ergab sich, daß der Reiz der Eisenmedikation gealterter Quellen im Tiefland die Quantität vitalgranulierter Erythrocyten lange nicht so erheblich beeinflußt wie Höhenklima und frische Eisenquelle zusammen. Die Verhältnisse lagen aber hier etwas anders als bei der Zunahme von Erythrocyten und Hämoglobin. Die Vitalgranulation nahm bei allen Tieren — auch bei den der Kontrolle dienenden — in den ersten 4 Wochen gleichmäßig zu, um dann in der 5. Woche abzufallen; und nur bei den mit Höhenklima und Eisen gleichzeitig behandelten ging sie von da an wiederum stark in die Höhe. Außerdem achtete MÜLLER auf andere Merkmale der Jugendlichkeit der roten Zellen: Vermehrung von Anisocytose und Mikrocytose, ferner Polychromasie und geringe Vermehrung der Normoblasten. Im Höhenklima traten — namentlich bei gleichzeitig mit der Eisenquelle behandelten Tieren — alle diese Erscheinungen rascher und erheblicher auf. Die intensive Vermehrung der Normoblasten war das auffälligste Symptom. MÜLLER zieht aus seinen Versuchen den folgenden Schluß:

„Alle diese hämatologischen Feststellungen — Hämoglobin, Erythrocyten, rotes Blutbild, Vitalgranulation — am erythropoetischen System zeigen, daß die Verminderung des O_2-Partialdruckes im Höhenklima einen stärkeren Anreiz zu Blutregeneration darstellt als die Zufuhr von gealterter Eisenquelle im Tiefland; noch viel und wesentlich stärker kommt dieser Unterschied jedoch zum Ausdruck beim Vergleich der kombinierten Wirkung von frischer Eisenquelle zusammen mit der Höhenklimawirkung."

Interessanterweise zeigte das weiße Blutbild im Gegensatze zum roten keine nennenswerten Veränderungen.

Das eindeutige Hauptergebnis dieser Untersuchungen war also die Feststellung einer stark überadditiven Gesamtwirkung von Höhenklima und Eisenquelle mit Bezug auf die Neuschaffung von Hämoglobin und Erythrocyten. Dieser Befund ist zunächst von wissenschaftlichem Interesse. Daß er nicht nur für die Paracelsusquelle von St. Moritz, sondern für alle Eisenquellen im Höhenklima Geltung hat, braucht nicht erst noch bewiesen zu werden. Er ist beinahe ein Schulbeispiel für den potenzierten Effekt zweier Faktoren mit verschiedener Wirkungsart und gleichem Endresultat. Er zeigt ferner — vielleicht zum ersten Male — an Hand eines einfachen Versuches mit leicht zu beherrschender Technik und klaren experimentellen Voraussetzungen die Zusammenwirkung von Quelle und zu ihr gehörendem Klima. Er hat auch insofern praktische Bedeutung, als er die Möglichkeit begründet, mit schwachen und daher für Magen und Darm unschädlichen Eisendosen das gleiche zu erreichen wie mit einer kräftigen Eisentherapie, die bekanntlich nicht immer leicht ertragen wird. Ich habe am gleichen Orte bei sekundären Anämien am Menschen häufig ein merkwürdig rasches Emporsteigen der Hämoglobin- und Erythrocytenwerte festgestellt und bin gerade durch solche später noch vermehrte Beobachtungen zu dem Entschlusse gekommen, die Wirkung der Kombination Höhenklima plus Eisen experimentell untersuchen zu lassen.

Desinfektionsmittel.

Über diese Gruppe von Arzneien ist von meinem Standpunkte aus hervorzuheben, daß ihre Angriffspunkte durchweg unbekannt sind. Der Endeffekt ist allerdings immer die Abtötung des Parasiten, es ist aber durchaus nicht gesagt, daß die Lokalisation der Giftwirkung in allen Fällen die gleiche ist, sie kann wohl im Gegenteil als recht verschieden angenommen werden. Aber wir tappen nach dieser Hinsicht fast gänzlich im Dunkeln. Man könnte höchstens einen bestimmten Unterschied zwischen lipoidlöslichen und wasserlöslichen, zwischen eiweißfällenden und nichtfällenden, zwischen physikalisch und chemisch wirkenden Stoffen erwarten. Zudem haben gemischte Substanzen bei dem üblichen Desinfektionsversuch die Möglichkeit, sich umzusetzen oder Löslichkeits- und Penetrationsverhältnisse langsam oder rasch zu beeinflussen. Außerdem kann das Nacheinander der Einzelwirkungen auch hier, wie das RAPP nachgewiesen hat, potenzierend wirken, wenn die eine Substanz rasch die andere langsam von den Mikroorganismen aufgenommen wird. Eine Gesetzmäßigkeit der Kombinationswirkung, die meiner Regel entspricht, ist daher a priori nicht zu erwarten und wäre auch nicht zu beweisen. Seit langem ist die Steigerung der *Sublimat*desinfektion durch *Alkoholzusätze* bekannt (KRÖNIG und PAUL). Alkohol ist lipoidlöslich, Sublimat eiweißfällend, aber es gibt Autoren, die auch die Sublimatwirkung auf Lipoidlöslichkeit zurückführen [1].

Die Phenolwirkung wird häufig durch Alkohol vermindert (R. KOCH, SPIRO und BRUNS, BERTARELLI), wahrscheinlich weil er das Phenol an sich reißt. Unter Umständen kann er aber auch den Desinfektionswert des Phenols steigern, ebenso wie den der *Seifen* (EPSTEIN). Viel besprochen und benutzt ist ferner die Effektvermehrung der *Phenole* und auch des *Sublimates* durch organische *Säuren* (siehe u. a. HAILER). Die Seifen selber sind ein Kombinationsprodukt mit potenziertem Effekt (fettsaure Salze, überschüssiges Alkali und Zusätze von aromatischen Ölen usw.; s. REICHENBACH). Über *Seifen* und *Säuren*, mit *Phenolen* kombiniert, berichtet SCHNEIDER Ähnliches. RASP konnte die potenzierende Kraft des *Phenols* für *Seifen* überzeugend nachweisen. Zu erwähnen wären hier ferner die Kombinationen von *Sublimat* mit *Salzen*, *Säuren* und *Phenol* (POPOFF), die von *Phenol* mit *Naphthol*, *Äther* und *Terpentin* (GRIBINOUK), bei denen die zwei Autoren fast nur potenzierte Gesamteffekte vorfanden. Zahlreiche andere Autoren wie CHRISTMAS, LAPLACE, LÉPINE u. a. konstatierten Ähnliches (s. a. BLESSING). Dagegen konnte ZEHL, der die Wirkungen von Giftgemischen auf Schimmelpilze untersuchte, durchaus keine Gesetzmäßigkeit konstatieren. FREI und KRUPSKI betrachteten den Gegenstand mehr von der physikalisch-chemischen Seite. Sie stellten die folgenden Möglichkeiten auf: 1. Gift A

[1] Siehe u. a. BÜRGI u. LAUBENHEIMER: Desinfektions- und Sterilisationslehre. Handbuch der pathogenen Mikroorganismen. Fischer & Urban & Schwarzenberg 1929.

drängt die Dissoziation von Gift B zurück. 2. A fällt das kolloidale B. 3. A erhöht die Löslichkeit von B, oder 4. es vermindert sie. 5. A vermindert die Diffusion durch Erhöhung der Viscosität des Mediums. 6. A sensibilisiert die Bakterien für B. 7. ein Ion verfestigt die Membran. 8. Alle diese Momente vereinigen sich. Alles das sind natürlich rein theoretische Annahmen. Über den Unterschied, den FREI, der übrigens meinen Auffassungen nicht ablehnend gegenübersteht, zwischen Iso- und Heteroaddition macht, wurde schon gesprochen.

Die Resultate FREIs lauten zusammengefaßt folgendermaßen: 1. Chemische Umsetzungen wie z. B. die von Kalilauge mit Salzsäure und Phenol schwächen die Desinfektionskraft ab. 2. Auf physikalisch-chemischen Veränderungen beruht die Verstärkung der Phenolwirkung durch Kochsalzzusatz. 3. Bei einem Zusammenwirken von unverändert gebliebenen Substanzen trat in 2 Fällen bei nahe verwandten Substanzen (Phenol und Kresol, Äthyl- und Methylalkohol) Isoaddition auf. Ein Beispiel von Heteroaddition wurde nicht gefunden; dagegen eine Potenzierung bei Kombination verschiedenartiger Stoffe (Phenol und Salzsäure, Alkohol und Kalilauge). 4. Die Verstärkungswirkung der Seifen, die an sich nicht desinfizieren, soll darauf beruhen, daß sie auf die Bakterien einen sensibilisierenden Einfluß ausüben. Die Ergebnisse entsprechen, abgesehen von dem letzteren, das vielleicht (?) einen besonderen Fall darstellt, meiner Regel. Andere Autoren haben ja die Seife auch desinfizierend gefunden.

BECHHOLD sowie BECHHOLD und REINER stellten durch Überziehen von Kohle mit Metallen sogenannte *Metallkohle* her. Bei Mischungen von Unedel- mit Edelmetallen entstanden disperse, galvanische Ketten, die oft stärker desinfizierten und zugleich toxischer waren. Das gleiche sah BECHHOLD bei Mischung von kolloiden Metallen. Er und REINER wiesen zudem nach, daß Zusätze von fein verteilten, indifferenten Substanzen abschwächend wirken können, daß überhaupt alle Beeinflussungen von Oberflächenaktivität und Adsorption durch andere Körper Einfluß auf den Desinfektionsprozeß ausüben. LANGER, der die Desinfektionskraft von *Farbstoffmetall*kombinationen untersuchte, konstatierte meist Potenzierungen, nur bei Verwendung von Hg-Salzen, die sich mit dem Farbstoff im Gegensatz zu den anderen Schwermetallsalzen umsetzen, nicht. An der Überaddition soll eine Dispersionsverminderung schuld sein. Das Metall wird durch den Farbstoff an die Bakterien geheftet. Auch EISENBERG und OKOLSKA führen die Eigentümlichkeiten der Kombinationswirkungen auf einfache, chemische oder physikalische Verhältnisse zurück. Abschwächung erklären sie aus chemischen Umsetzungen, aus Komplexbildung, oder aus Erhöhung der Löslichkeit in dem verwendeten Lösungsmittel gegenüber der Lipoidphase, aus Quellung und Entquellung usf., Potenzierung aus dem Gegensätzlichen. Aus ihren umfangreichen Ergebnissen sei nur hervorgehoben: Die desinfizierenden

Eigenschaften verschiedener lipoidlöslicher Stoffe, wie Alkohol, Chloroform, Aceton, Äther, Chloralhydrat, Phenol, Orthokresol, Natriumsalicylat, Anilin, Pyridin, Ameisensäure, Natriumoleat und Natriumglykocholat werden durch Zusatz konzentrierter Neutralsalzlösungen gesteigert. Diese Verstärkung beruht zum Teil auf Beeinflussung des Teilungskoeffizienten, zum Teil auf Addition der Eigenwirkung, vielleicht auch auf Permeabilitätsvermehrung. Gehemmt werden durch denselben Einfluß Sublimat (?), Kaliumpermanganat und Harnstoff (!). Die meisten lipoidlöslichen Desinfektionsmittel, wie Sublimat (?), Alkalien und alkalische Salze zeigen bei Kombination additive Effekte. Lipoidlösliche Stoffe werden mit Bezug auf ihre Löslichkeit in Wasser sowohl durch Zugabe von Wasser wie auch von anderen Stoffen beeinflußt. Äther- und Chloroformzusätze steigern daher die Wirkung von Metakresol; Alkohol und Glycerin, in kleinen Mengen zugegeben, setzen sie herab (s. a. FREI und KRUPSKI sowie ZEHL).

Viele neuere Autoren haben die früheren Angaben über die verstärkte Wirkung von Kombinationen der Seifen mit verschiedenen Desinfizienzien bestätigt, so RENAUD für *Farbstoffe* (Akridine), KAMPELL BETTYLIE für *Sublimat*, WESTERMANN für *Isopropyl-* und *Äthylalkohol* (s. auch die frühere Arbeit von UHLENHUTH und REMY über die Kombination *Orthokresol + Seife*). SCHREUBELT und NIEGRATSCHKA fanden, daß außer der Seife auch *Saponine*, *Galle* und *Rhodankali* durch Oberflächenwirkung den Effekt von *Phenol*, *Formol* und *Chlorkalk* steigern.

Nach SATTA soll Glycerin die Desinfektionskraft einer $1^1/_2$%igen *Phenollösung* herabsetzen, *Alkohol* und *Aceton* sie dagegen potenzieren.

BAUER gibt an, daß der Alkohol die Wirkung von $HgNO_3$ erhöht, die von $HgCl_2$ herabsetzt. Nach LEITNER ist die Hemmung der Metallwirkungen auf Bakterien durch Elekrolyte aus einer Hinderung der Adsorption des Metallions an die Mikroorganismen zu erklären.

RICHET und DUBLINEAU fanden eine kombinierte *antipyretische* und *Arsen*therapie bei den Trypanosomen der Maus sehr wirksam; GUNDEL und SEITZ die *Cardiazol-Chinin*kombination gegen Pneumokokken.

Viele Autoren beschäftigten sich zudem mit den Kombinationen von Immunstoffen oder auch der Strahlentherapie mit Desinfektionsmitteln, doch soll an dieser Stelle nicht darauf eingetreten werden.

Man kann sich trotz der Vielgestaltigkeit des Gebietes doch unmöglich des Eindrucks erwehren, daß brauchbare Mischungen auch bei den Desinfektionsmitteln im allgemeinen nur erreicht worden sind, wenn heterogene Körper kombiniert wurden.

Über die vielen Erklärungsversuche (FREI, EISENBERG und OKOLSKA u. a.), die meist nur rein theoretisch und experimentell unbegründbar sind, teilweise aber richtig sein mögen, ist von meinem Standpunkte aus zu sagen, daß gegenseitige physikalisch-chemische Beeinflussungen und entsprechend veränderte Einflüsse auf Zellmembranpermeabilität usw.

naturgemäß auch bei Vereinigung heterogener Substanzen eher zu finden sind als bei völlig gleichartigen.

Chemotherapeutica.

Auf die Bedeutung der Kombinationen auf dem Gebiete der Chemotherapie haben zuerst EHRLICH, KOLLE sowie UHLENHUTH hingewiesen. EHRLICH dachte dabei namentlich an die *Therapia magna sterilisans* bei besonders resistenten oder evtl. auch schon zum Teil arzneifesten Stämmen von Mikroorganismen, und vermutete, daß bei gleichzeitiger Einfuhr von Medikamenten aus verschiedenen Gruppen die ungleichen Toxizitäten der einzelnen Glieder aneinander vorbeigingen, während sich die chemotherapeutischen summierten. Eine Abnahme der Gesamtgiftigkeit dürfte in solchen Kombinationen oft eintreten, doch braucht sich das nicht unbedingt so zu verhalten. Im ersteren Falle wäre eine für den Menschen erträgliche Abtötung auf einen Schlag (Therapia magna sterilisans) leichter zu erreichen. Die von den Syphilitologen kombinierte Behandlung genannte, alternierende Einfuhr von Quecksilber bzw. Bismut und Salvarsan usw., bei der meist zuerst eine Salvarsan-, dann eine Quecksilbertherapie ganz durchgeführt wird, ist keine eigentliche Kombinationstherapie, man müßte sonst fast jeder arzneilichen Behandlung diesen Namen zuerkennen. Wir werden auch nicht auf sie eintreten. Durch EHRLICH, KOLLE und UHLENHUTH ist jedenfalls zuerst gezeigt worden, daß die spezifische Wirkung von Arsen-, Antimon- und Farbstoffpräparaten durch Kombination unter sich stark gesteigert erscheint.

SCHLOSSBERGER schreibt denn auch, daß die Kombinationstherapie in der gleichzeitigen (oder alternierenden) Einfuhr von Arzneimitteln mit verschiedenem Angriffspunkt bestehe, z. B. Quecksilber und Salvarsan bei Syphilis, Chinin und Salvarsan bei Malaria; und er nimmt an, daß die verschiedenen Mittel von verschiedenen Chemoreceptoren in der Parasitenzelle verankert wurden. TSUSUKI hat bei KOLLE eine ganze Reihe von Substanzen (Beispiel aus der sehr großen Reihe: Arsenophenylglycin-Tartarus stibiatus-Trypanblau) in ihrer Wirkung auf Trypanosomen untersucht und nur bei den ungleichartigen durch Kombination Potenzierungen des Gesamteffektes erhalten. Im einzelnen sei erwähnt:

Als Test dienten die NAGAMA-Trypanosomeninfektionen. Mit kleineren Mengen bekam TSUSUKI in Kombinationen bessere Wirkung und sicherere Heilung als mit größeren der einzelnen Komponenten. Die Kombinationen von Mitteln aus ein und derselben chemischen Gruppe gaben ungünstigere Resultate als die von Substanzen aus verschiedenen, chemisch weniger verwandten Reihen. Wenn er so mehrere Substanzen mit verschiedenen Angriffspunkten vereinigte, konnte er im Sinne EHRLICHs sterilisierende Arzneigemische herstellen, die für den Organismus relativ ungiftiger waren als ihre Einzelglieder und dabei wirksamer. Die besten

Resultate erhielt er bei gleichzeitiger Einfuhr von mindestens drei chemotherapeutischen Arzneimitteln. Die Arbeit nimmt oft Bezug auf meine Anschauungen, für die sie einen wertvollen Beleg darstellt.

Nacht und Werner, sowie Bilfinger zeigten, daß sich die *Chinin*resistenz mancher Malariafälle mit Salvarsan durchbrechen läßt und Morgenroth und Rosenthal konnten durch Brechweinstein chininfeste Trypanosomenstämme wieder *Chinin*-empfindlich machen. Zu erwähnen sind hier auch die zum Teil recht glücklich aufgebauten Metall-Salvarsan- und Metall-Atoxylverbindungen (Uhlenhuth u. a.).

Da die *Antimon*verbindungen an sich häufig nicht die ausreichende Wirksamkeit entfalten, sind gleichzeitige Behandlungen mit *Antimon*- und *Arsen*verbindungen von zahlreichen Forschern mit großem Erfolg durchgeführt worden. Auch hier spreche ich nur von der gleichzeitigen, nicht von der alternierenden Therapie. So haben Uhlenhuth und Hügel ein aus Antimontrioxyd und Arsensäure kombiniertes Präparat (Antimonium arsenicosum genannt) und Laveran ein *Anilinantimonylarsentartrat* verwendet (u. s. f.). Antimon wurde ferner mit *Silber, Kupfer* sowie mit Arsen und Silber kombiniert. Teils handelt es sich um Mischungen, teils um chemische Verbindungen. Auch mit Quecksilber wurde Antimon kombiniert (Uhlenhuth und Hügel sowie andere). Die Wirkungen wurden im allgemeinen gerühmt. *Wismut* wurde mit *arsen*haltigen Substanzen kombiniert (atoxylsaures Wismut, Wismut-Salvarsan usw.) mit *Kupfer* und *Saliyclsäure* und mit *Quecksilber*; *Quecksilber* mit *Arsen* (atoxylsaures Quecksilber). Die von vielen Klinikern mit Erfolg verwendete Mischspritze von Linser besteht im wesentlichen aus einer Quecksilberverbindung und Neosalvarsan. Auf die kombinierte Verwendung von *Chinin* mit *Salvarsan* oder mit *Brechweinstein* ist schon hingewiesen worden. Auch die Farbstoffe, namentlich die der Akridinreihe, wurden häufig mit anderen chemotherapeutischen Körpern verbunden. (Trypaflavin z. B. mit Cadmium, Kupfer, Silber und Gold; die Silberverbindung soll besonders wirksam sein.) Beliebt geworden sind die Verbindungen der neuerdings vielgebrauchten Sulfamide mit Farbstoffen. Da die meisten chemotherapeutischen Kombinationen aus neuen, durch die Vereinigung zweier Prinzipien entstandenen chemischen Individuen bestehen, die auch wieder etwas Besonderes darstellen können, die Zahl solcher Verbindungen endlos und die Resultate nicht leicht zu beurteilen sind, trete ich hier auf diesen Gegenstand nicht näher ein. Im allgemeinen handelt es sich um die gleichzeitige Einfuhr von an sich sehr wirksamen Körpern, die meist allein schon den gewünschten Erfolg garantieren. Mit Erfolg kombiniert wurden aber immer nur Stoffe aus verschiedenen Gruppen. Die Wirkungen scheinen oft potenziert, doch ist ein allgemeingültiges Urteil unmöglich. Das Ehrlichsche Postulat, durch Kombination stark differierender Stoffe mit verschiedener Toxizität die sterilisierende Dosis unschädlicher zu gestalten, scheint noch zu wenig systematisch verfolgt, geschweige denn erfüllt zu sein.

Homöopathische Medikamente.

Für die Mischungen von homöopathischen Medikamenten habe ich mich eine kurze Zeit lang interessiert, weil die Lehre HAHNEMANNs, namentlich seit der bekannten Publikation BIERs, wieder mehr in Diskussion stand, an der ich mich auch rege mitbeteiligt habe, dann aber auch, weil es mir möglich schien, die an sich experimentell nicht faßbaren, vielleicht aber doch vorhandenen Wirkungen solcher Arzneien durch Kombination nachweisbar zu gestalten. Die Homöopathen sind ja ihrer Schule gemäß gegen die Arzneikombination und nur die von der Richtung MADAUS' handeln hierin anders. Ich habe im Laufe dieser Darlegungen ab und zu auf die Tatsache hingewiesen, daß die mit Kombinationen gemachten Erfahrungen uns eigentlich zwingen, die unterschwelligen Dosen tiefer herabzusetzen als wir das, wenn wir uns nur auf die mit einzelnen Arzneien ausgeführten Experimente stützen, tun müssen; denn unterschwellige Dosen machen sich in Kombinationsarbeiten häufig recht erheblich geltend. Unsere Methoden sind ja nicht fein genug, um die allerkleinsten Einflüsse auch noch zu erfassen. Irgendwo aber muß eine Dose den Kleinheitsgrad erreicht haben, in dem sie ihre Wirksamkeit eingebüßt hat. Es war daher nicht a priori wahrscheinlich, daß sich selbst durch das Kombinieren etwas Bestimmtes für die Wirksamkeit homöopathischer Arzneien nachweisen lasse.

Ich habe nur drei solcher Kombinationen, alle aus der MADAUSschen Fabrik, untersuchen lassen. HAZAMO untersuchte die in dem Antineuralgicum Oligoplex vorhandenen Substanzen *Chinin-Aconitin-Antipyrin* und erhielt am Nervmuskelpräparat eine starke Potenzierung. Oligoplex A enthält Chinin. hydrochlor. D_2, Aconitin D_4, Antipyrin D_1, O. forte Ch. D_1, Ac. D_3, Ant. O. Mit diesen Mengen ließ sich im Experiment wenig erzielen. HAYASHI prüfte das Sedativum O., bestehend aus *Chinin. hydrochl.* D_2, *Acid. acetylsal.* D_1, *Gelseminin* nitr. D_4 (forte Ch. D_1, G. D_3, Acid. acetyls. O.) in der gleichen Weise. Chinin wirkte an sich schwächer als Gelseminin und Acid. acetylsal., die Mischung hatte überadditive Kraft. Man erhielt auch noch mit sehr kleinen Dosen Wirkungen, ob auch mit denen des Oligoplex war fraglich. In einer dritten Arbeit von VOGT wurde der Hypnotica-Oligoplex untersucht, bestehend aus *Lupulin, Veronal,* Extract. *Lactucae virosae, Avena sativa* und *Scopolam. hydrobrom.* Eine Wirkungspotenzierung trat nur bei Veronal-Scopolamin ein. Wirkungen von Avena sativa und Lupulin waren nicht nachzuweisen. Lactuca virosa wirkte etwas antagonistisch auf die Veronal-Scopolaminnarkose. Mit dieser dritten homöopathischen Kombination ließ sich also experimentell nichts anfangen. Interessant war bei diesen drei Arbeiten die starke, leitungsunterbrechende Wirkung von Aconitin und Gelseminin und ihr potenzierender Einfluß auf die mit ihnen verwendeten Substanzen. Schlüsse auf die Wirkung der genannten Arzneien in homöopathischen Dosen scheinen mir nicht gestattet, und zwar weder im positiven noch im negativen Sinne.

Varia.

Eine ganze große Reihe von Arzneimittel- oder Giftkombinationen haben sich in keine der besprochenen Gruppen eingliedern lassen. Ich mache daher die mir zweckmäßig erscheinenden Angaben über sie an dieser Stelle.

Olga Stender verband erregende *Morphindosen* mit *Strychnin* und erhielt potenzierte Werte.

Munch erhielt eine Potenzierung bei der *Strychnin-Chinin*kombination.

Moog gibt an, daß sich *Serum* und *Adrenalin* gegenseitig sensibilisieren. Das Serum hat vasokonstriktorische Eigenschaften.

Macht fand, daß Lösungen von *Milch* viel weniger toxisch für Pflanzen wie für Tiere sind als solche von *Fleisch*, daß sie aber zusammengegeben auf Pflanzen potenzierte Giftigkeit ausüben.

Mascherpa konstatierte einen synergistischen Einfluß von *Radium*emanationen auf die *Chloroform*narkose und nahm an, daß sie die Resorption des Chloroforms begünstigen. Auch andere Stoffe sollen in ihren Wirkungen durch Radiumemanationen ähnlich beeinflußt werden.

Epstein gibt an, daß der *Paraldehyd-*, der *Sandoptal-* und der tiefe *Chloreton*schlaf die *Thyroxindiurese* steigern und daß Luminal und kleine Chloretondosen sie hemmen (s. darüber die grundlegenden Arbeiten über Diuresebeeinflussung von Molitor und Pick). Hall und Chamberlin konstatierten, daß bei anästhesierten Katzen die Zunahme des Sauerstoffverbrauches durch *Dinitrophenol* bedeutend vergrößert wird, und zwar im Sinne einer Potenzierung, wenn gleichzeitig *Epinephrin* intravenös gegeben wird, und Alwall bekam dasselbe Resultat mit *Thyroxin*.

Fühner hat den Einfluß der *Calcium-Barium-* und *Strontium*ionen auf die *Guanidinerregung* des Muskels untersucht, die in Kontraktionssteigerung und fibrillären Zuckungen besteht. Calcium wirkt gegen beides antagonistisch, Barium synergistisch, Strontium, das im periodischen System zwischen den beiden anderen Elementen liegt, antagonistisch gegen die raschen, kräftigen Zuckungen, synergistisch auf den Tonus. Man denke hier unter anderem an die Eigenwirkung der Bariumsalze.

Die Giftigkeit von *Gasgemischen* wurde namentlich von Flury und seinen Mitarbeitern untersucht. Hofer prüfte die Mischungen von *Kohlenoxyd* mit *Schwefelwasserstoff* und *Blausäure* an weißen Mäusen und Katzen. Er konstatierte, daß die innerhalb 10 Minuten nicht tödlich wirkenden Konzentrationen von 0,04 Vol.-% H_2S und 0,5 Vol.-% CO bei Kombination innerhalb 10 Minuten töten können. Bei längeren Versuchszeiten genügte etwa die Hälfte der für die einzelnen Gase tödlichen Konzentrationen (Addition). Bei der Kombination CO + HCN führten 0,1 Vol.-% CO und 0,0018 Vol.-% HCN zu schwerer Lähmung, während dieser Wirkungsgrad sonst erst bei 0,25—0,3 Vol.-% CO bzw. 0,0045 Vol.-% HCN erreicht wurde (Potenzierung). WIRTH untersuchte die Kombinationen von *nitrosen* Gasen mit *Kohlenoxyd* an Katzen. Die nitrosen Gase oxydierten das CO bei den innegehaltenen Versuchsbedingungen nicht nachweisbar. Die Versuche ergaben, daß nach Einatmung dieser Gemische in bestimmter Zusammensetzung der Tod eintritt, während gleiche Konzentrationen der einzelnen Bestandteile höchstens leichte Erkrankungen hervorrufen. Wenn die tödliche Grenzkonzentration der einzelnen Gase bei einer Durchströmungsdauer von 90 Minuten 740 mg/cbm NO_2 und 0,4 Vol.-% CO betrug, so war sie dagegen für das Gemisch 410—425 mg/cbm NO + 0,16—0,17 Vol.-% CO. Der Tod trat zudem bei der Kombination rascher ein. WIRTH schreibt: „Auch wenn man die Unsicherheiten in der Beurteilung von Grenzkonzentrationen bei Gasvergiftungen berücksichtigt, zeigt sich bei den Versuchen wohl unzweifelhaft eine Wirkungssteigerung“ (Potenzierung). R. FISCHER hatte in früheren Versuchen die Mischung von *Schwefelkohlen*dampf und Schwefelwasserstoff in ihren Wirkungen additiv gefunden, LEHMANN dagegen potenziert. Eine Sensibilisierung für *Kohlenoxyd* durch *nitrose* Gase hat auch RUHIN festgestellt. FLURY und FORSTER konstatierten ferner, daß H_2S in einer Mischung mit geringen Mengen von Reizgasen Krämpfe und Atemnot viel früher und stärker auftreten läßt, als wenn es für sich allein eingeatmet wird. In seinen vielen, zum großen Teil noch nicht veröffentlichten Versuchen über Giftgasgemische fand FLURY im allgemeinen, wenn auch nicht immer, meinen Kombinationssatz bestätigt. Ich verweise ferner auf ZECHUISEN, der mit *Chlor* oder *Nitrosylchlorid* bzw. *Chlor* und *Stickdioxyd* arbeitete und die Gemische viel giftiger fand. Auf die besondere Bedeutung von Giftgasgemischen hat namentlich auch ZANGGER aufmerksam gemacht.

BACKMANN und LINDBERG erhielten eine Inversion der Adrenalinwirkung am Kaninchenuterus durch *Atropin* und AMSLER am isolierten, mit *Nicotin* und *Ergotamin* vorbehandelten Froschherzen für Adrenalin, das dann diastolisch statt systolisch wirkte. Schließlich möchte ich doch nicht unerwähnt lassen, daß meine Kombinationsregel auch auf anderen Gebieten Eingang gefunden hat. Ich verweise hier namentlich auf die sehr sinnreichen Ergebnisse und Ausführungen von J. BOAS über rationelle Nahrungsmittelkombination in der *Diättherapie*.

Antagonismen.

Die antagonistischen Wirkungen zweier Medikamente eingehend zu besprechen würde weit über den Rahmen eines Buches hinausgehen, das die Arzneikombinationen zum Gegenstand hat. Richtige Antagonisten gleichzeitig zu verabreichen stellt einen therapeutischen Widersinn dar, und eine Besprechung der eventuellen Behandlung von Vergiftungen durch Gegenmittel hat mit Arzneikombinationen nichts zu tun. Ich werde also auf die gegensätzliche Wirkung parasympathisch erregender und lähmender Arzneien, auf den Antagonismus Adrenalin-Ergotamin, Adrenalin-Acetylcholin oder Adrenalin-Insulin u. a. nicht eintreten. Viele teils synergistisch, teils antagonistisch wirkende Gifte sind auch nur untersucht worden, um Angriffspunkte mehr oder weniger sicher herauszufinden. Solche Arbeiten wären hier nur zu erwähnen, wenn sie für das gegebene Thema einige Bedeutung hätten. Dagegen war es nötig, auf antagonistische Nebenwirkungen in im ganzen positiv synergistisch wirkenden Kombinationen einzutreten, da sie sich in der Therapie mit solchen Gemischen geltend machen und zudem theoretisches Interesse haben können. In dem Kapitel über die Kombinationen von antipyretischen mit narkotischen Arzneien haben wir solche therapeutisch wichtigen, antagonistischen Begleiterscheinungen des analgetischen Effektes kennengelernt, und auch in anderen Abschnitten habe ich das mir nötig Scheinende erwähnt. Ich möchte daher an dieser Stelle nur noch sagen, daß antagonistischen Nebenwirkungen oder aber dem Umschlag eines positiven Synergismus der Hauptwirkungen in einen negativen, wie er bei bestimmten Dosen auftreten kann, für Kombinationen so gut Aufmerksamkeit zu schenken ist wie schließlich für jede einzelne Arznei. Nicht zu vergessen ist auch, daß der kranke, nach dieser Richtung wenig untersuchte Organismus auf viele Arzneien gegensätzlich reagiert wie der gesunde, oft übrigens erst, nachdem er eine lange Zeit hindurch mit einem bestimmten Medikamente behandelt worden war. Alle erfahrenen Ärzte — und ich gehörte früher auch zu ihnen — werden mir z. B. zugeben, daß Patienten, die lange Zeit hindurch unter dem Einfluß der Digitalis standen, schließlich nicht nur nicht, sondern sogar schlecht auf Fingerhutpräparate reagieren. Aus den sehr wichtigen Arbeiten von HEUBNER über die *Allobiose* haben wir gelernt, daß Medikamente die Erfolgsorgane in einen dauernd veränderten Zustand versetzen können, und auch LENDLE erklärt die Erscheinungen der Digitaliskumulierung aus einer Schädigung des Herzens durch das Mittel. Nicht nur der in den Arzneien selbst vorhandene, sondern auch der von dem krankhaften Organismus ausgelöste Antagonismus ist daher in der Therapie jeweilen zu beachten, doch scheint mir die Einsicht in diese eigenartigen Verhältnisse noch nicht groß genug, um hier mehr als Andeutungen geben zu können. Auf die Literatur über antagonistische Wirkungen von Arzneien und Hormonen, an der namentlich die englischen und amerikanischen Zeitschriften sehr reich sind, die aber außerhalb der Interessensphäre dieses Buches liegt, trete ich nicht ein.

Teildosenpotenzierung.

Nicht lange nach meinen ersten Kombinationsarbeiten geriet ich auf den Gedanken, nachzusehen, wie stark ein und dieselbe Dosis ein und desselben Stoffes wirke, wenn man sie nicht auf einmal, sondern in zwei Teildosen kurz nacheinander verabreicht. Es ließ sich leicht feststellen — und ich habe, wie man sehen wird, eine ganz beträchtliche Zahl solcher Untersuchungsreihen ausführen lassen —, daß man durch Spaltung der Dosis bei vielen — nicht bei allen — Arzneien zu einer Wirkungssteigerung gelangt, die ich Potenzierung durch das Nacheinander von Teildosen oder kurz *Teildosenpotenzierung* genannt habe. GORDONOFF, der die ersten Resultate meines Institutes über diese Erscheinung zusammengefaßt veröffentlichte, nannte sie „Zeitpotenzierung". Ich selber habe diesen Ausdruck nie gebraucht und halte ihn auch nicht für zutreffend. Zudem wurde er von KOCHMANN früher und für etwas ganz anderes verwendet (s. S. 70) und ist daher für das, was ich Teildosenpotenzierung genannt habe, fallen zu lassen. Die ersten Untersuchungen über die Wirkungsvermehrung durch Teilung der Dosis machte auf meinem Laboratorium BEINASCHEWITSCH. Wenn ich zunächst einmal das Wesentliche aus ihren und den vielen anderen Arbeiten meines Institutes über den gleichen Gegenstand herausgreife und an einem realen Beispiele bespreche, so bedeutet die Teildosenpotenzierung, daß 0,01 Morphin. hydrochl. in zwei Dosen von 0,005 in einem Intervall von 5—10 Minuten nacheinander verabreicht, ungefähr doppelt so stark wirkt, als wenn man die ganze Dosis auf einmal gibt. Die Intervalle dürfen für diese Substanz nicht größer sein, sonst tritt eine mit dem Intervall zunehmende Abschwächung des Effektes ein, die unter den mit der ganzen Dosis erzielten heruntergeht. Nun gibt allerdings gerade das Morphin für den Experimentator kein gutes Beispiel für die Teildosenpotenzierung ab. Ich habe schon früher hervorgehoben, wie groß die Differenzen in der Empfindlichkeit der verschiedenen Tiere, die wir zu Versuchszwecken gebrauchen, dem Morphium gegenüber sind, und wie schwer es ist, von mit ihnen erhaltenen Ergebnissen auf die Verhältnisse bei dem besonders morphiumempfindlichen Menschen zu schließen. Ich möchte daher an dieser Stelle, bevor ich auf die grundlegenden Experimente eintrete, bemerken, daß verschiedene berühmte Kliniker, so TH. KOCHER und WALTHARD, auf mein Anraten hin auch das Morphin am Menschen in Teildosen gegeben und ausgezeichnete Resultate damit erzielt haben. Ich gebe zur Illustration außerdem einen Fall wieder, den ich selber eingehend beobachtet habe.

Es handelte sich um einen 30jährigen, an generalisierter Arthritis gonorrhoica leidenden Mann, der unsägliche Schmerzen hatte und jeden Abend seine Dosis Morphium haben mußte. Als infolge der eingetretenen Gewöhnung 0,02 Morph. hydrochl. subcutan gegeben keine Wirkung mehr ausübte, frug mich der behandelnde Arzt, der, wie so viele Ärzte, Bedenken hatte, mit der Dosis noch höher zu steigen, um Rat. Ich empfahl statt der Dosis 0,02, die keinen Schlaf mehr brachte, zwei

Teildosen von je 0,01 in einem Intervall von 5 Minuten zu injizieren. Die Maßnahme hatte restlosen Erfolg. Der Patient schlief von da an in den zehn nachfolgenden Nächten mit 2mal 0,01 Morphium ausgezeichnet, ohne durch Schmerzen gestört zu werden. Nachher trat dann freilich wieder Gewöhnung ein und die Gesamtdosis mußte erhöht werden. Es gelang aber immerhin durch beständige Verwendung von Teildosen die notwendige Steigerung der Morphinmenge bedeutend langsamer eintreten zu lassen, als das bei Einspritzung der Gesamtdosis auf einmal notwendig gewesen wäre.

Ich kenne noch eine Reihe ähnlicher Fälle, die ausreichend beweisen, daß die Teildosenpotenzierung für das Morphin ebensosehr gilt wie für die anderen gebräuchlichen Narkotica, und daß sie nicht nur theoretische, sondern eminent praktische Bedeutung hat. Diese Applikationsart am Menschen war aber erst möglich, nachdem sie ausreichend durch Tierexperimente begründet war. Die Versuche von BEINASCHEWITSCH wurden an Kaninchen mit Urethan und mit Morphium vorgenommen. Bei Verwendung von Urethan waren die Resultate sowohl ausgeprägter als auch einheitlicher wie bei den Morphinversuchen. Im allgemeinen betrug bei den ersteren die Verstärkung, wenn zwischen den zwei Injektionen Intervalle von 5—10 Minuten lagen, ungefähr das Doppelte der Gesamtdosis. Auch bei Verwendung von Morphin ergab sich für die Teildosen eine Zunahme und Vertiefung der Narkosedauer, aber sie war nicht so beträchtlich und trat nicht immer, nur in der Mehrzahl der Fälle auf.

Es ist überhaupt, wie früher schon betont wurde, nicht leicht, mit Morphium beim Kaninchen, ja überhaupt bei irgendeinem Tiere, quantitativ klar abschätzbare Resultate zu erhalten.

Die Intervalle zwischen den zwei Injektionen durften 10 Minuten bis zu einer Viertelstunde nicht überschreiten, sonst trat deutliche Abschwächung der Wirkung ein. Das letztere versteht sich leicht, da das Erfolgsorgan bei einer Wahl von längeren Intervallen Zeit findet, sich der vergiftenden Substanz zu entledigen. BEINASCHEWITSCH gab die Gesamtdosis auch in 3 oder gar 4 Teildosen, fand aber die Wirkung dadurch gegenüber der Zweiteilung nicht weiter verstärkt.

Über die ersten Serien der weiteren Arbeiten meines Institutes auf diesem Gebiete hat dann GORDONOFF berichtet. Man findet in dieser Publikation zunächst eine Angabe über Versuche, die SCHREINER in Stuttgart an Hunden ausgeführt hat, und in denen meine Resultate bestätigt worden sind. STORM VAN LEEUWEN hat, ohne eigene Experimente angestellt zu haben, BEINASCHEWITSCH den Vorwurf gemacht, daß in ihren Arbeiten die individuelle Empfindlichkeitsverschiedenheit der Tiere keine Berücksichtigung gefunden habe. Sie wurde aber tatsächlich nicht nur berücksichtigt, sondern auch durch die verschieden starke Reaktion der einzelnen, mit gleichen Dosen behandelten Kaninchen bestätigt. Nur war sie nie so groß, daß der Hauptbefund dadurch modifiziert worden wäre. Ich habe dann die Experimente, um diesem

Einwand dennoch zu begegnen, zunächst so variiert, daß sowohl die Gesamtdosis wie auch die Teildosen an ein und demselben Tiere unter Einschaltung von Pausen, die zur Vermeidung von Gewöhnungserscheinungen nötig waren, ausgeführt wurden. So hat KOJOK Versuche mit *Medinal* an Kaninchen ausgeführt, einem Barbitursäurederivat (lösliches Veronal-Na), das übrigens nach seinen Feststellungen bei längerer Verwendung nicht zu Gewöhnung führte. Mit diesem Präparate erhielt er Resultate, die mit den von BEINASCHEWITSCH angegebenen übereinstimmten. Unwirksame Dosen wurden durch Verzettelung wirksam, wirksame erzeugten durch Dosenverteilung tiefere und länger anhaltende Narkosen. Die Potenzierung betrug das 1,5—4,7fache des Einzeldoseneffektes. Bei intravenöser Applikation waren die Unterschiede prinzipiell die gleichen, nur erschienen sie nicht so groß, offenbar wegen des schnelleren Eintretens und dementsprechend rascheren Abklingens der Wirkung.

Über Zahl der Teildosen und Größe der Intervalle hat KONO unter Verwendung von Urethan gearbeitet. Seine Resultate ergaben, daß durch die Verteilung nicht nur die Dauer der Narkose verlängert, sondern auch ihr Eintritt beschleunigt werde, daß ferner der narkotische Effekt um so stärker sei, je mehr Teildosen gegeben werden, allerdings sei der Unterschied zwischen 10 und 20 Teildosen nicht mehr deutlich. Bei großen Mengen sind für die Verteilung größere, bei kleinen kleinere Intervalle vorteilhafter. Die besten Resultate wurden bei subcutaner Injektion erzielt, wenn ein Intervall von nur 3 Minuten gewählt wurde. Im Gegensatze zu BEINASCHEWITSCH erhielt KOJO eine weitere Wirkungsverstärkung, wenn er statt zweier drei und noch mehr Teildosen verwendete. Da LENDLE inzwischen zu etwas abweichenden Resultaten gelangt war, habe ich die Versuche über die Verstärkung narkotischer Medikamente noch weiter fortsetzen lassen. LENDLE konnte meine Ergebnisse nur in geringem Maße bestätigen. Bei intravenösen und intraperitonealen Injektionen erhielt er durch Verwendung von Teildosen keine Wirkungssteigerung. Kurze Intervalle hatten bei subcutaner Einverleibung größere Effekte als längere. Die maximale Wirkung trat bei Dosenverteilung rascher ein als bei einmaliger Applikation. LENDLE führt daher die bei Verteilung einer Giftdosis auch von ihm teilweise konstatierte Wirkungssteigerung auf die lokale Verteilung und die dadurch bedingte Resorptionsbeschleunigung zurück.

Aus den weiteren Untersuchungen meines Institutes ergab sich zunächst das gleiche, von BEINASCHEWITSCH und KOJO gefundene Hauptresultat, gleichzeitig zeigten sich aber auch quantitativ erhebliche Unterschiede je nach der Wahl des Schlafmittels. So fanden sowohl PISMENAJA wie JASHUNSKAJA das *Chloralhydrat* bedeutend weniger geeignet für die Teildosenpotenzierung als das mit ihm auch von ihnen verglichene Urethan (dessen gleichmäßig narkotische Wirkung allerdings ohnehin jedem erfahrenen Experimentator aufgefallen sein muß). Zu ähnlichen Resultaten kam K. TANAKA, der die narkotische Wirkung des Urethans durch Verzettelung der Dosis allerdings verstärkt sah, nicht aber die auf Herz und Gefäße.

KAWAKARA untersuchte die bei Chloralhydrat vorliegenden Verhältnisse etwas eingehender. Auch er konstatierte eine Steigerung der narkotischen Wirkung durch Verteilung der Dosis und zeigte unter anderem, daß eine an sich unwirksame Menge durch diese Maßnahme einen starken narkotischen Effekt hervorrufen könne, ferner daß bei diesem Medikament Intervalle von 1 Minute die sichersten Resultate ergeben und daß die Narkose bei Verzettelung der Dosis rascher eintritt als bei Verwendung der Gesamtdosis. Andererseits war aber der Unterschied zwischen Gesamtdosis und Teildosen bei Verwendung größerer Mengen weniger ausgeprägt als bei kleineren.

Eine Anzahl anderer Laboranten beschäftigten sich mit der gleichen Frage bei subcutaner Verabreichung von Barbitursäurederivaten.

So verglich MARKS HIRSCH die Verhältnisse bei Injektionen von *Urethan* und von *Medinal* (wie früher KOJO) an Fröschen. Er erhielt ganz erhebliche Teildosenpotenzierungen bis zum 4fachen der Gesamtdosis, wenn er 10 Teildosen mit je 1 Minute Intervall injizierte, und zwar bei beiden Präparaten. Auch er konstatierte, daß unwirksame Gesamtdosen durch Verteilung oft wirksam werden und daß durch Verzettelung die Wirkung rascher erfolgt. Hingegen fand er große Mengen für die Teildosenpotenzierung wirksamer als kleine. Die geringfügig erscheinenden Intervalle hatte er mit Rücksicht auf die Kleinheit der Tiere mit Recht gewählt.

R. GASSER gab *Somnifen, Veronal-Natrium* sowie — zum Vergleich — *Urethan* intravenös. Die Frage war nämlich berechtigt, ob die geringere Teildosenpotenzierung bei intravenöser Applikation nicht vielleicht auf eine unrichtige Wahl des Intervalles zurückzuführen sei. Aus seinen Untersuchungen ging hervor, daß dem Urethan von den drei gewählten Substanzen die stärkste Teildosenpotenzierung zukommt, daß bei Einspritzen in die Venen das Intervall von $^1/_2$ Minute für Urethan den größten Effekt gibt und daß die Intervalle nicht mehr als 2 Minuten betragen dürfen, daß aber für Veronal-Natrium ein Intervall von 2 Minuten die besten Resultate gibt. Somnifen eignete sich für diese Prüfungen weniger gut, vielleicht weil es durch Verdünnung mit Wasser oder physiologischer Lösung an Wirksamkeit verliert. Doch waren die Ergebnisse bei diesem Mittel bei Verwendung von konzentrierten Lösungen prinzipiell dieselben. Auch bei diesen Versuchen wurde der Eintritt der Narkose durch Dosenverteilung beschleunigt. Ähnliche Ergebnisse erhielt JNO SHIGERO mit *Somnifen* und *Luminal*. Die Teildosenverstärkung betrug bei seinen Versuchen 25—50%. Die Arbeit von T. KUROSE bedeutete eine Nachkontrollierung der Mitteilungen LENDLEs. Er wählte als Versuchstiere *Frösche* und *Ratten*, daneben allerdings auch *Kaninchen*, indem er die GASSERschen Untersuchungen teilweise wiederholte, und als Medikamente *Amylenhydrat* und *Isoamylenhydrat*. Die von LENDLE verwendeten Dosen fand er im allgemeinen gänzlich unwirksam. Bei Fröschen zeigten sich Teildosenverstärkungen von 90% (gegen 20% nach LENDLES Angaben). Dagegen erhielt er bei intraperitonealer Injektion an Ratten etwas widersprechende, im ganzen schwach positive Resultate, und bei Kaninchen die gleichen Ergebnisse wie GASSER. Er glaubt, daß sich die intraperitoneale Injektion für die Teildosenpotenzierung nicht eigne, weil die Resorption der Substanzen dabei so rasch erfolge, daß die Intervalle nicht klein genug gewählt werden können. Die Verschiedenheit der Ergebnisse LENDLES schien damit einigermaßen aufgeklärt. Ich habe mit Bezug auf die Narkotica dann noch einige Versuchsreihen mit *Morphium* ausführen lassen, mit dem sich in den Arbeiten von BEINASCHEWITSCH und KOJO nur geringere und stark wechselnde Teildosenverstärkungen hatten erzielen lassen. Auch JASHUNSKAJA hatte mit diesem Alkaloid nur geringe Potenzierungen erhalten. Meine anderen Mitarbeiter beobachteten gleichzeitig die Wirkung des Morphins auf das Großhirn und auf das Atemzentrum; und UCHIDA sowie JAICHERA erhielten dabei *deutliche Teildosenpotenzierungen der narkotischen, aber nicht der atemlähmenden Wirkung*. Dieser Befund scheint für die Richtigkeit der Ansicht H. H. MEYERS über die Teildosenpotenzierung zu sprechen. MEYER nimmt an, daß bei Zellen, die das Gift mit großer Avidität an sich reißen, die Gesamtdosis auf einmal gegeben am stärksten wirke, bei weniger aviden die Teildosen. Diese Hypothese wäre jedenfalls geeignet, die Unterschiedlichkeit der Gifte in dieser Hinsicht, auf die ich noch zu sprechen kommen werde, einigermaßen zu erklären.

Wenn die Teildosenpotenzierung aber auch für alle von mir und meinen Mitarbeitern untersuchten Narkotica Gültigkeit hat, was ich mit Rücksicht auf die Großzahl der Untersuchungen mit Bestimmtheit sagen darf, so war damit die Frage, ob sie auch für andere und für welche andere Medikamente sie Gültigkeit habe, noch nicht entschieden. Nicht nur die vorsichtigen, theoretischen Erwägungen H. H. MEYERS, sondern auch einige frühere Arbeiten über das *Atropin*, die mit Bezug auf seine Toxizität zu abweichenden Resultaten gekommen waren, aber nie abgeschlossen wurden, veranlaßten mich, von Anfang an zu betonen, daß die Teildosenpotenzierung nicht für alle Arzneien zu gelten habe. Schon aus den letztgenannten Arbeiten (UCHIDA, JAICHIRA) hat man entnehmen können, daß auch ein und dasselbe Medikament (Morphin) nicht in all seinen Wirkungen Teildosenpotenzierung zu zeigen. braucht. Es ist übrigens therapeutisch nur von Vorteil, wenn Morphin verzettelt gegeben eine stärkere schlafmachende, aber keine größere atmungshemmende Wirkung aufweist. Ich ließ zunächst das *Lobelin* in seiner antagonistischen Wirkung zu dem die Atmung lähmenden Einfluß des *Morphins* untersuchen (TAGACHI). Wir kamen aber zu keinem sicheren Resultat, da wir das Lobelin entgegen den Angaben WIELANDs überhaupt sehr wenig wirksam, hie und da sogar die Atemlähmung des Morphins verstärkend fanden. Dagegen erhielt MURAMATZU mit *Coffein* sowie mit *Strychnin* eine deutliche Verbesserung der Frequenz sowie auch des Volumens bei der durch Morphin beeinträchtigten Atmung, und die Verteilung der Dosen erhöhte den Effekt um 40—50%. *Nicotin* und *Scopolamin* erregen dagegen an sich nur schwach, und die Verzettelung der Gesamtdosis blieb ohne sichtbaren Erfolg.

Anläßlich der früher erwähnten, nicht abgeschlossenen Versuchen GAWRILOFs u. a. über das Atropin waren die Allgemeintoxizitäten von *Strychnin* und *Cocain* mituntersucht worden und auch hier war eine Teildosenpotenzierung nicht zu erfassen gewesen. In den Versuchen war aber auch zu wenig auf die Einzelwirkungen geachtet worden. NAKAMURA konnte dann zeigen, daß das Atropin, in Teildosen in den Bindehautsack eingeträufelt, eine stärkere Mydriase erzeugt als wenn man die Gesamtdose auf einmal verwendet, und INOUYE hat diesen Befund auf der ophthalmologischen Klinik von Prof. A. SIEGRIST am Menschen nachgeprüft und vollauf bestätigt. Ein analoges Resultat erhielt OKAMOTO mit Bezug auf die *miotische* Wirkung von *Pilocarpin*. Er hatte übrigens, wie NAKAMURA, um individuelle Schwankungen zu vermeiden, immer das gleiche Tier bei den beiden Applikationsarten verwendet und zwischen die Vergleichsversuche jeweilen eine Ruhepause von 8—10 Tagen eingeschaltet. Die Pupille wurde nicht nur stärker, sondern auch anhaltender verengt. AMAKURA fand die Teildosenpotenzierung bei der durch Physostigmin erhöhten Speichelsekretion ebenfalls.

TAKAHASHI untersuchte die gleiche Frage bei der *Diuresewirkung* der Methylxanthine. Zur Verwendung kamen *Coffein, Theobromin* und *Theocin*. Die Substanzen wurden teils bei subcutaner, teils bei intravenöser Applikation untersucht. In nahezu allen Fällen konnte er eine Steigerung der Wirkung durch Dosenverteilung feststellen, aber nur wenn er relativ kleine Intervalle (2—10 Minuten) wählte. Die Zunahme des Effektes war selten eine sehr beträchtliche, da die Diurese, die von der im Körper vorhandenen Flüssigkeitsmenge abhängig ist, nicht über ein gewisses Maß steigen kann, aber sie war genügend groß, um Schlüsse ziehen zu dürfen. Wie in der Arbeit von SCHLOSSER (s. S. 84f.), wurden die Versuche an Kaninchen ausgeführt, die 24 Stunden vor dem Versuch ohne Wasser und Nahrung gelassen waren, und denen der Urin stündlich durch Katheterisieren entnommen wurde. Die Vergleiche wurden immer am gleichen Tier ausgeführt. Die Zahl der Experimente mußte, da auch Dispositionsmomente störend eingreifen konnten, eine beträchtliche sein. Oft wurde die Gesamtdosis zuerst und nach einigen Tagen wurden die Teildosen verabreicht, oft ging man umgekehrt vor.

Ich habe ferner die Wirkung verschiedener Arzneien auf *isolierte* Organe nach der gleichen Richtung hin untersuchen lassen. K. SAKAI hat in Verfolgung desselben Zieles *Physostigmin* und *Pilocarpin* auf den isolierten Darm einwirken lassen, und dabei den Effekt von Dosen und kurz nacheinander folgenden Halbdosen geprüft. Auch er beobachtete regelmäßige Teildosenwirkungssteigerung. Aus seinen vielen, sehr schönen und überzeugenden Kurven gebe ich hier zwei Beispiele (Abb. 24 u. 25).

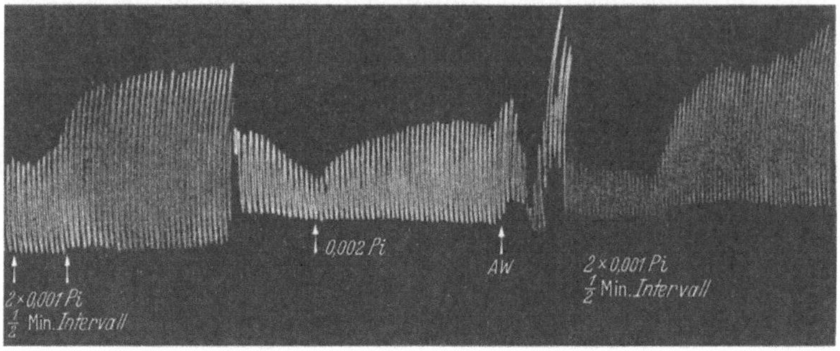

Abb. 24.

Zu weiteren Versuchen in der gleichen Richtung diente das STRAUBsche Froschherz, auf das wir verschiedene Herz- und Herznervenmittel einwirken ließen. KATO gab *Chloralhydrat*, *Nicotin*, *Physostigmin*, *Pilocarpin*, *Acetylcholin*, *Adrenalin*, *Spirit. camphoratus* und *Digalen*,

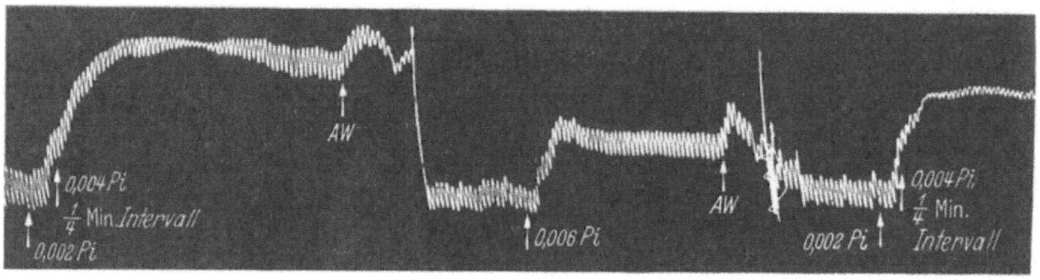

Abb. 25. Pilocarpin in Ganz- und in Teildosen.

OKAMOTO *Infus. digitalis*, *Tinctura digitalis*, *Digalen*, *Digifolin*, *Digitalisat Golaz*, *Digipurat*, *Tinct. strophanthi* und *Digitaline Nativelle*. In der gegenwärtigen Zeit, in der uns viele reine Glykoside der Digitalisgruppe zur Verfügung stehen, würden wir die Auswahl selbstverständlich anders treffen. Für die vorliegende Frage hat das aber sehr wenig zu bedeuten. KATO, der z. B. der Nährflüssigkeit des STRAUBschen Froschherzens das eine Mal 0,01, das zweite Mal 2mal 0,005 *Digalen* zusetzte, konstatierte bei diesen und ähnlichen Versuchen regelmäßig, daß die bekannte Verkürzung des Kardiogrammes durch Heraufrücken der Fußpunkte immer viel deutlicher ausgeprägt war, wenn Teildosen (Halbdosen) gegeben wurden (Abb. 27). Noch deutlicher war diese Wirkung bei Verwendung von 0,02 Digalen bzw. 2mal 0,01. Chloralhydrat verursachte in einer Konzentration von 1:1000 ein erhebliches Sinken der Kurve, als aber zweimal nacheinander 1:2000 zugesetzt wurde, stand das Herz still. Die zahlreich wiederholten Versuche ergaben immer dasselbe Resultat, und es machte keinen Unterschied, ob man die Gesamtdosis vor oder nach

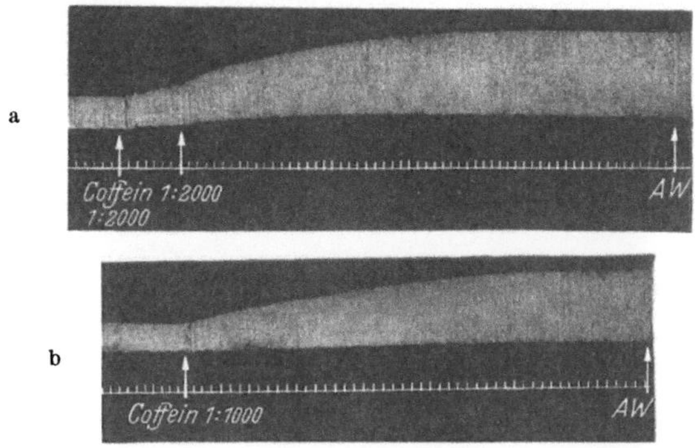

Abb. 26a und b Coffein. a: Teildosen; b: Gesamtdosis.

den Teildosen gegeben hatte. Zwischen den zu vergleichenden Versuchen wurde das Organ jeweilen ausgewaschen. Mit Acetylcholin, Nicotin, Physostigmin, Pilocarpin, Atropin, Coffein und Adrenalin wurden die prinzipiell gleichen Ergebnisse in verschieden ausgeprägtem Maße erzielt.

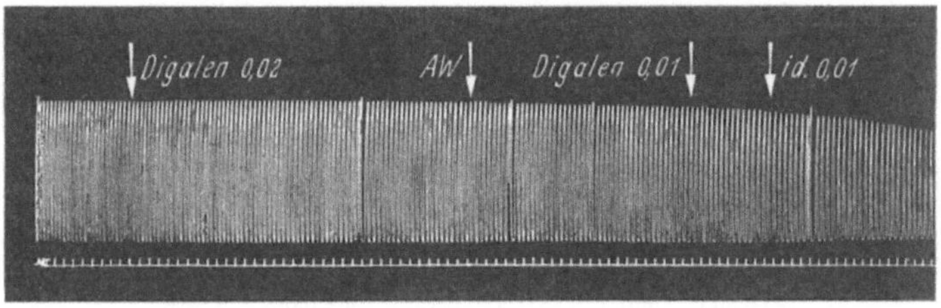

Abb. 27.

Wir geben hier einige Kurven KATOs und OKAMOTOs wieder, die das Gesagte illustrieren mögen.

Die Resultate von OKAMOTO reihen sich den von KATO erhaltenen an. Er erzielte mit den angegebenen Digitalispräparaten regelmäßig Teildosenpotenzierungen. Die Teildosenwirkung war am stärksten, wenn die Intervalle so gewählt wurden, daß die zweite Menge wirkte, wenn der Effekt der ersten noch nicht ganz verklungen war.

Schließlich möchte ich noch kurz die Versuche von TANAKA erwähnen, der prüfte, ob *Chloralhydrat* in verzettelten Dosen gegeben nicht nur eine Narkosesteigerung, sondern auch eine stärkere Herzschädigung hervorrufe. Er narkotisierte Frösche, die er in der Höhe der Narkose fensterte, um die Herzwirkung zu beobachten. Die geteilten Dosen hatten aber nur für die Narkose, nicht aber mit Bezug auf die Herzschädigung potenzierte Wirkung, wenigstens ließ sich das letztere mit dieser etwas einfachen Versuchsanordnung nicht nachweisen. Ich möchte nicht versäumen, hier noch zu erwähnen, daß die Teildosenpotenzierung von anderer Seite auch für Desinfektionsprozesse nachgewiesen worden ist. So von Rapp, der durch Verzettelung der Zusätze von Desinfektionsmitteln zu Bakterienkulturen stärkere Wirkungen erhielt.

a

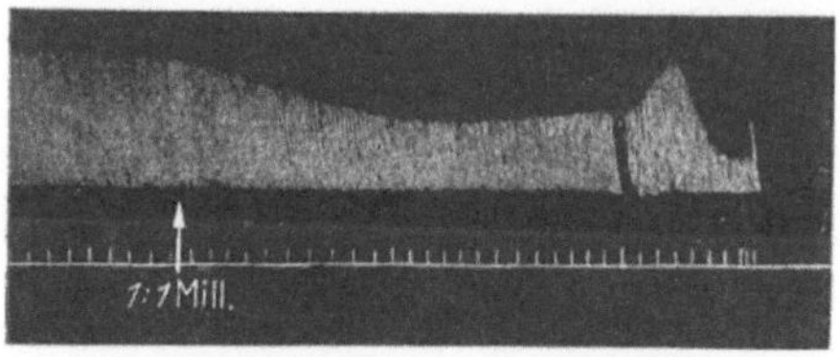

Einmalige Wirkung von 1:1 Mill.

b

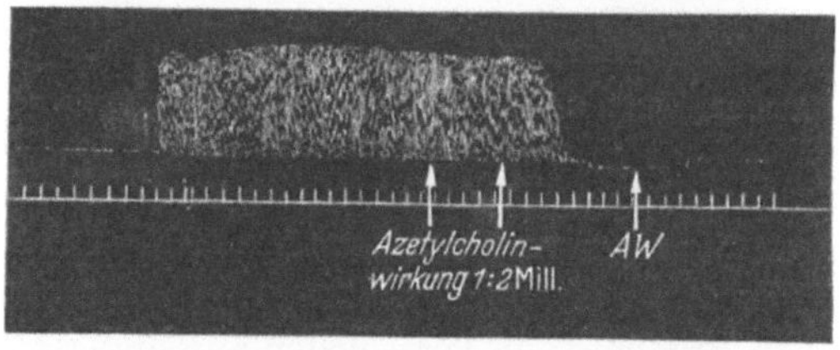

Zwei Teildosen von 1:2 Mill. (Herzstillstand).

c

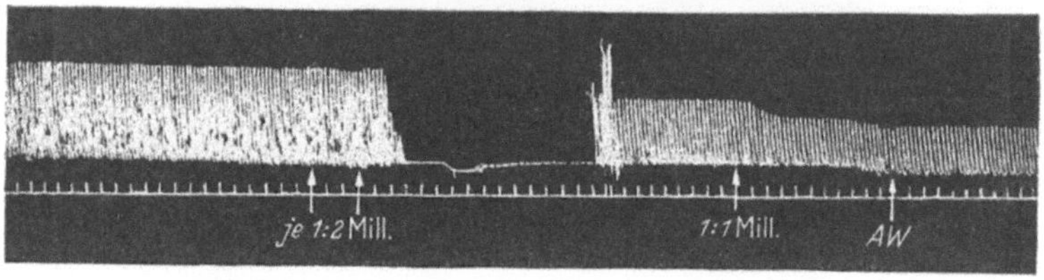

Erstmals 2 mal 1:2 Mill. (Herzstillstand) dann 1:1 Mill.

Abb. 28a—c. Azetylcholinwirkung auf das isolierte Froschherz.

Ich zitiere außerdem noch die Arbeit von Richet, der feststellte, daß der tierische Organismus durch den Einfluß einer Cocaingabe für die nachfolgende Zufuhr der gleichen Substanz empfindlicher wird.

Die Teildosenpotenzierung braucht aber, wie ich schon hervorgehoben habe, nicht für alle Arzneien Gültigkeit zu haben. Wir selber haben außerdem festgestellt, daß sie sich offenbar auch nicht bei Verwendung ein und desselben Agens an allen Erfolgsorganen kundgibt.

Ich habe nun für diese Erscheinung auch eine Erklärung zu geben versucht, die selbstverständlich eine Hypothese darstellt und daher das Schicksal aller solcher Theorien teilt, nicht bewiesen werden zu können. Diese Hypothese hat zudem für mich den Ausgangspunkt für meine

Erklärung der potenzierten Eigenschaft einer Klasse von Kombinationen dargestellt, und sie muß hier auch deshalb besprochen werden. Bevor ich jedoch auf sie eintrete, möchte ich doch noch erwähnen, daß ähnliche Wirkungen wie die Teildosenpotenzierung auch bei Nervmuskelreizungen mit dem faradischen Strom zu beobachten sind. Das Nacheinander von kleinen Einzelwirkungen scheint also nicht nur für die Pharmaca oft mit einem gesteigerten Effekt verbunden zu sein. Meine Annahme war und ist nun diese, daß ein Erfolgsorgan aus einer bestimmten Menge Arznei mehr an wirksamer Substanz aufnehmen kann, wenn diese Menge in zwei (oder mehreren) Teildosen an dasselbe herangelangt, als wenn sie mit der ganzen Menge auf einmal in Berührung kommt. Ich nahm an, daß sie dabei mehr Zeit hat, sich mit der Arznei physikalisch oder chemisch zu beladen und verglich das mit chemischen Reaktionen, deren Ablauf auch je nach der verfügbaren Zeit ausgiebiger oder weniger ausgiebig vor sich geht. Hier muß ich nun zunächst einem Einwand von LENDLE begegnen. Wir haben die Teildosen *niemals* auf die Gesamtdosis berechnet mit mehr Flüssigkeit injiziert als die Gesamtdosis selber. War z. B. die Gesamtdosis in einem Kubikzentimeter H_2O gelöst, so gaben wir die zwei Teildosen in je einem halben Kubikzentimeter, d. h. wir verabreichten im ersten Falle die ganze, im zweiten die halbe Spritze. Nun wird natürlich jedes gegebene Quantum sogleich im Blute verdünnt, und diese Verdünnung dürfte so groß sein, daß der Lösungsgehalt der Spritze daneben kaum in Frage kommt. Sicherlich kommen daher die kleineren Mengen verdünnter an das Erfolgsorgan heran als die größeren. Die Gesamtquantität des Mittels aber ist in beiden Fällen dieselbe. Von ihm kann das Erfolgsorgan nur einen kleineren Teil aufnehmen, da mit der Fortbewegung der Substanz durch die Zirkulation gerechnet werden muß. Es ist dementsprechend durchaus berechtigt, zu sagen, das Erfolgsorgan hat bei Verwendung von Teildosen mehr Zeit die Arznei physikalisch oder chemisch aufzunehmen. Ich sage nicht, es sei so, ich sage nur, es sei gerechtfertigt, diese Auffassung zu haben und mit ihr die Teildosenpotenzierung auch zu erklären. LENDLE betont allerdings, daß das Plus an Zeit nur durch das Intervall bedingt und daß dieses zu kurz sei, um meine Hypothese möglich erscheinen zu lassen. Aber auch eine Minute ist für die Aufnahme einer Arznei keine kleine Zeit. Nach meiner Hypothese handelt es sich auch gar nicht um eine Sensibilisierung des Erfolgsorganes, wie sie von LENDLE diskutiert wird, sondern um eine Mehraufnahme an wirksamer Substanz. Im übrigen möchte ich doch noch beifügen, daß sich über Hypothesen, die zur Erklärung eines pharmakologischen bzw. biologischen Vorganges aufgestellt worden sind, endlos diskutieren ließe; denn die im Organismus vorhandenen Verhältnisse sind so kompliziert, daß jeder aus dem Komplex das herausnehmen kann, was seiner Ansicht dient. Die Frage, ob bei Teildosenverwendung im Blute eine höhere

Konzentration der wirksamen Substanz auftritt, wurde von LENDLE zwar nicht aufgeworfen, aber doch besprochen. Ich verstehe nicht, was sie mit meiner Hypothese eigentlich zu tun haben soll. GORDONOFF hat sie aber von sich aus aufgegriffen und mit Bezug auf den Alkohol untersucht. Durch ihn veranlaßt, hat CHRISTEN die Bedeutung der Teildosen an Alkoholgaben in besonderer Weise zu bestimmen gesucht. Da die Wirkungsstärke des Äthylalkohols in direkter Proportion zu seiner im Blute vorhandenen Menge steht, bestimmte er nach Einfuhr von Alkohol in Ganz- und in zwei Halbdosen den Alkoholblutspiegel. Die vergleichenden Versuche wurden immer am gleichen Tiere ausgeführt, das das eine Mal die ganze, das andere Mal die zwei Halbdosen zuerst bekam. Bei Anwendung kleiner Mengen waren keine wesentlichen Unterschiede festzustellen. Bei Einfuhr von 3—5 ccm pro Kilogramm, subcutan oder peroral, wurde der Gipfel des Alkoholgehaltes im Blute bei Verwendung von Halbdosen rascher erreicht und der Alkoholspiegel blieb länger hoch. Die besten Werte erzielte CHRISTEN bei einem Intervall von 1 Minute. Betrug das Intervall mehr als 5 Minuten, dann war die Teildosenwirkung geringer als die der Gesamtmenge. Das Resultat ist an sich ganz interessant, hat aber keinerlei Beziehung zu meiner Hypothese. Dagegen könnte man es mit einiger Mühe zugunsten der Ansicht LENDLEs verwenden, daß die Ursache der Teildosenpotenzierung in einer Verbesserung der Resorptionsverhältnisse zu suchen ist. Die von meinen Mitarbeitern gefundene Tatsache, daß die Wirkung der Teildosen nicht nur stärker ist, sondern auch rascher eintritt, könnte man ähnlich deuten; aber eine Mehraufnahme von Gift führt auch zu einer rascheren Wirkung. Die letztere tritt ja nicht mit den Injektionen, sondern etwas später auf. Hier wären auch noch die Versuche von AXMACHER zu beachten, der nachgewiesen hat, daß mit steigender Giftzufuhr bei subcutaner Verabreichung (in äquimolarer Lösung) eine Verzögerung des zeitlichen Eintrittes des Wirkungs*maximums* einhergeht, und dieses Verhalten auf die durch Gabensteigerung verbundene relative Oberflächenverkleinerung (der injizierten Flüssigkeit) zurückführt, die dann eine Resorptionsbeeinträchtigung bedingt. AXMACHER selber bringt diese Beobachtung in einen Zusammenhang mit der von mir festgestellten Teildosenpotenzierung, die er also auch aus Resorptionsverbesserung, wenn auch in einem anderen Sinn als LENDLE erklärt. Schließlich möchte ich noch einmal auf die Ansicht H. H. MEYERs hinweisen, welche die besprochenen Erscheinungen — freilich ohne weitere experimentelle Grundlagen — nur für die weniger giftaviden Zellen gelten läßt, eine Anschauung, die jedenfalls den Wert hat, zu weiteren Untersuchungen auf diesem Gebiete anzuregen.

Wenn wir nun zu dem Tatsächlichen zurückkehren dürfen, so wäre noch eine Erscheinung der Teildosenpotenzierung kurz zu besprechen. Die zweite Teildose wirkt nur, wenn der Effekt der ersten noch nicht vorüber ist. Das ist bis zu einem gewissen Grade selbstverständlich;

denn niemand wird annehmen, daß bei Intervallen von mehreren Stunden noch eine solche Potenzierung eintreten könne. Man wird im Gegenteil erwarten, daß man in diesem Falle einfach zwei halben Wirkungen begegnen werde. Das dürfte auch im allgemeinen richtig sein. Ich habe aber dennoch auch die von JANUSCHKE beobachtete Verstärkung der *Brom*wirkung durch Verzettelung der Dosen immer mit meiner Teildosenpotenzierung in Zusammenhang gebracht. Das Brom bleibt bekanntlich lange im Blute, da die Nieren es nicht rasch auszuscheiden vermögen, und man kann in diesem Falle schon annehmen, daß die Intervalle der Teildosengaben, die mehrere Stunden betragen, bedeutend länger sein dürfen als bei anderen Arzneien. — Bei intravenösen Injektionen, denen die Wirkung auf dem Fuße folgt, haben meine Mitarbeiter übrigens oft beobachtet, daß die Wirkung der ersten Substanz noch da sein mußte, wenn die zweite eine Potenzierung des Effektes zustande bringen sollte. Das ist nun das Gegenstück zu der Brombehandlung mit verzettelten Dosen und im Prinzip vielleicht doch dasselbe.

Die Teildosenpotenzierung hat nicht nur an sich Bedeutung für die humane Therapie. Sie muß bei experimentellen Arbeiten über Arzneikombinationen beachtet werden, wenn man krasse Fehler in der Begutachtung der erhaltenen Resultate vermeiden will. Ich habe im allgemeinen bei meinen diesbezüglichen Versuchen immer darauf geachtet, daß die Wirkungen zweier Medikamente, deren Kombinationseffekt ich feststellen wollte, zusammenfallen. Das Nacheinander von Einzelwirkungen spielt nämlich auch bei der Verwendung von zwei verschiedenen Substanzen eine große Rolle. Aus dem gleichen Grunde sagen mir Versuche über Steigerungen des Gesamteffektes, wenn man die eine Arznei vor der anderen gibt, nicht viel, obwohl sie theoretisch wortreich behandelt werden. — Wiederholt habe ich auch auf die Möglichkeit hingewiesen, daß gewisse Drogen einen besonders starken Effekt haben, weil die ihnen innewohnenden aktiven Körper, z. B. Glykoside oder Alkaloide, verschieden rasch resorbiert werden und dadurch ein wirkungspotenzierendes Nacheinander von Einzeleffekten entsteht. Es ist hier freilich auch möglich — und ich denke vor allem an das Digitoxin —, daß die eine Substanz das Erfolgsorgan *allobiotisch* verändert und dadurch für die nachfolgenden anderen Stoffe sensibilisiert. Doch stellt das einen eventuellen Sonderfall dar, der jedenfalls bei der gewöhnlichen Teildosenpotenzierung nicht vorliegt; denn hier handelt es sich ja um ein und dasselbe Agens und nicht um zwei verschiedene aktive Körper.

Nomenklaturen.

Das Wort *Synergismus* hat einen großen Vorteil vor vielen, aber nicht vor allen anderen Bezeichnungen, z. B. nicht vor dem Ausdruck *Potenzierung.* Es stellt keinen mathematischen Begriff dar; und die durch Arzneikombination entstehenden Wirkungssteigerungen bzw.

-verminderungen lassen sich ja, gerade wenn man genau bzw. wahr sein will, nur selten mathematisch exakt wiedergeben. Man möge mich wohl verstehen, im einzelnen Falle schon, aber nicht bei Berücksichtigung der Streuung. Aber Synergismus heißt nun einmal nichts anderes als Mitwirkung und kann seiner wörtlichen Bedeutung nach ebensogut eine Vermehrung wie eine Verminderung des Gesamteffektes und bei Vermehrung ebensogut eine Addition wie einen höheren Wert bedeuten. Ich würde eigentlich nicht verstehen, warum seit LOEWEs Nomenklatur so viele Autoren gerade das Wort synergistisch für das unmißverständliche überadditiv setzen und gegen die Bezeichnung „Potenzierung" Sturm laufen, wenn ich die Vorliebe des Mediziners für falsche Ausdrücke nicht kennen würde. Man denke an das Wort „Hormon", das eigentlich Erreger heißt und nun auch für die hemmenden *physiologischen Funktionsmittel,* wie ich die Hormone zu nennen pflege, ganz allgemein verwendet wird, oder an das Wort *Vitamin* für Stoffe, die größtenteils eben *nicht* Amine sind. Der Begriff *Potenzierung* braucht nicht unbedingt mathematisch verstanden zu werden. Potenz heißt innewohnende Kraft, und das Wort wird bekanntlich häufig durchaus unmathematisch verstanden. *Potenzierung* braucht dann nichts als Steigerung der Wirkung zu bedeuten. Nun kann man allerdings auch eine Addition eine Vermehrung der Leistung nennen; im Falle einer Arzneikombination ist aber diese Wirkungssteigerung eigentlich das zu Erwartende, das zunächst Selbstverständliche; und unter *Potenzierung* wird jeder unbefangen urteilende Mensch mit Sprachsinn eine ungewöhnliche Leistungssteigerung verstehen. Ich sehe daher auch nicht ein, warum man das Wort Potenzierung für den Fall, daß an sich unwirksame bzw. nach einer anderen Richtung wirksame Substanzen (sie werden von RENTZ ganz unrichtig „heterogene" genannt) einen anderen Stoff in seiner Wirkung verstärken, nicht von Potenzierung reden sollte, wie das RENTZ meint, oder das Wort nur für den sog. absoluten Antagonismus gebrauchen sollte, wie LOEWE dartut. Das letztere scheint mir durchaus widersinnig, mag es mit noch so kluger Dialektik vorgebracht werden. RENTZ hat über die Nomenklatur auf dem Gebiete der Arzneikombinationen eine interessante Abhandlung geschrieben, auf die ich hier etwas genauer eintreten möchte. Er geht von den JUNKMANNschen Darlegungen aus, in denen zunächst die Worte *Synergismus* und *Antagonismus* in den üblichen (falschen!) Gegensatz gestellt werden; Synergismus als Förderung und Antagonismus als Hemmung. JUNKMANN hat mit Recht von dem Falle, daß zwei Substanzen mit gleicher oder entgegengesetzter Wirkung sich im synergistischen oder antagonistischen Sinne beeinflussen, wobei er die Worte Addition und Potenzierung für die verschieden hohen „synergistischen Effekte" gelten läßt, den Fall abgetrennt, bei dem der eine Kombinationspartner ohne selbst eine Wirkung zu haben, den Effekt des anderen verstärkt oder hemmt. Er spricht in diesem Falle von *Sensibilisierung* und *Desensibilisierung,* was man gelten lassen kann. Für den Fall eines Antagonismus, der über die einfache Subtraktion hinausgeht, fehlt meines Erachtens ein passender Ausdruck. Ich würde sie „negative Potenzierung“ oder „potenzierten Antagonismus“ nennen. Schließlich erwähnt er noch den (seltenen) Fall, daß trotz hemmender Eigenwirkung des einen Paarlings die fördernde Wirkung des zweiten gesteigert wird oder umgekehrt, wodurch schließlich eine Inversion zustande kommen könne.

Daraus konstruiert Rentz das folgende Schema:

- Kombinationswirkungen
  - Synergismus
    - Sensibilisierung
    - Addition
    - Potenzierung
  - Antagonismus
    - Desensibilisierung
    - additiver bzw. subtraktiver Antagonismus
    - Gegenteil der Potenzierung

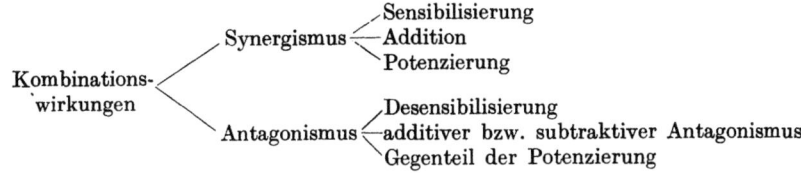

Aus diesem und dem Loeweschen Schema konstruiert Rentz alsdann das folgende:

- Kombinationswirkungen
  - Synergismus
    - synergistisch variierte nichtgemeinsame } Teilwirkung
    - synergistisch variierte gemeinsame } Teilwirkung
  - Addition bzw. nicht variierte Wirkung
  - Antagonismus
    - antagonistisch variierte nichtgemeinsame Teilwirkung
    - antagonistisch variierte gemeinsame Teilwirkung
      - relativer Antagonismus
      - absoluter Antagonismus (Potenzierung)

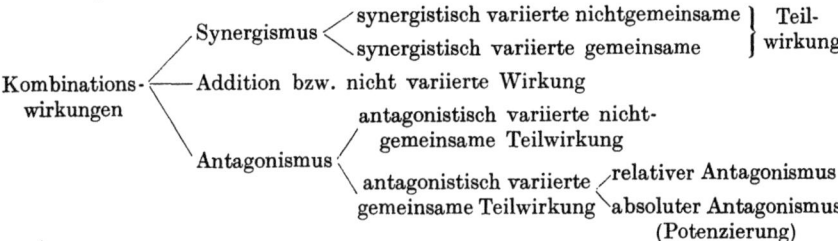

In diesem nach Loewe modifizierten Schema bildet die Addition eine besondere Gruppe von Wirkungen und die Begriffe absoluter Antagonismus und Potenzierung fallen zusammen.

Mit Recht betont Rentz, daß die Loeweschen Bezeichnungen für den Nichtfachmann etwas Verwirrliches darstellen. Ich finde aber auch als Fachmann die Junkmannsche Einteilung klarer. Der Gebrauch des Wortes Potenzierung für den sog. absoluten Antagonismus bedeutet doch nur eine literarische Spielerei. Rentz will ferner — und auch das scheint mir durchaus richtig — die verschiedenen angegebenen Bezeichnungen nur für die tatsächlich eingetretenen Wirkungen und nicht für die theoretisch angenommenen cellulär-dynamischen gelten lassen. Sie sollen also nichts erklären, sondern nur Bezeichnungen für erkennbare Wirkungen darstellen.

Ich übergehe die längeren Betrachtungen von Rentz über die verschiedenen Möglichkeiten, die bei gemeinsamer Wirkung zweier „synergistisch“ oder antagonistisch wirkender Stoffe A und B eventuell auftreten und das Endresultat in verschiedenem Sinne beeinflussen können. Sie sind praktisch sozusagen ohne Belang, und führen auch in der Theorie viel zu weit, da sie den gefundenen Tatsachen teils vorauseilen, teils aber auch einzelne Beobachtungen, die man vorläufig nur als solche registrieren kann, generalisieren und schematisieren. Immerhin stellt Rentz ein viertes Schema auf, das wieder einige Vorteile hat. Loewe hat den besonderen Fall von Mischwirkungen, bei dem je nach dem Anteil der Paarlinge die Wirkungen sich bald synergistisch, bald antagonistisch auswirken, als Synergo-Antagonismus bezeichnet.

Rentz stellt nun das folgende Schema auf:

- Kombinationswirkungen
  - Synergismus
    - positiver
    - negativer
    - undulierender
  - Addition bzw. additiver Antagonismus

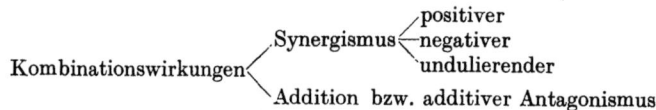

In diesem Zusammenhange werden die Worte „Coagitation" von Krauss und „Partnerschaft" von Sihle erwähnt, die sich mit „Synergismus" decken.

Das Schema ist unglücklich, da es wieder das falsche Wort Synergismus für Potenzierung verwendet. Auch der Ausdruck „Sensibilisierung" wird eingehend diskutiert und dabei auf meine Ablehnung dieser Bezeichnung hingewiesen. Ich habe allerdings verschiedene Male betont, daß die gewöhnlich zu beobachtenden Verstärkungen bei Verwendung von Kombinationen, nicht Sensibilisierungen genannt werden sollten, da man ebensogut sagen könnte, der Stoff A sensibilisiere den Stoff B wie umgekehrt, und da wir unter Sensibilisieren die Vorbereitung einer Wirkung von B durch einen an sich unwirksamen Stoff A zu verstehen pflegen. Als daher Breslauer und Woker anläßlich ihrer von A bis Z mit unrichtigen Resultaten gespickten Arbeit für gegenseitige Beeinflussungen, die ich additiv oder überadditiv (potenziert) nannte, den Ausdruck Sensibilisation als den einzig richtigen bezeichneten, wandte ich mich dagegen, und sagte unter anderem (was Rentz zitiert), daß dieses Wort nichts erkläre. Selbstverständlich erklärt auch das Wort „Potenzierung" nichts, da man aber z. B. im Färbeprozeß von Sensibilisation spricht, wenn der eine nichtfärbende Stoff die Faser für die Farbe sensibilisiert, ist der Ausdruck, wie ich schon früher auseinandersetzte, für die gegenseitige Verstärkung zweier gleichmäßig wirkender Substanzen direkt falsch. Dagegen könnte man ihn, wie es auch in der Chemie üblich ist, für den Fall gelten lassen, den Junkmann hervorhebt, für den Fall nämlich, daß eine an sich unwirksame Substanz eine wirksame positiv oder negativ beeinflußt. Man könnte dann auch von *Aktivierung* reden.

Wie sehr man sich bei theoretischen Erwägungen in irreale Gebiete verlieren kann, geht unter anderem auch aus der von verschiedenen Autoren immer wieder betonten Umkehr der Wirkung ein und derselben Arznei und ihrem Einfluß bei Kombination mit anderen Medikamenten hervor. In Versuchen, die das praktische Ziel aller exakten Pharmakologie, die Therapie am Menschen, verfolgen, spielt dieser Faktor nahezu keine Rolle. Ich habe mich hierüber schon an anderer Stelle des Näheren ausgelassen. Wenn man nun aber — etwa von der STRAUBschen Beobachtung ausgehend, daß eine an sich erregende Ätherkonzentration die Morphinlähmung auf das Atemzentrum steigert — von einer Umkehr der Wirkung spricht, so begeht man eigentlich, wie ich ebenfalls an anderer Stelle ausgeführt habe, einen Fehlschluß. Die Äthererregung bildet hier den Anfang einer Schädigung, die bei weiterer Steigerung eben selbstverständlich in eine Lähmung übergeht; und wenn ich annehme, daß das Scopolamin auch bei dem scheinbar unempfindlichen Kaninchen „latent" narkotisiert, so tue ich das nur, weil ich mir durch diese von seiner Wirkung an anderen Tieren abgeleitete Supposition die verstärkende Wirkung des Alkaloides auf die übrigen Narkotica besser erklären kann und die Möglichkeiten, den Anfang einer Narkose experimentell zu erfassen, nicht eben hoch veranschlage.

Erwähnt werden von RENTZ auch die qualitativen Wirkungsveränderungen, von denen man spricht, wenn bei Kombination andersartige Effekte beobachtet werden, die keinem der gewählten Paarlinge zukommen. LOEWE nannte sie *koalitiv*. Als Beispiele für diese seltene Erscheinung werden angeführt erstens der Schreikrampf bei Verwendung von Veronal + Aspirin, sowie die schlaffe Lähmung bei der Kombination Veronal und Aspirin in den Meerschweinchenversuchen von KÄER und LOEWE. Außerdem werden die sog. *Inversionen* besprochen, bei denen die dem erwarteten Resultate entgegengesetzte Wirkung auftritt, auch wieder eine Seltenheit von geringer praktischer Bedeutung. Nach Besprechung weiterer Fragen, die uns an anderer Stelle beschäftigt haben, stellt RENTZ das folgende, endgültige Schema auf:

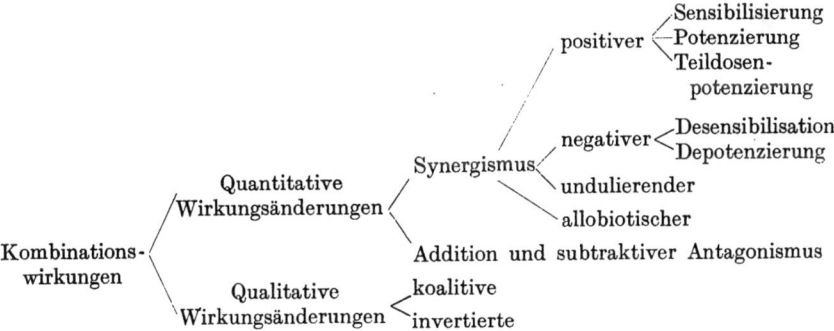

- Kombinationswirkungen
  - Quantitative Wirkungsänderungen
    - Synergismus
      - positiver
        - Sensibilisierung
        - Potenzierung
        - Teildosenpotenzierung
      - negativer
        - Desensibilisation
        - Depotenzierung
      - undulierender
      - allobiotischer
    - Addition und subtraktiver Antagonismus
  - Qualitative Wirkungsänderungen
    - koalitive
    - invertierte

Über die in diesem Schema erwähnte Teildosenpotenzierung haben wir schon das Nötige gesagt. Unter allobiotischem Synergismus versteht RENTZ die Wirkung eines Stoffes, der durch die Nachwirkung eines zweiten beeinflußt wird. HEUBNER hat bekanntlich die Tatsache, daß ein Gift nach seiner Wirkung und Ausscheidung das Erfolgsorgan in einen dauernd veränderten Zustand versetzt hat, als Allobiose bezeichnet.

Die RENTZschen Ausführungen bedeuten jedenfalls einen interessanten und nach mancher Richtung lehrreichen und wertvollen Versuch, in die Terminologie, damit aber auch in die wesentlichen Unterschiede der Kombinationswirkungen Klarheit hineinzutragen. Abgesehen von dem meiner Ansicht nach unrichtigen, auch von ihm verwendeten Ausdruck Synergismus für Potenzierung oder Überaddition, könnte ich seiner Einteilung im allgemeinen nur beipflichten. Wenn er bemerkt, daß das Wort Potenzierung namentlich den Arzneimittelfirmen zur Orientierung von Ärzten und Laien diene, so möchte ich nur beifügen, daß leichtverständliche Worte auch für Pharmakologen von Vorteil sein könnten. Außerdem dünkt mich der beträchtliche Wortaufwand für das bis dahin tatsächlich Erreichte beinahe eine zu kostbare Draperie. Wir wollen indessen weder den Wert einer klaren Terminologie noch den eingehender Untersuchungen verkennen, wohl aber beifügen, daß uns für das vorliegende gesicherte Material die folgenden Bezeichnungen zu genügen scheinen.

Kombinationswirkungen (Synergismen)
- Addition
- Überaddition (Potenzierung)
  - a) infolge verschiedener Angriffspunkte
  - b) durch Aktivierung
  - c) durch das Nacheinander der Einzelwirkungen
- Abschwächung

Koalitive und invertierte Effekte sind zu selten, um in einem Schema erwähnt werden zu müssen. Haupt- und Nebenwirkungen müssen ohnehin gesondert dargestellt werden.

Drogen.

Unter Drogen sind alle Arzneimittel zu verstehen, die uns von der Natur direkt geliefert werden. Es gibt pflanzliche, tierische und mineralische Drogen, und für sie alle ist mit ganz wenig Ausnahmen charakteristisch, daß sie keine chemischen Individuen, sondern Gemische von vielen bekannten und einigen unbekannten Stoffen darstellen. Sie sind unsere ältesten Arzneien, und erst die Chemie unserer Kulturepoche hat ihre Zusammensetzung teilweise aufgeklärt und vielfach reine Substanzen an ihre Stelle gesetzt. Da sie fast ausnahmslos eine Vielheit von wirksamen Stoffen in sich schließen, habe ich sie „natürliche Kombinationsmittel“ genannt. Die chemische Wissenschaft hat in engster Verbindung mit der Pharmakologie zur Ergründung ihrer Eigenschaften zunächst den analytischen Weg eingeschlagen, ihre Stoffgemenge zergliedert und nach dem in ihnen enthaltenen wirksamen Prinzip geforscht. Dabei stellte sich heraus, daß die pflanzlichen Drogen immer eine Mehrheit von aktiven Substanzen, Alkaloiden oder Glykosiden, enthalten, die tierischen Drogen, d. h. die Drüsen mit innerer Sekretion und sonstige zu Arzneizwecken verwendete Organe, ein oder mehrere Hormone usf., und daß diese wirksamen Prinzipien bei all den Drogen in sog. indifferente oder Ballaststoffe eingebettet sind. Auch die in den Pflanzen vorhandenen *Vitamine,* auf die erst weiter unten eingegangen werden soll, sind von solchen Verunreinigungen begleitet. Ähnliches läßt sich schließlich selbst von den mineralischen Drogen, den Heilquellen sagen; zum mindesten enthalten sie nach den modernen Auffassungen außer dem Lösungsmittel, dem Wasser, und ihren Salzen viele Verunreinigungen, denen keine therapeutische Kraft beigemessen wird. Die aus pflanzlichen und tierischen Drogen hergestellten, galenischen Präparate, d. h. mit einfachen Mitteln gewonnene Extraktionen, schließen gewöhnlich auch noch einen Teil dieser indifferenten Bestandteile bzw. Verunreinigungen ein.

Eigentümlich ist nun schon die Tatsache, daß ein und dieselbe Arzneipflanze nicht nur eine Mehrheit von Alkaloiden bzw. Glykosiden, sondern eine Mehrheit von gleichsinnig wirkenden Alkaloiden bzw. Glykosiden zu enthalten pflegt. Ich erinnere hier nur an das Opium, die Belladonna und die anderen Nachtschattengewächse, an Kaffee, Tee und Schokolade, an die Digitalis purpurea und die ganze Digitalisgruppe, an Aspidium Filicis, bei der es sich allerdings nicht um Alkaloide oder Glykoside, sondern um Phloroglucinderivate handelt, und an anderes mehr. Ich habe schon verschiedene Male auf diese eigenartige Tatsache aufmerksam gemacht. Es wäre schließlich doch denkbar, daß in ein und derselben Pflanze gegensätzlich wirkende Stoffe vorhanden wären, und die Wirkung der aus ihr gewonnenen Droge nur auf das Überwiegen des einen Hauptstoffes zurückgeführt werden könnte. Das ist aber nicht der Fall, wenigstens in den uns näher bekannten Arzneipflanzen nicht[1]. Die Individualität einer jeden Pflanze äußert sich offenbar eben auch in der relativen Gleichartigkeit der wirksamen Stoffe, die sie produziert; denn auch die in ihr gelegentlich enthaltenen, unwirksamen Alkaloide bzw. Glykoside stehen im allgemeinen den wirksamen chemisch nahe. Eine lange Zeit hindurch schien es, als ob die *Drüsen mit innerer Sekretion* in dieser Hinsicht prinzipiell von den pflanzlichen Drogen verschieden wären, und daß sie es teilweise auch tatsächlich sind, dürfte als gesichert gelten. Man kannte früher nur immer *ein* Hormon für eine solche Drüse, für die Nebenniere das Adrenalin, für die Schilddrüse das Thyroxin, für das Pankreas das Insulin usw. Die neueren Forschungen haben uns nun freilich erkennen lassen, daß die Nebenniere noch ein Rindenhormon besitzt, daß in der Schilddrüse außer dem Thyroxin noch das Dijodtyrosin und anderes eine Rolle spielen, daß die Keimdrüsen mehrere und zum Teil gleichsinnig wirkende Stoffe und die Hypophyse eine große Zahl von Hormonen mit weitgehend getrennten Eigenschaften beherbergt. Wenn wir nun aber auch wissen, daß selbst die inkretorischen Organe

[1] Es gibt freilich auch hier einige, wenn auch unwesentliche Ausnahmen. So enthält der Rhabarber neben abführenden auch stopfende Tanninglykoside.

zum großen Teil eine Vielheit von wirksamen Prinzipien enthalten und wahrscheinlich eine noch weit größere, als wir gegenwärtig wissen, so ist diese Mehrheit doch von der in den Arzneipflanzen befindlichen grundsätzlich verschieden.

Es handelt sich bei einer jeden innersekretorischen Drüse fast immer um eine Anzahl von Hormonen, die durchaus nicht gleichartig wirken, sondern von denen ein jedes seine besondere Aufgabe hat (Beispiel die Hypophyse) oder aber um Hormone, die verschiedene, unter sich funktionell verbundene Abschnitte eines biologischen Vorganges zu erfüllen haben (Sexualhormone). Dieser grundsätzliche Unterschied gegenüber den pflanzlichen Drogen hat seine naturgemäße Begründung. Die Hormone dienen den Funktionen des Körpers, in dem sie gebildet werden, die Alkaloid- oder Glykosidwirkungen aber beobachten wir am Tier oder Menschenleib und nicht an der Pflanze; und was diese Stoffe für die Pflanze selbst bedeuten, ist vorläufig unbekannt, trotzdem es an Vermutungen nicht fehlt. Die Vielheit von Hormonen in einem inkretorischen Organ bedeutet daher etwas ganz anderes als die von Alkaloiden, Glykosiden usw. in den Pflanzen. Da zudem ein jedes Hormon als ein im Grunde physiologisches Funktionsmittel anzusehen ist, die wirksamen Stoffe der pflanzlichen Drogen dagegen — wenn wir von den Vitaminen absehen — körperfremde Substanzen mit besonderen pharmakologischen und toxischen Eigenschaften sind, können die beiden Gruppen auch in der Wirkungsweise ihrer einzelnen Glieder nicht direkt miteinander verglichen werden.

Anders liegen die Verhältnisse allerdings mit Bezug auf die in den Pflanzen enthaltenen *Vitamine* und *Provitamine.* Ins Innere des tierischen oder menschlichen Organismus gelangt, werden sie zu lebenswichtigen Stoffen, die physiologische Funktionen zu unterhalten haben, und bei deren Fehlen Mangelkrankheiten entstehen, die sich mit den Ausfallserscheinungen bei zu geringer oder gar nicht vorhandener Tätigkeit der innersekretorischen Apparate in Parallele setzen lassen. Auch die Vitamine sind häufig in ein und derselben Pflanze in Mehrzahl vorhanden, aber auch von ihnen läßt sich sagen, daß einem jeden eine ganz bestimmte Aufgabe zugewiesen ist. Sie ergänzen sich zwar wie die Hormone, sind aber in ihren Eigenschaften nicht wie die Alkaloide und Glykoside einer einzelnen Pflanze usw. zur Deckung zu bringen.

Eine besondere Stellung nehmen schließlich die *mineralischen Drogen,* die *Heilquellen* ein. Auch sie sind von komplizierter Zusammensetzung, und das gilt sogar von den sog. *Wildwässern* und *Akrothermen,* die sehr wenig feste Substanz enthalten. Es ist oft leicht, noch öfter schwer zu sagen, welchem Stoff in den Mineralquellen die Hauptwirkung zuzuschreiben ist, ja ob es überhaupt einen solchen Hauptstoff gibt. Ihre Wirkungen sind im allgemeinen so schwach, daß sie sich erst nach wochenlanger Kur geltend zu machen beginnen und daher mehr einer klinischen Beobachtung als einer experimentellen Untersuchung zugänglich sind. Da diese Quellen erst durch Auflösung verschiedener Salze, denen sie im Erdinnern begegnen, zu Heilmitteln werden, sind sie in ihrer Zusammensetzung wenig einheitlich. Sie enthalten freilich häufig Salze, die sich chemisch und pharmakologisch nahestehen; das mag aber auf der Auswahl durch die Menschen beruhen, die ja nicht einer jeden Quelle Heilkraft zuerkennen.

Wenn wir die pflanzlichen, tierischen und mineralischen Drogen zunächst von diesem Gesichtspunkte aus betrachten, so scheint es klar, daß sowohl die Hormone wie auch die Vitamine im allgemeinen nicht in den Bereich meines Kombinationssatzes fallen können. Hormone sowohl wie Vitamine zeigen nur ausnahmsweise zusammenfallende Endeffekte, und die Frage, ob sie sich in ihren Wirkungen addieren, potenzieren oder abschwächen, ist daher meist müßig. Wohl aber beeinflussen sie sich gegenseitig sehr stark, wie ich später noch genauer ausführen werde, und zeigen daher nach meiner Ausdrucksweise einen Synergismus höherer Ordnung.

Alkaloide oder *Glykoside* einer Pflanze dagegen haben, wie ich oben ausführte, immer eine mehr oder weniger gleichsinnige Wirkung, ihre Endeffekte fallen mithin zusammen, und die Frage, ob sie sich addieren oder potenzieren, sollte daher beantwortet werden können. Nun haben wir aber schon früher ausgeführt, daß bei gleichzeitiger Wirkung verschiedener Opiumalkaloide bzw. Digitalisglykoside keine Effekte aufzutreten pflegen, die stark überadditiv sind. Eine geringe Verstärkung der Wirkung von Phenanthrenen durch Isochinoline wurde allerdings hervorgehoben. Im großen und ganzen scheint sie aber doch bei der Kombination aller gleichsinnig wirkenden Alkaloide und Glykoside geringfügig zu sein. Ich erinnere hier unter anderem an das Verhalten der Methylxanthine. Dem steht nun die Wertschätzung der Drogen und ihrer galenischen Extrakte durch die erfahrenen Ärzte entgegen, die z. B. ein Digitalisinfus für bedeutend wirksamer halten als alle aus dem Fingerhut gewonnenen reinen Glykoside. Um das zu erklären, habe ich in erster Linie auf die Tatsache hingewiesen, daß die Digitalisglykoside (von Genen brauchen wir hier nicht zu sprechen) verschiedene Löslichkeit haben, sehr verschiedene sogar, und daher auch verschieden rasch resorbiert werden und in das Erfolgsorgan gelangen. Dadurch entsteht nun ein Nacheinander von Einzelwirkungen, das zu einer Überaddition der Einzeleffekte führt, mag man sie nun erklären wie man will. Man vergesse auch nicht, daß die Digitalisglykoside verschieden lang im Herzmuskel haften und daß die stärkeren, vor allem das Digitoxin, Nachwirkungen im Sinne HEUBNERs haben können. Hier könnte man schon von einer Art Sensibilisierung des Herzens gegenüber dem nächstfolgenden Glykoside reden. Ob nun diese Erklärungen genügen können, um die Ansicht der Ärzte von der Überlegenheit dieser Droge zu begründen, bleibe dahingestellt. Jedenfalls haben wir aber unser Augenmerk auch noch auf die an sich nicht wirksamen *Begleitstoffe* zu richten, und ich sehe mich genötigt, hier noch etwas weiter auszuholen und auch die anderen natürlichen Kombinationsmittel (vitaminhaltige, tierische und mineralische Drogen) sowie die Fermente mit in den Bereich dieser Betrachtungen zu ziehen.

Fermente betrachtet man heute als chemische Vereinigung eines Eiweißkörpers mit einer nichteiweißartigen Komponente, die, beide an sich unwirksam, erst durch ihre Verbindung zu einem aktiven Stoff (Holoferment) werden. Durch verschiedene Substanzen werden sie aktiviert, sind aber nur innerhalb eines gewissen p_H-Bereiches wirksam. Man weiß aber außerdem, daß sie ihre volle Kraft niemals in vitro, sondern nur in dem jeweils für sie passenden Milieu, am Orte ihrer physiologischen Tätigkeit, entfalten. Hier befinden sie sich umgeben von Verunreinigungen verschiedenster Art, und es ist vorläufig nicht gelungen, einen sicheren chemischen oder physikalischen Ausdruck für die Tatsache zu finden, daß sie in diesem Durcheinander von scheinbar gleichgültigen Stoffen die stärkste Wirksamkeit besitzen. Mit Bezug auf die Hormone und ihre Wirksamkeit läßt sich Ähnliches sagen.

Thyroxin ist ein reiner Körper, der alle Eigenschaften der Schilddrüse zu haben scheint, und doch nicht so wirksam ist wie diese, vielleicht, weil er in der Drüse an andere Stoffe gebunden ist, nach HARRINGTON in Form eines Peptides, vielleicht weil noch andere jodhaltige Substanzen mitwirken (hier wäre auf die Bedeutung, die das Dijodtyrosin je nach der verwendeten Dose hat [ABELIN], hinzuweisen), vielleicht aber auch, weil seine Wirksamkeit durch an sich inaktive Begleitstoffe verstärkt wird, wie das beim *Testosteron* nach LAQUEURs Untersuchungen tatsächlich der Fall ist. Für die anderen Sexualhormone liegen die Verhältnisse noch nicht klar genug; *Adrenalin* scheint dem den Sympathicus erregenden Sympathin nicht ganz zu entsprechen, die anderen Hormone aber sind großenteils noch nicht rein dargestellt.

Was die *Vitamine* betrifft, muß jedenfalls auffallen, daß sie, in Form natürlicher Nahrungsmittel verabreicht, niemals zu Hypervitaminosen Veranlassung geben, teilweise freilich, weil die Nährstoffe meist keine gar so großen Quantitäten dieser aktiven Substanzen enthalten, teils aber auch aus anderen, vorläufig unbekannten Gründen.

Die Bedeutung der Ballaststoffe in den Alkaloide oder Glykoside (oder andere nicht vitaminähnliche, aber wirksame Körper) enthaltenden Pflanzen ist noch nicht ausreichend aufgeklärt. Bevor ich aber auf sie zu sprechen komme, möchte ich doch hervorheben, daß sich die Alkaloide in der Pflanze gewöhnlich in unbekannten, komplexen Verbindungen befinden, aus denen sie erst durch ihre Reindarstellung gelöst werden. Damit stellt sich schon das gleiche Problem, dem wir auch bei den Hormonen begegnet sind. Es wäre denkbar, daß die Alkaloide, in ihrer natürlichen Verbindung gelassen, wirksamer sind als ihre reinen Salze.

Die Glykosidbindung der Digitaliskörper steht hier eigentlich nicht in Frage, trotzdem CLOETTA und seine Schüler die unterschiedliche Wirkung von Aglykonen (Geninen) und Glykosiden überzeugend dargetan haben; denn in ihrer glykosidischen Bindung werden die aktiven Stoffe des Fingerhutes sowohl in galenischen Präparaten als auch in Form von mehr oder weniger reinen Spezialitäten und von chemischen Individuen verwendet. Über allfällige weitere chemische Bindungen sind wir nicht orientiert, sie lassen sich höchstens vermuten.

Wohl aber haben FISCHER und FROMMEL den Nachweis geleistet, daß die in der Digitalisdroge enthaltenen *Saponine* das Eindringen der aktiven Substanzen in den Herzmuskel fördern und daß auch die anorganischen Salze an der Gesamtwirkung teilnehmen (s. a. DREYFUS).

Die Tatsache, daß das *Opium* stärker stopfend wirkt, als seinem Morphingehalt entspricht, wurde früher auf den Einfluß seiner indifferenten Bestandteile, die zum Teil nicht oder nur kolloidal löslich sind und daher grobe und feinste Suspensionen bilden, zurückgeführt. Man würde heute wohl an Adsorptionsvorgänge denken, welche die aktiven Substanzen lange im Darm zurückhalten, so daß sie auch noch in die tieferen Darmabschnitte gelangen und überhaupt mehr Zeit zu lokalen Wirkungen haben. Diese Ansicht ist nicht zu verwerfen, auch dann nicht, wenn man die stärkere Wirkung des ungereinigten Opiums zum größten Teil auf die Mithilfe, die dem Morphium durch die Nebenalkaloide geschaffen wird, zurückführt.

UMANSKY hat auf meinem Institute nachgewiesen, daß die Ballaststoffe des Opiums seine narkotische Kraft beträchtlich verstärken und seine Toxizität herabsetzen. Gestützt auf seine Untersuchungen wurden dann mehrere Opiate herausgegeben, die neben der Gesamtheit der Alkaloide auch Meconsäure und ein unbekanntes Etwas an Ballaststoffen enthielten. Es handelt sich jedoch bei den Untersuchungen UMANSKYs nur um einen Beginn der Fragelösung. Ähnliche Versuche, die ich mit der Digitalis vornahm (DREYFUS), führten vorläufig zu keinen greifbaren Resultaten, hauptsächlich, weil sich mit schlecht gereinigten Digitalispräparaten kaum exakt genug arbeiten läßt. Der gleiche Grund trägt wohl die Schuld, daß die Frage einer Mitwirkung von Ballaststoffen vorläufig noch keine ausreichende Lösung gefunden hat. Will man sich in Ermangelung weiterer maßgebender Tatsachen rein denkerisch ein Bild von der mutmaßlichen Bedeutung der sogenannten indifferenten Stoffe machen, so ist wohl in erster Linie darauf hinzuweisen, daß wir über ihre chemische Zusammensetzung wenig orientiert sind. Neben all den Substanzen, die den Pflanzenleib zusammensetzen (Eiweißstoffe, Pektine, Kohlehydrate, Harze, Salze usw.), bestehen sie sicherlich zum Teil aus Abbauprodukten der sogenannten wirksamen Stoffe, denen vielleicht doch noch eine gewisse pharmakologische Kraft innewohnt. Das dürfte aber kaum eine ausreichende Aufklärung darstellen. Hervorzuheben wäre fernerhin, daß die indifferenten Bestandteile einer Droge oft die Eigenschaft besitzen, an sich fast unlösliche, wirksame Stoffe, wie z. B. das Digitoxin, in wässeriger Lösung zu halten. Andererseits bleibt die kaum zu bestreitende Ansicht der erfahrenen Ärzte, die den Drogen eine größere therapeutische Wirksamkeit zuschreiben als den aus ihnen gewonnenen reinen Substanzen, bestehen, und die Arbeiten von UMANSKY und DREYFUS einerseits, von FISCHER und FROMMEL andererseits geben hiefür wenigstens einige experimentelle Belege. Fraglich bleibt aber unter allen Umständen, wie groß der behauptete Unterschied, bzw. ob ihm eine wesentliche Bedeutung für die Therapie zuzuschreiben sei; ferner, wie weit man ohne Schaden in der Reinigung gehen dürfe. Die sehr lesenswerte Abhandlung TSCHIRCHs „Return to drogs" kann uns über die hier vorhandenen enormen Schwierigkeiten belehren. Schon das bloße Trocknen, wir wollen richtiger sagen Konservieren der Pflanzen, ändert einiges an ihrer Wirksamkeit. So hat frisch gesammelte Radix filicis mehr therapeutischen Wert als aufbewahrte, und es ist nicht nur verständlich, sondern wohl auch gerechtfertigt, daß viele Arzneimittelfirmen ihre Spezialitäten grundsätzlich aus ganz frischem Material herstellen. Wenn man aber von der Schädlichkeit der Reinigung spricht, müßte man eigentlich schon bei den galenischen Präparaten mit den Bedenken beginnen. Sie stellen doch eine primitive Art der Reinigung dar. Außerdem haben die reinen Stoffe unzweifelhaft große Vorzüge. Sie sind im Gegensatz zu den Drogen von konstanter Zusammensetzung, sie sind meist löslich, also gut dosier- und injizierbar, lauter Vorteile, die gerade dem modernen Arzte wesentlich sind — von dem Experimentator ganz zu schweigen. Man müßte hier noch vieles besprechen, was zu weit führen würde, so unter anderem die Frage der Zuträglichkeit stomachaler Applikation der parenteralen gegenüber, eine Frage, die aber wie die meisten anderen, hier aufgeworfenen wohl auch nicht generell beantwortet werden kann. Schon die Behauptung, daß die Drogen den aus ihnen hergestellten reinen Substanzen überlegen seien, hat nur eine relative Berechtigung, und zwar nicht nur deshalb, weil die letzteren auch greifbare Vorzüge aufweisen, sondern auch, weil sie zwar im allgemeinen richtig sein dürfte, es aber doch nicht in allen Fällen zu sein braucht. Wenn man also für die Mehrzahl der Drogen eine therapeutische Überlegenheit festgestellt hat, sollte das meines Erachtens nicht einfach zu dem Schlusse führen, daß ihnen vor den chemisch reinen Individuen, die sie enthalten und die doch auch Vorteile besitzen, unbedingt der Vorzug zu geben sei, es sollte eher anregen, den Gründen dieser Überlegenheit nachzugehen und die reinen Stoffe den gewonnenen Resultaten gemäß zu vervollkommnen.

Ein besonderes Gebiet stellen in der Drogentherapie die *Heilquellen* dar, ein besonderes und ein besonders schwieriges. Auf die Frage, ob die in ihnen vorhandenen Stoffe (Eisenverbindungen z. B.) in außergewöhnlich aktiver Form vorhanden seien, braucht hier nicht eingetreten zu werden, ebenso ist das eventuelle Vorkommen von unbekannten Substanzen oder von bekannten Körpern mit unbeachteter Wirkung (Borsäure z. B.) nicht zu diskutieren. Wohl aber darf auf ihre äußerst komplexe Zusammensetzung aufmerksam gemacht werden, die von ihren Imitationen niemals erreicht werden kann. Ich verstehe darunter nicht nur die vielen in ihnen leicht nachweisbaren Salze, sondern auch die zahlreichen Stoffe, die mikrochemisch in ihnen gefunden worden und nur in kleinsten Mengen in ihnen enthalten sind (Spuren gewöhnlicher Salze, seltene Erden, Edelmetalle usw.). Ihre Wirkungen experimentell prüfen zu wollen, ist aussichtslos, werden doch auch die in den Heilquellen vorhandenen Hauptbestandteile meist in Dosen verabreicht, die erst nach Wochen ein therapeutisches Resultat zeitigen. Wohl aber muß man sagen, daß die Beurteilung einer Quelle lediglich nach ihrem Gehalt an nachweisbar wirksamen Salzen wissenschaftlich nicht gerechtfertigt erscheint. Man kann die Auffassung, daß auch die kleinsten Mengen anderer Stoffe an dem Gesamteffekt des Wassers mitbeteiligt sind, nicht einfach von der Hand weisen. Da nun dem gewöhnlich eingeschlagenen, analytischen, ein systematisch veranlagter, synthetischer Weg wegen der Unmöglichkeit, mit so kleinen Mengen befriedigende, experimentelle Resultate zu erhalten, vorläufig wenigstens nicht folgen kann, ist die Forderung aufzustellen, daß die Heilquelle als Ganzes zu untersuchen sei. Ich habe das schon oft hervorgehoben und weise u. a. auch auf ähnliche Auffassungen von J. MARKWALDER hin. Was alle die kleinen Beimengungen zu bedeuten haben, wissen wir freilich nicht. Um aber ein klares Beispiel zu geben, was eine an sich nicht wirksame, d. h. in *diesem* Falle nicht wirksame Substanz als Zusatz eventuell ausmachen kann, brauche ich nur auf den CO_2-Gehalt vieler Eisenquellen hinzuweisen, der jedenfalls der Resorption des aktiven Prinzipes förderlich ist. Daß auch die *klimatischen* Verhältnisse, unter deren Wirkung eine Heilquelle verwendet wird, an dem Erfolg mitbeteiligt sein können, habe ich an Hand der Arbeit meines früheren Assistenten, Dr. MÜLLER, schon dargetan, die bewiesen hat, wie sehr die blutbildende Eigenschaft des Eisens durch den in der gleichen Richtung tätigen Einfluß des Höhenklimas „potenziert“ wird.

Hormone und Vitamine.

Auf die Kombinationen von Hormonen und Vitaminen soll hier nur in großen Zügen eingegangen werden. Im allgemeinen hat, wie ich schon ausgeführt habe, jedes Hormon und jedes Vitamin seine besondere, nur ihm zugeteilte Wirkung, so daß sich die Effekte mehrerer Stoffe dieser Art nur ausnahmsweise zur Deckung bringen lassen. Es gibt hier freilich einige Ausnahmen, auf die ich noch zurückkommen werde. Dennoch beeinflussen sich die Hormone sowie die Vitamine gegenseitig und sogar beträchtlich; zunächst einmal, weil jede notwendige Funktion eines

Organs die der andern in Mitleidenschaft ziehen muß und ebenso auch der Verlust einer solchen, dann aber auch — und vornehmlich — weil die durch Hormone und Vitamine ausgelösten Tätigkeiten aneinandergekettet sind. Das klarste Beispiel hiefür ist auf dem Gebiete der Sexualhormone die Reihe Prolan-Folliculin-Lutein, bei der jedes Glied seine eigene Aufgabe hat, die immer an das nächstfolgende weitergegeben wird. Ähnlich mag ein jedes Wachstumsvitamin (A und Gruppe B) das gemeinsame Endziel auf besondere Weise verfolgen; denn Wachstum ist ein sehr weiter Begriff und durch Messen von Länge und Gewicht nur in seinen großen Zügen zu erkennen. Es wäre kaum möglich, die gegenseitigen Beeinflussungen der *Hormone* sowie der *Vitamine* eingehend zu erörtern, ohne dabei auf die Wirkung der einzelnen Körper so genau einzutreten, daß eine ganze Hormon- und Vitaminlehre geschrieben werden müßte, und das würde dem Zweck dieses Buches nicht entsprechen.

Auf dem Gebiete der Hormone haben EPPINGER, RÜDINGER und FALTA einen ersten, damals bedeutsam erscheinenden Anstoß zum Studium der gegenseitigen Beeinflussung der innersekretorischen Drüsen gegeben. Sie stellten dabei auf *Stoffwechselwirkungen* ab, und ihre Untersuchungen über *Nebenniere*, *Pankreas* und *Schilddrüse*, zu denen dann bald noch die *Epithelkörper* und die *Hypophyse* hinzukamen, führten zu einer eine längere Zeit gültigen Einteilung der Inkrete in assimilatorische und dissimilatorische, also den Grundumsatz- und eventuell auch den Eiweißverbrauch hemmende oder erregende Stoffe. Diese Klassifikation erscheint uns heute nicht mehr so wesentlich wie früher, da wir wissen, wie mannigfaltig ein jedes Hormon wirkt und wie wenig eigentlich von ihm gesagt ist, wenn man es assimilatorisch oder dissimilatorisch nennt. Immerhin hätten genaue Bestimmungen des Stoffwechsels bei Kombinationen von grundumsatzsteigernden Hormonen nicht nur theoretisches, sondern eminent praktisches Interesse. Man könnte hier von einem gleichen Endeffekt bei (vielleicht!) verschiedener Wirkungsart reden und eventuell wertvolle Potenzierungen erwarten. Aber gerade diese Frage ist wenig bearbeitet und nicht gelöst worden.

J. DA CUNHA, der in seiner ärztlichen Praxis mit Kombinationen von Schilddrüsen-, Hypophysen- und Sexualhormonen bei der Behandlung von Fettleibigen ungewöhnliche Erfolge erzielte, beschäftigt sich auf meinem Institut mit diesem Problem und hat über seine Resultate vorläufig berichtet. Die Arbeit liegt aber noch in ihren Anfängen. Mit einiger Sicherheit läßt sich aus früheren Arbeiten entnehmen, daß *Thyroxin* und *Adrenalin* mit Bezug auf den Stoffwechsel, gemeinsam gegeben, synergistische (potenzierte) Wirkung haben. Jedes für sich verabreicht hebt — auch bei Fehlen des andern — den Grundumsatz, aber weniger. Über die Kombination *Schilddrüse-Ovarien* oder *Schilddrüse-Hoden* lauten die Angaben mit Bezug auf den Stoffwechsel zu verschieden, und sie sind zu unklar, um besprochen werden zu müssen. Dagegen wirkt das *Cortin* hemmend auf die Stoffwechselwirkung des *Thyroxins*.

Einen deutlichen Fall von Potenzierung fand KEPINOW bei der gleichzeitigen Wirkung von *Adrenalin* und *Pituitrin* (Vasopressin) auf die Erhöhung des Blutdrucks durch Kontraktion der Gefäße. Die Angriffspunkte der beiden Hormone dürften nach den früher gegebenen Ausführungen verschieden sein. Relativ einfache Fälle stellen außerdem die antagonistische Wirkung des *Thyroxins* auf das die Diurese hemmende *Hypophysenhinterlappenhormon*, sein verstärkender Effekt auf das *Wachstumshormon* des *Hypophysenvorderlappens* und die Antagonismen *Adrenalin-Insulin, Thyroxin-Insulin, diabetogenes Hormon des Hypophysenvorderlappens-Insulin* dar.

Auch wäre noch zu erwähnen, daß *Insulin-Parathyreoidea* in fördernden und *Oestron-Parathyreoidea* in hemmenden Beziehungen zueinander stehen. Die Vielseitigkeit der Wirkungen von Inkreten bringt es mit sich, daß in einer Drüse ja ein und dasselbe Hormon zu einem andern teils in synergistischer, teils in antagonistischer Beziehung stehen kann.

Beeinflussungen besonderer Art bestehen namentlich zwischen der *Hypophyse* und einer ganzen Reihe endokriner Drüsen; sie enthält ein *thyreotropes, parathyreotropes, adrenalotropes, corticotropes, pankreatropes* und *gonadotropes* Hormon, lauter Stoffe, die andere innersekretorische Organe zu vermehrter Produktion ihrer eigenen Inkrete anregen. Exstirpationen von innersekretorischen Drüsen führen zudem häufig zu vermehrtem Wachstum, zu vermehrter Sekretion, aber auch zu Degeneration anderer inkretorischer Organe. Die Literatur ist hier an Beispielen, aber auch an Widersprüchen überreich. Es ist kaum möglich, hier noch von fördernden oder hemmenden Kombinationswirkungen zu sprechen. Wir sehen aus diesen Angaben nur, wie die verschiedenen Organe und ihre Funktionen in dem ebenso komplizierten als wundersam abgestimmten Getriebe des tierischen und menschlichen Körpers ineinandergreifen, wie jede zu starke oder zu schwache Tätigkeit des einen Teiles, jede Hypertrophie und jeder Mangel, die andern lebendigen Gewebe in Mitleidenschaft zieht und damit einen Synergismus vor unsere Augen führt, der mit Recht „von höherer Art" genannt werden kann, der sich vorläufig aber weder überschauen noch gar erfassen läßt.

Etwas einfacher liegen — vorläufig wenigstens — die Verhältnisse bei den *Vitaminen*.

Wenn wir von B_1, dem *Aneurin*, absehen, so darf man mit Bezug auf die andern Vitamine der B-Gruppe (B_2—B_6 nebst anderen Faktoren) sagen, daß sie nach GYÖRGY einen eigentlichen Komplex darstellen, der als Gesamtheit gewürdigt werden muß. Das bezieht sich vor allem auf Wachstums-, Haut- und Blutwirkungen. Der *Pellagraschutzstoff* wirkt nur bei gleichzeitiger Anwesenheit von B_2 (Lactoflavin) und von vollwertigen Eiweißkörpern. Noch interessanter und vorderhand wichtiger erscheinen uns gewisse antagonistische Wirkungen. Im Lebertran befinden sich gleichzeitig *Vitamin A* (Wachstumsstoff, auch Epithelschutzvitamin oder richtiger Antixerophthalmol genannt) und *Vitamin D* (Antirhachitin). Zunächst zusammengeworfen gelang zuerst MELLANBY ihre Trennung und v. EULER und KARRER sowie WINDAUS die restlose Aufklärung ihrer chemischen Konstitution. Der ursprüngliche Gedanke einer synergistischen Wirkung dieser beiden Vitamine mußte aufgegeben werden. Sie wirken im Gegenteil deutlich *antagonistisch.*

A kann eine D und D eine A-Hypervitaminose verhindern. Zu viel D wirkt wie Mangel an A, und A-Zufuhr verschlimmert die Erscheinungen der Rhachitis. Viele dieser Angaben sind noch etwas umstritten, dürften aber doch im wesentlichen richtig sein. Andererseits nimmt man aber an, daß dieser Antagonismus nur bei Verwendung großer Dosen besteht, und daß kleine Mengen von Vitamin A und D, wie sie z. B. im Lebertran vorhanden sind, doch synergistisch wirken, also z. B. die Rhachitis besonders günstig beeinflussen. Ich möchte an dieser Stelle darauf hinweisen, daß sowohl bei Vitamin- wie bei Hormonversuchen meist Dosen verwendet werden, die über die von der Natur zu physiologischen Zwecken vorgesehenen weit hinausgehen. Die hervorragenden Arbeiten REINs über das Adrenalin haben hier viel Aufklärung gebracht. Recht häufig, vielleicht sogar gewöhnlich, benutzen wir, falls wir nicht bei diätetischen Vorschriften bleiben, die Vitamine mehr als Pharmaca denn als akzessorische Nährstoffe. Für die Hormontherapie ist das geradezu die Regel, und viele widerstreitende Angaben sind unzweifelhaft auf den Gebrauch verschieden hoher Dosen zurückzuführen; denn auch bei diesen Substanzen kann die Wirkung mit der Höhe der Dosen umschlagen. Die besonders günstige, im Lebertran vorhandene Kombination bildet jedenfalls einen neuen Beitrag für die Wertschätzung von Drogen. Über das Wesen des Kombinationseffektes sind wir aber durchaus im Unklaren, sowohl über den für die Rhachitisbehandlung zweckmäßigen, synergistischen bei kleinen Dosen wie über den für die Behandlung von Hypervitaminosen geeigneten bei großen Dosen. Die grundlegenden Vorgänge sind zu dunkel, um schon diskutiert werden zu können. Einen gewissen Antagonismus hat man auch für die Wirkungen von A und B_1, von A und dem B-Komplex, von A und C (Ascorbinsäure), von D und dem B-Komplex festgestellt, doch erscheinen diese Gegensätzlichkeiten vorderhand nicht von wesentlicher Bedeutung.

Jedenfalls ist auch für die Wirkung der Vitamine im Physiologischen ein wohlgeordnetes Zusammenspiel anzunehmen, das keine Störungen duldet, ohne weitergreifende Schädigungen zur Folge zu haben, und es darf angenommen werden, daß bei einer normalen Diät eventuelle Überwirkungen einzelner Vitamine, die vielleicht in zu großer Menge genommen wurden, durch den Einfluß der andern paralysiert und Unterwirkungen eventuell ausgeglichen werden. Die bisherigen Erfahrungen sprechen jedenfalls eher für einen diätetischen als für einen pharmakologischen Gebrauch von Vitaminen, weitere Schlüsse für die praktische Verwendbarkeit von Vitaminkombinationen scheinen mir noch nicht gestattet. Schließlich wären hier auch noch die Wechselwirkungen zwischen *Hormonen* und *Vitaminen* zu erwähnen, aber auch für sie liegen die Verhältnisse nicht nur sehr kompliziert, sondern vielfach unaufgeklärt vor uns, und die Literatur ist an krassen Widersprüchen reich. Daß bei zwei einander in der Wirkungsweise nahestehenden, das gesamte Getriebe des Organismus leitenden Stoffgruppen enge Beziehungen vorliegen müssen, ist allerdings beinahe selbstverständlich und auch erwiesen. Man nimmt allgemein an, daß die Anhäufung der *Ascorbinsäure* in der *Nebennierenrinde* die Aufgabe habe, die Oxydation des Adrenalins, durch die es unwirksam wird, aufzuheben. Andererseits ist aber die Ascorbinsäure im ganzen Organismus reichlich vertreten und überall als Vermittler von Oxydoreduktionen tätig. Nicht nur Rindenhormon, sondern auch Ascorbinsäure kann die Adrenalinwirkung verstärken (s. u. a. ASHER). Bekannt ist ferner ein teilweiser Antagonismus von Vitamin C zu Thyroxin, eventuell durch Hemmung des thyreotropen Hormons der Hypophyse (V. L.) hervorgerufen. Auch A-Vitamin hat einen hemmenden Einfluß auf das Thyroxin (v. EULER, ABELIN). Zwischen B_1 und Thyroxin besteht dagegen ein Synergismus, der freilich bei bestimmten Mengenproportionen in sein Gegenteil umschlägt. Wenn man aber andererseits bedenkt, wie sehr gerade B_1 die Sekretionen aller inkretorischen Organe beeinflußt, so erkennt man, wie schwer deutbar solche Synergismen, die eventuell auch Antagonismen werden können, sind, und wie unfruchtbar es ist, sie als einfache Kombinationswirkungen auffassen zu wollen. Das geht u. a. auch aus den Widersprüchen hervor, die in den Angaben über die gleichzeitige Wirkung von Vitamin D und Thyroxin bestehen. Man findet hier Arbeiten, in denen ein gleichsinniges, und Arbeiten, in denen ein ungleichsinniges Verhalten des Vitamins und des Hormons festgestellt worden ist. Das Zusammenwirken von Vitamin E mit den Sexualhormonen, das wohl a priori anzunehmen ist, kann im einzelnen als unaufgeklärt gelten. Wahrscheinlich wirkt es durch Vermittlung der Hypophyse (s. VERZÁR, SARKA, GUGGISBERG s. u. a. auch die eingehende Zusammenstellung in AMMON und DIRSCHERL[1]). Auch auf dem Gebiete der gegenseitigen Beeinflussung von Hormonen und Vitaminen sind daher zwar viele Einzeltatsachen bekannt, sie widersprechen sich aber teilweise direkt, ergeben kein klares Bild und gestatten daher auch für therapeutische Maßnahmen keine bestimmten Indikationen, und auch hier scheint das biologisch bedingte Ineinandergreifen zu allgemein, zu variabel und zu sehr von den gewählten

[1] AMMON u. DIRSCHERL: Fermente, Hormone und Vitamine. Leipzig: Georg Thieme 1938.

Versuchsbedingungen abhängig, um maßgebende Schlüsse zu erlauben. Da zu alledem Beeinflussungen von Sekretionen, Hervorrufen von Hyperplasien und Atrophien zwar als wesentliche Wirkungen, aber doch nicht als eigentliche Synergismen und Antagonismen bezeichnet werden können, trotzdem sie zu solchen führen müssen, habe ich bewußt auf eine eingehendere Schilderung der Einzeltatsachen auf dem Gebiete von Hormon-, Vitamin- und Hormon-Vitaminkombinationen verzichtet und mich auf eine kurze Übersicht und Betrachtungen allgemeinerer Natur beschränkt.

Theoretisches.

Zur Erklärung der von mir auf dem Gebiete der Arzneikombinationen gefundenen Gesetzmäßigkeit und der Wirkungspotenzierung durch Verteilung der Gesamtdosis habe ich eine Hypothese aufgestellt, die mehr als die nun fast allgemein anerkannten Tatsachen selbst Gegenstand vieler Angriffe geworden ist. Da gerade die Gegner meiner Hypothese diese häufig genug mit der von mir gegebenen Kombinationsregel verwechselt haben, muß ich hier nochmals ausdrücklich betonen, daß die Regel nichts anderes als eine Zusammenfassung gleichartiger Ergebnisse darstellt, also durchaus im Tatsächlichen bleibt, die Erklärung dagegen notwendigerweise hypothetischer Natur ist. Da wir nun in die letzten Ursachen der pharmakologischen Wirkungen keine ausreichende Einsicht haben können, schon deshalb nicht, weil wir auch die für das physiologische Geschehen maßgebenden nicht kennen, bleibt eine jede Hypothese, die man über Kombinationseffekte aufstellen mag, anfechtbar. Sie hat zunächst auch nicht die Aufgabe, uns eine Grundwahrheit zu vermitteln, sondern beobachtete Tatsachen unserem Verständnis näher zu bringen. Dabei aber soll sie immerhin die Möglichkeit, nicht nur klar, sondern auch wahr zu sein, in sich schließen.

Ausgehend von den Tatsachen der Verstärkung einer Wirkung durch Verteilung der Dosis habe ich, wie das schon früher dargestellt worden ist, zunächst angenommen, daß eine Dosis a in zwei Dosen zu $^1/_2$ a und mit einem passenden Intervall der Applikation verabreicht stärker wirkt als die auf einmal gegebene Gsamtmenge, weil das Erfolgsorgan bei dieser Art der Applikation mehr Zeit hat, sich mit dem pharmakologischen Agens zu beladen. Ich ging dabei von der EHRLICHschen Receptorenlehre aus, die ich aber möglichst weit faßte, so daß sie auch für physikalische Erklärungen des pharmakologischen Geschehens Geltung gewann. Der „Receptor“ braucht also meiner Auffassung nach nicht etwa nur eine Substanz in der Zelle zu sein, mit der sich die Arznei chemisch verbindet, er kann auch den Stoff bedeuten, der die physikalische Lösung oder die Adsorption usw. des Pharmakons bedingt. Daß das zeitliche Moment bei allen physikalischen und chemischen Vorgängen Bedeutung hat, ist genügend festgestellt, es muß also auch für das pharmakologische Geschehen, das man doch physikalisch oder chemisch zu deuten sucht, von Einfluß sein. Wenn man nun diese Hypothese auf die Arzneikombinationswirkungen überträgt, so würde aus ihr hervorgehen, daß bei Verschiedenheit zweier pharmakologischer Angriffspunkte zwei Receptoren gleichzeitig in Funktion treten, bei Gleichheit nur einer, und im erstgenannten Falle daher wiederum größere wirksame Mengen aufgenommen oder gelöst oder angelagert werden als im zweiten. Die Hypothese ist so klar und einfach als nur möglich, und jedenfalls war man bis dahin nicht in der Lage, sie durch eine bessere zu ersetzen. Sie stellt auf das Quantitative ab, sie verzichtet auf jede geschraubte Spekulation; aber sie ist freilich weder zu beweisen noch zu widerlegen wie eine jede anständige Hypothese, sonst wäre sie ja gar keine Hypothese mehr, sondern eine Tatsache. Es frägt sich eigentlich nur, ob an ihrer Stelle eine brauchbarere gewählt werden könnte. Wenn das der Fall wäre, würde ich sie sogleich fallen lassen.

Wenn man allerdings, was die Wirkungen von Arzneikombinationen betrifft, an eine totale Regellosigkeit glaubt, kann man eine allgemein gültige oder, besser gesagt, für die meisten Gemische maßgebende Theorie überhaupt nicht aufstellen. Aber die ausführlichen Darlegungen über die bei den verschiedenen Arzneigruppen und ihren Kombinationen herrschenden Verhältnisse haben zur Genüge dargetan, daß meine Regel sowohl hinsichtlich des additiven Verhaltens gleichartiger (und hier nahezu ausnahmslos) als auch hinsichtlich des potenzierten ungleichartiger Arzneien eine weitverzweigte Gültigkeit hat. Damit ist nun freilich nicht gesagt, daß auch meine über sie aufgestellte Hypothese richtig sein muß. Ich habe oft vernehmen müssen, daß ich die überadditive Steigerung als „Sensibilisierung“ zu bezeichnen hätte. Auf die Verwendbarkeit dieses Wortes bin ich in einem anderen Zusammenhang schon zu sprechen gekommen. Ich habe mich gegen diese Bezeichnung, wenn sie einfach an Stelle des Wortes „Potenzierung“ gesetzt wird, nur gewendet, weil sie erstens nicht mehr sagt, und zweitens, was die Fälle betrifft, die unter den Bereich meiner Regel fallen können, falsch ist; denn man hat es ja hier mit Substanzen zu tun, die sich gegenseitig sensibilisieren. Scopolamin erzeugt Schlaf und Morphin auch. Wenn die Schlafwirkung der Scopolamin-Morphinkombination nun überadditiv ist, soll man dann das Scopolamin oder das Morphin als den Sensibilisator bezeichnen? Wenn freilich das eine Glied A des Gemisches unwirksam ist, den Effekt des anderen B aber vermehrt, so dürfte man von Sensibilisierung reden. Ich glaube aber, daß man sich auch in diesem Falle noch fragen muß; denn es kommt sicher vor, daß A zwar wirksam ist, daß man aber diese Wirksamkeit mit unseren doch etwas groben Methoden nicht immer nachweisen kann. Man denke nur an die unterschwelligen Dosen, die in Kombination plötzlich überschwellig erscheinen. Und wenn gewisse Tiere auf ein Medikament, das alle oder fast alle anderen narkotisiert, nicht reagieren, wie das Kaninchen auf Scopolamin, oder aber konträr antworten, wie die Katze auf Morphin, so schließe ich auf eine verdeckte oder auch nicht ganz ausgebildete Wirkung, und falls diese Substanzen bei diesen Tieren in Kombination mit anderen, Schlaf erzeugenden Stoffen den Effekt steigern, so tun sie das meiner Ansicht nach, weil sie auch Schlafmittel sind, wenn auch verkappte. Ich habe die Kombination — von diesem Gesichtspunkt aus — sogar benützt, um versteckte Wirkungen experimentell erkenntlich zu machen, so für *Solaneen*alkaloide und -ballaststoffe wie auch für den *Hopfen* und den *Baldrian,* deren beruhigende Eigenschaften die Medizin lange kannte, an denen sie aber gelegentlich immer wieder zweifelte, weil sie sich nicht nachweisen ließen. Mag man aber diese Sonderfälle nun so oder anders beurteilen, meine Hypothese steht dennoch zur Diskussion. Da frägt es sich denn vor allem, ob sie widerlegbar sei und ob sie durch etwas anderes ersetzt werden könne. Suchen wir daher zunächst nach anderen Erklärungsmöglichkeiten! Alle Theorien der Arzneiwirkung können hier beigezogen werden. Die Lipoidlöslichkeit oder die Wasserlöslichkeit oder beide zusammen können durch eine zweite Substanz beeinflußt werden, dasselbe gilt für die Adsorption an die Zellen, die bei vielen Giftwirkungen die entscheidende Rolle spielen kann. Die eine Substanz kann das Eindringen der anderen in das Erfolgsorgan auch durch Membranveränderungen, nicht nur durch Verbesserung der Löslichkeit, erleichtern. Es können chemische Bindungen und Umsetzungen stattfinden. All das mag gelten, ohne daß dadurch die Gültigkeit meiner Regel an sich aufgehoben würde. Andererseits ist natürlich auch möglich, daß das eine oder das andere Moment umgekehrt — also hemmend — wirkt, oder daß es z. B. bei gleichartigen Substanzen in Aktion tritt und meine Regel oder Richtlinie durchbricht. Allgemeingültige Regeln, d. h. Gesetze, gibt es, wie ich schon oft selber betont habe, in der Biologie nicht. Regeln sind in Einzelfällen immer einmal anzufechten, daher sind sie eben Regeln und nicht Gesetze. Daß *Löslichkeitsverhältnisse* für Kombinationseffekte eine große Rolle spielen können, ist nicht zu bestreiten. Ein klassisches Beispiel hierfür geben die Versuche KOCHMANNS über die Erhöhung der insensibilisierenden Eigenschaften verschiedener Lokalanästhetica durch Kalisalze. FÜHNER konstatierte eine Erhöhung der Lipoidlöslichkeit durch Mischen verschiedener Narkotica und suchte Wirkungspotenzierungen dieser Kombinationen aus ihr zu erklären. Er fand dieses Verhalten erstens bei der Mischung zweier indifferenter Narkotica wie Äther und Chloroform, erzielte aber in einer an Meerfischen ausgeführten Versuchsreihe mit diesen Stoffen nur additive Wirkungen und stellte dann auch fest, daß die Verschiebung des Teilungskoeffizienten in verdünnten Lösungen für die Äther-Chloroformkombination nur eine geringfügige ist. Dagegen konnte er zeigen, „daß bei der Morphinbase schon durch relativ geringe Mengen indifferenter Narkotica sehr bedeutende Verschiebungen der Löslichkeit zugunsten von Flüssigkeiten, welche wir als Analoga der Gehirnlipoide ansehen, eintreten können".

Solche Gemische ließen sich indessen an dem Meerfisch wegen seiner absoluten Unempfindlichkeit gegen die narkotischen Alkaloide nicht untersuchen. FÜHNER selber macht darauf aufmerksam, daß „seine Beobachtungen nicht ohne weiteres auf die Verhältnisse im Tierkörper übertragen werden können". Er warf mir ferner vor, daß bei meiner Versuchsanordnung keine Aufschlüsse über das quantitative Geschehen im Zentralnervensystem erhalten werden können. Man wisse nicht, welche Mengen der verwendeten Stoffe bei den zumeist subcutanen und stomachalen Applikationen in der Zeiteinheit in die Blutbahn und von da ins Zentralnervensystem gelangen. Es möge hierzu nur bemerkt werden, daß ich, wie FÜHNER genau wußte, bei intravenöser Applikation dieselben Resultate erhalten habe, ferner daß, wie er ebenfalls weiß, die wirklichen, zur Wirkung kommenden Arzneiquantitäten in fast allen pharmakologischen Experimenten nicht gemessen worden sind — auch in den seinen nicht — und meist auch nicht gemessen werden können. Ich will damit durchaus nichts gegen seine an sich sehr wertvollen Versuche aussagen, im übrigen aber nochmals betonen, daß ich die Bedeutung von Löslichkeits- und Verdrängungseinflüssen durchaus nicht bestreite und andere Ansichten gelten lasse, wenn ich sie nicht logisch zu widerlegen imstande bin.

FÜHNER will fast alle Wirkungsänderungen durch Kombination auf Förderung (evtl. Hemmung) der Resorptionsgeschwindigkeit entweder am Applikationsort oder am Erfolgsorgan zurückführen. Dadurch könne aber nur ein Scheinsynergismus entstehen, ein echter lasse sich lediglich an isolierten Organen beobachten. Er verweist mit Bezug auf die vielen direkt beobachteten Aktivierungen auf ähnliche bekannte Erscheinungen in der Industrie, so auf den Einfluß von Metallspuren auf die Verarbeitung und die Qualität anderer Metalle usw., hierin wohl etwas sehr weit ausholend, auf die gesteigerte Süßigkeit von Sacharin und Zucker, auf Adrenalin-Cocain (typische Potenzierung nach meiner Regel), auf Acetylcholin-Physostigmin usw. Hierzu möchte ich nur sagen, daß alle diese Ausführungen nicht meine Regel, sondern nur meine Hypothese betreffen.

Einen ungleich wichtigeren Einwand gegen meine Hypothese erhob KOCHMANN. Ich hatte selber angegeben, daß meine Regel streng genommen nur für den Fall gelte, bei dem man die Stoffe an Tieren und Menschen, die einen intakten Kreislauf haben, einführt. Bei Versuchen an Lebewesen oder an Organen, die man in eine Giftlösung tauche, lägen ganz andere Bedingungen vor, da man dann nur mit einer Aufnahme aber nicht mit einer Abgabe des Giftes rechnen dürfe. Ich dachte dabei namentlich an die doch recht widersprechenden Angaben über die

Wirkungen von Desinfektionsmittelkombinationen, an dieses zum großen Teil geradezu sinnlose Durcheinander der Feststellungen, durch das sich vorläufig kein sicherer Weg bahnen läßt. Ich habe davon in den Einzeldarstellungen schon gesprochen, und es ist wohl ganz klar, daß bei einer solchen Versuchsanordnung chemische Umsetzungen der kombinierten Substanzen, Löslichkeits- und Penetrationsbeeinflussungen ausreichend Zeit zur Ausbildung finden können, viel mehr jedenfalls als bei Experimenten mit denselben Stoffen am intakten Tier. Allerdings kann man auch für die Desinfektionsmittel sagen, daß wertvolle Kombinationen fast nur durch Wahl heterogener Substanzen gefunden worden sind. Auf die übrigen hier vorliegenden Verhältnisse, die eine Anwendung meiner Regel kaum gestatten, will ich nicht noch einmal eintreten. Nun hatte aber KOCHMANN Fische eine lange Zeit von Narkoticagemischen umspülen lassen und konstatiert, daß sich Morphium und Scopolamin auch bei dieser Versuchsanordnung in ihren Wirkungen potenzieren. Er meinte nun, daß, falls meine Hypothese (und nur um diese handelt es sich) richtig wäre, im Falle einer praktisch unbeschränkt langen Aufnahmezeit für die Gifte unter allen Umständen nur ein Additionseffekt zustande kommen könne, und er schloß daher aus seinen Resultaten, „daß die BÜRGIsche Erklärungshypothese nicht zutreffe“, denn unter den in seiner Versuchsanordnung gegebenen Umständen sei auch bei *einem* Receptor für beide Substanzen Zeit vorhanden, das mögliche Maximum aufzunehmen, das Gemisch müsse daher gleich stark wirken, ob es von einem oder ob es von zwei Receptoren zugleich aufgenommen würde. Man kann die in der KOCHMANNschen Experimentanordnung beobachtete Potenzierung mit meiner Hypothese aber dennoch erklären. Man braucht nur anzunehmen, daß das Erfolgsorgan, in diesem Falle das Erfolgstier, für die wirksamen Stoffe kein unbegrenztes Lösungs- bzw. Bindungsvermögen besitze, und daß sich zwischen dem Gehalt der Fische und dem der umspülenden Flüssigkeit an wirksamer Substanz hernach ein Gleichgewichtszustand ausbilde. Wenn das der Fall ist, und das dürfte wahrscheinlich so sein, dann können die Erfolgsorgane, die für beide Glieder in der Umspülungsflüssigkeit enthaltenen Kombinationen besondere „Receptoren“ besitzen, eine größere Giftmenge in sich eintreten lassen, als wenn sie nur eine Aufnahmesubstanz besäßen. Hypothesen führen bei Vermehrung des Beobachtungsmaterials logischerweise immer wieder zu weiteren Annahmen. Das ist ihr allgemeines Schicksal, und ich möchte nicht verfehlen, hier nochmals ausdrücklich zu versichern, daß ich die von mir aufgestellte Erklärung gern zugunsten einer anderen, besseren fallen lasse, ihr aber bis dahin noch nicht begegnet bin. Ich habe ferner in einer früheren Entgegnung an KOCHMANN u. a. gesagt, daß man mit Bezug auf die Kombinationswirkungen auch an die *Abwehrmittel* der Zelle zu denken habe und daß es einleuchtend erscheine, wenn ihre Verteidigung bei einem Angriff von mehreren Seiten eher versage. Das wäre dann eine mehr biologische Erklärung, die auf physikalisch-chemische Betrachtungen von vorneherein verzichtet. FÜHNER hat in späteren Publikationen nochmals scharf gegen meine Regel Stellung genommen. Auf seine unrichtigen Bemerkungen mit Bezug auf das *Veramon* bin ich schon eingetreten. Die Eigenschaften dieses Kombinationsmittels sprechen durchaus nicht gegen meine Regel. Die Versuche FÜHNERs aber über die ungleichartige Beeinflussung der mit *Guanidin* erzeugten Muskelkontraktionen durch verschiedene Salze, auf die ich an anderer Stelle schon eingetreten bin, haben mit meiner Regel nichts zu tun, sie stellen einen besonderen Fall dar, dem wir auch sonst schon begegnet sind, den Fall der Aktivierung von Arzneiwirkungen durch Stoffe, die auf Löslichkeitsvermehrung oder Permeabilitätssteigerung oder auf andere Momente zurückzuführen ist. Hier begegnen wir eben wie in vielen anderen Fällen Potenzierungen, die nicht durch die Annahme verschiedener Angriffspunkte in dem von mir aufgestellten, engeren Sinne erklärt werden können. Würde man allerdings nicht von differierenden Angriffspunkten, sondern von heterogenen Wirkungen im allgemeinen reden, so wären auch solche Verhältnisse auf eine gleiche Linie zu bringen, und das meinte wohl auch ein mir befreundeter Kollege, als er sagte, ich hätte meine Regel noch weiter fassen sollen. Daß ein Stoff sich mit einem anderen chemisch verbinden, daß er ihn ausfällen, daß er ihn adsorbieren kann, und zwar im positiven wie im negativen Sinne, daß er seine Löslichkeit vermehren oder vermindern, daß er ihn aus einer wässerigen und salzhaltigen Phase in eine lipoide verdrängen, daß er die Durchlässigkeit von Zellmembranen erhöhen oder vermindern kann, das alles ist ohne Zaudern zuzugeben. Namentlich in der Literatur über die Desinfektionsmittel finden sich einige tatsächliche Angaben über derartige Einflüsse, allerdings wenige, meist bleibt es bei der Theorie. Es ist mir fast etwas peinlich, hier nochmals betonen zu müssen, daß ich selbst und sehr oft betont habe, meine Regel könne unmöglich alle bei Kombinationen auftretenden Wirkungsveränderungen einschließen. Vielen Autoren ist sie auch schon zu einfach, meinetwegen zu wenig tiefgründig, da sie sich keine Mühe gibt, über das letzte Geschehen in der Zelle Aufschluß zu geben. Man möge aber nun selbst urteilen, wie weit man mit anderen Auffassungen und wie weit mit anderen Erklärungsversuchen gelangt ist. Man kann freilich sagen, wir haben jeden einzelnen Fall besonders zu begutachten, womit ich einverstanden bin, und wenn wir nicht imstande sind, die Ursachen für Addition, Potenzierung, Abschwächung und Sensibilisierung zu finden, dann verzichten wir und stellen keine allgemeingültigen Theorien auf. Aber die von mir gefundenen Tatsachen lassen sich eben doch durch meine Regel zusammenfassen, und die in ihr gegebene Richtlinie hat sich als sehr fruchtbringend erwiesen. Auch die von SCHMIDT gebrachten Erörterungen über den teilweisen Antagonismus in sonst synergistisch wirkenden

Kombinationen haben Interesse, können aber nur ausnahmsweise praktische Bedeutung finden. Er geht von der Auffassung aus, daß jeder Agonist sein eigener Antagonist sein könne, mit anderen Worten in verschiedener Dosierung gegeben umgekehrte Wirkungen habe. Auch darauf bin ich an anderer Stelle schon zu sprechen gekommen. In therapeutisch geeigneten Dosierungen braucht man mit diesem Umschlag gewöhnlich nicht zu rechnen, für Kombinationen aber ist er in vorbildlicher Weise durch Loewe und seine Mitarbeiter sowie auch durch Starkenstein genauer ergründet worden, wobei auch die Nebenwirkungen eingehend Beachtung gefunden haben. Schmidt stellt sich im übrigen meiner Regel gegenüber nicht ablehnend ein. Im großen und ganzen hat sie sich als Richtlinie bewährt, einzelne und im allgemeinen recht unwichtige Ausnahmen widerlegen sie nicht, und meine zu ihrer Erklärung beigezogene Hypothese scheint mir immer noch die brauchbarste, wobei ich aber die Notwendigkeit, den tieferliegenden Gründen nach Addition und Potenzierung von Arzneikombinationen nachzugehen, ausdrücklich hervorheben möchte. Ich frage mich nur, wie weit man mit solchen Bestrebungen gelangen wird. Man sehe sich nur an Hand des gegebenen Materiales das fast durchweg rein Hypothetische aller sogenannten Erklärungsversuche an. Es ist ja leicht, sich gestützt auf die üblichen, zum Teil auch schon recht baufälligen Theorien wie Löslichkeitserhöhung, Permeabilitätssteigerung, Verdrängung aus der wässerigen in die lipoide Phase, Receptorenlehre usw. irgendwelche Vorstellungen über die Gründe zu machen, die gelegentlich zu einem absonderlichen Verhalten der Arzneien durch Kombination führen, aber es ist schwer, irgendwelche Beweise für ihre Richtigkeit zu erbringen. Ich erwähne hier eine der besten Begründungen, die für einen bestimmten Vorgang auf dem Gebiete der Arzneikombinationen gegeben worden ist, nämlich die Frommelschen Versuche über den Einfluß der Saponine auf die Permeabilität des Digitoxins. Welches Objekt mußte für diese Feststellungen dienen? Die lebende Froschhaut. Ich bin ganz mit der Versuchsanordnung einverstanden, jedenfalls wüßte ich nicht, wie man sie überzeugender hätte gestalten können. Aber dennoch bleibt die Kernfrage auch hier offen, die Frage nämlich, ob sich das Herz hinsichtlich der Permeabilitätsveränderung durch die Saponine gleich verhalte wie die Froschhaut. Zu alledem handelt es sich dabei um den Fall der Beeinflussung eines aktiven Körpers durch einen an sich nicht oder wenig aktiven, und Frommel hat auch eine Übertragung seiner ungewöhnlich gut begründeten Ansicht auf andere Vorgänge nicht versucht. Dieses Wagnis will ich nun aber übernehmen und vorerst die Hypothese aufstellen, daß alle besonderen Kombinationswirkungen auf Permeabilitätsveränderungen in der Wand des Erfolgsorganes beruhen. Ob das dann auf eine gegenseitige Beeinflussung der zwei verwendeten Substanzen oder der Zellmembranen selbst zurückzuführen ist, betrachte ich zunächst als nebensächlich, es läuft ja schließlich auf dasselbe hinaus, und es ist geradezu selbstverständlich, daß solche Änderungen der Permeabilität am weitaus häufigsten bei Arzneien aus verschiedenen Gruppen zu erwarten sind und nicht bei durchaus gleichartigen. Das gleiche läßt sich aber auch auf Löslichkeitsverhältnisse, vermehrte oder verminderte Adsorption, chemische Bindung oder Umsetzung übertragen und auch auf die Theorie STRAUBs von den Potentialgiften, die den bedeutsamen Vorzug besitzt, für viele Stoffe durch Tatsachen begründet zu sein. Da nun aber niemand glauben wird, daß bei Kombinationswirkungen immer nur gerade das eine von diesen Momenten maßgebend sein kann, sondern bald das eine und bald das andere, so kann man die vorhandenen Möglichkeiten nicht besser zusammenfassen als durch die Annahme, daß bei Kombinationen wesensungleicher Substanzen mit gleichem Endeffekt zwei Reaktionen miteinander verlaufen und ineinander eingreifen können. Die Receptorenlehre EHRLICHs, die nur auf chemische Bindung abstellt, habe ich selber ja längst aufgegeben bzw. für meine Hypothese erweitert. Dasselbe gilt aber auch hinsichtlich meiner Auffassung von „pharmakologischen Angriffspunkten". Der Fall *Tropein-Cocain,* bei welchem das eine Glied der Kombination am parasympathischen, das andere am sympathischen Nervensystem ansetzt, oder der Fall *Adrenalin-Cocain,* in welchem die erste Substanz durch Gefäßverengerung, die zweite direkt insensibilisiert, sind mit Bezug auf die Klarheit der verschiedenen Wirkungslokalisationen doch Seltenheiten. Erweitert man aber den Begriff „pharmakologischer Angriffspunkt", so wie ich es längst getan und gesagt habe, dann gewinnt eben „Veränderung der Permeabilität" und jedes andere Moment, das die Arzneiwirkung beeinflußt, auch den Charakter eines Angriffspunktes. Man kann sogar noch weiter gehen und auch von zwei Substanzen, von denen die eine hinsichtlich des zu beurteilenden Effektes aktiv, die andere aber inaktiv und nur indirekt mittätig ist, sagen, sie hätten verschiedene Angriffspunkte, ja man kann diese Auffassung je nach dem negativen oder positiven Vorzeichen der Partner einer Kombination auf Antagonismen so gut wie auf Synergismen übertragen. Ich habe sowohl mit meinem Kombinationssatz wie mit meiner Erklärung nur ein zu starkes Detaillieren und Theoretisieren vermieden, und zwar absichtlich, weil ich mich nicht in meist unfaßbaren Einzelheiten und irrealen Abstraktionen verlieren wollte. Um das etwas ominös gewordene Wort „pharmakologischer Angriffspunkt", das bei knapper Fassung meiner Regel unvermeidbar schien, richtig verstanden zu wissen, habe ich zudem immer wieder hervorgehoben, daß ich lieber von einem auf gleichartigem oder ungleichartigem Wege erreichten Effekt reden möchte, und so sagte ich auch, was meine erklärende Hypothese betrifft, „es gehen zwei Reaktionen gleichzeitig vor sich", und ließ damit die Frage, ob es sich um chemische oder physikalische handle, und um was für chemische oder physikalische, offen[1]. Ich glaube mit diesen Ausführungen nun genügend dargetan zu haben, daß sich meine Regel und meine Hypothese weder zu den gefundenen Tatsachen noch zu den gegebenen Erklärungen in einem unlösbaren Widerspruche befinden, und daß sie die auf dem Gebiete der Arzneikombinationen vorhandenen, sehr zahlreichen, experimentellen und klinischen Ergebnisse immer noch am besten zusammenfassen.

Schlußbetrachtungen.

In den wiedergegebenen Resultaten und den daran angeknüpften Ausführungen über die Arzneikombinationen war viel von meiner Regel die Rede. Das mußte so sein, da sie am Anfang des zielbewußten Arbeitens über dieses Gebiet steht und den Anstoß für die weitere Forschung unzweifelhaft gegeben hat. Sie ist nicht unbestritten geblieben, wurde sogar eine längere Zeit hart angefochten, hat aber schließlich doch die teilweise oder unbedingte Anerkennung der meisten Autoren, selbst der ursprünglichen Gegner, gefunden, und vor allem: sie hat sich bewährt. Wenn man ihr von verschiedener Seite vorgeworfen hat, daß sie hauptsächlich eine Anleitung für die chemische Industrie darstelle, oder daß sie schuld an einer Flut von neuen Spezialitäten sei, so betrachte ich gerade diese Wirkungen als einen wahren Erfolg und als einen Beweis für ihre Gültigkeit, vielleicht allerdings, weil ich in dieser Ansicht anders denke und mich dementsprechend auch anders einstelle als viele meiner Kollegen. Das Endziel aller Pharmakologie sollte immer die Bereicherung der humanen Therapie bleiben. Es gibt wenigstens für den Nichtfachmann nichts Trostloseres als eine Pharmakologie, die sich den Grundsatz l'art pour l'art erwählt hat, sich in minutiösen Untersuchungen an isolierten Organen und Organteilen erschöpft und zu diesem Zwecke oft genug Gifte braucht, die therapeutisch kein Interesse haben und

[1] Wie schwierig es ist, die letzten Ursachen einer Potenzierung und die Verschiedenheit von Angriffspunkten aufzudecken, mögen die drei Beispiele beweisen, die ich hier in Kürze wiedergebe und bei denen es sich um Wirkungssteigerungen zwischen zwei Aktivatoren handelt. Der erste Fall ist hierfür besonders charakteristisch; denn er betrifft einen scheinbar einfachen Prozeß aus der anorganischen Chemie. Die Oxydation von Jodwasserstoff durch Kaliumpersulfat wird sowohl von Eisen- wie von Kupfersalzen beschleunigt. Die Wirkung beider Aktivatoren zusammen ist größer als die Addition ihrer Einzelwirkungen. Ich erwähne ferner, daß die Wirkung von Bios IIa der Beimengung kleinster Mengen von β-Alanin und l. Leucin bedarf. Die Wirkung beider Aminosäuren zusammen ist größer als die Summe ihrer Einzeleffekte (Last Miller). Als drittes Beispiel hebe ich hervor, daß das Wachstum von Erbsenembryonen sowohl durch Aneurin wie durch Biotin gefördert wird, die gemeinsame Wirkung der beiden Stoffe sich aber als potenziert erweist. Gerade bei dem aus der anorganischen Chemie gegebenen Beispiel entspricht es einer logischen Forderung, daß die Angriffspunkte der beiden Katalysatoren verschieden sein müssen, da sonst eine Addition mit Sicherheit zu erwarten wäre. Wo aber die Angriffspunkte liegen, ist selbst bei diesem überaus einfachen Prozesse nicht zu ermitteln.

häufig sogar toxikologisch nicht. Die Medizin ist nun einmal eine angewandte Wissenschaft mit dem Endziel, dem Kranken zu helfen, und wenn sie auf allen möglichen Gebieten, nicht nur auf dem der Arzneimittellehre, sich in Experimenten ergeht, die von diesem Standpunkte aus betrachtet wertlos sein müssen, so hat das nur bei großangelegten Arbeiten von hoher theoretischer Bedeutung einen Sinn. Ich bin nicht weltfremd genug, um wissenschaftlichem Akrobatentum, das an sich ein hübsches Spiel sein mag, aber die herumgeworfenen Gegenstände immer wieder an den gleichen Platz gelangen läßt, besonderen Geschmack abzugewinnen. Daß eine jede neue therapeutische Idee auch durch Hunderte von Kleinarbeiten gestützt werden muß, ist mir aber immer und auch mit Bezug auf meine Regel klar gewesen. Meinen Kombinationssatz habe ich auch erst durch zahlreiche, mühsam gewonnene Ergebnisse erhärten müssen, er hatte aber von Anfang an eine therapeutische Richtung, die von mir ausdrücklich gewollt war. Die Untersuchungen beschäftigten sich daher fast ausschließlich mit Arzneien von bekannter und geschätzter Wirksamkeit, und sie wurden, wenn irgend möglich, am lebenden und intakten Tiere ausgeführt, um Schlüsse auf die menschlichen Verhältnisse leichter zu gestalten, und nur zu ihrer weiteren Begründung durch Experimente an operierten Lebewesen oder an isolierten Organen ergänzt.

Wenn wir — ohne jede Voreingenommenheit — die gewonnenen Resultate zusammenstellen, so ergibt sich die folgende tabellarische Übersicht:

a) Arzneien mit gleichem Endeffekt und gleichem Angriffspunkt.

Reihe	Endeffekt	Kombinationswirkung
Eigentliche Narkotica	Allgemeine Narkose	Addition
	Atmungslähmung	„
	Reflexlähmung	„
Opiumalkaloide.		
Phenanthrene unter sich	Narkose	„
Isochinoline unter sich	Darmwirkungen	„
Methylxanthine	Herzerregung	„
	Diurese	„
Tropeine	Darmwirkung	„
	Mydriase	„
	Herz-Vaguswirkung	„
Diuretische Salze	Diurese	„
Anthracene	Abführwirkung	„
Drastica	„	„
Fette Öle	„	„
Hydrastinin + Hydrastis	Gefäßverengerung	„
Digitaliskörper	Herzerregung	„ (Strophanthus + Digitalis?)

b) Arzneien mit gleichem Endeffekt und verschiedenem Angriffspunkt.

Reihe	Endeffekt	Kombinationswirkung
Narkotica + Bromsalze	Narkose	Potenzierung
Narkotica, corticale und thalamische	„	Potenzierung (?)
Phenanthrene + Isochinoline	Narkose	Potenzierungen
	Darmwirkungen	Additionen (?)
	Spasmolyse	Potenzierungen
Eigentliche Narkotica:		
Mit Morphin und anderen Opiumalkaloiden	Narkose	Potenzierung
	Atmungslähmung	„
Mit Scopolamin	Narkose	„
Scopolamin + Morphin	„	Potenzierung (?)
+ Cannabis ind.	„	„
Hyoscyamin + Narkotica	„	Potenzierung
Chinin + Pyrazolone	Antipyrese	„
+ Paramidophenole	„	„
+ Salicylsäure	„	„
Tropeine + Cocain	Mydriase	„
+ Ephedrin, Barbitursäurederivate, Papaverin	Spasmolyse	„
Physostigmin + Pilocarpin	Miose	„
	Darmerregung	„
	Speichelvermehrung	„
Methylxanthine + Salze	Diurese	„
+ Cannab. ind.	„	„
+ Quecksilberverbindungen	„	„
Placentarextrakt + Pituitrin	Wehenerregung	„
+ Secale	„	„
+ Hydrastinin	„	„
Chinin + Pituitrin	„	„
Adrenalin + Cocain	Analgesie	„
+ Pituitrin	Blutdrucksteigerung	„

Die Gemische von *Antipyretica* + *Schlafmittel* habe ich weggelassen, da die Frage, ob die Analgesie potenzierten oder addierten Wert hat, ungelöst ist, die schlafmachende Wirkung ist bei den meisten diesbezüglichen Gemischen potenziert. Die *Magnesiumsalz-Schlafmittel*kombinationen sind, sowohl was Angriffspunkt wie Kraft der Wirkung betrifft, nicht sicher zu beurteilen. Die Liste schließt nur das Wesentliche ein. Sensibilisierungen sind nicht berücksichtigt.

Gegen diese Grundtatsachen ist mit theoretischen Spitzfindigkeiten schwer aufzukommen, und es ist ganz begreiflich, daß sich die chemische Industrie nicht nur des leitenden Gedankens, sondern vor allem der gewonnenen Erkenntnisse bemächtigt und sie zum Nutzen der kranken Menschheit verwendet hat. Man kann sich ja fragen, ob es nicht angezeigter gewesen wäre, keine auf meine Richtlinie gestützten Spezialitäten zu schaffen und es den Ärzten anheimzustellen, ob und wie sie sich meinen Grundsatz zunutze ziehen wollen. Aber einesteils haben gerade die vorzüglichen Arbeiten STARKENSTEINs und vor allem LOEWEs bewiesen, daß es optimale Mischungen gibt, in denen die therapeutisch gewünschten Effekte am stärksten und die schädlichen Nebenwirkungen durch Antagonismen am schwächsten vertreten sind, und es ist den Ärzten nicht zuzumuten, nicht nur die Bedeutung der Gemische im allgemeinen, sondern auch noch die besten Proportionen der Mischungen zu kennen, und andererteils ist das Interesse an der Rezeptierkunst und damit die Kunst selber so zurückgegangen, daß die Industrie mit vollem Recht diesen Mangel auszugleichen sucht. Ich bin von jeher für den Apothekerstand, für die Wertschätzung der Drogen und die Zweckmäßigkeit, gern und damit richtig verschreiben zu lernen, eingetreten. Aber der mit der Kenntnis in Spezialfächern überlastete Medizinstudent vertieft sich nicht mehr in das Rezeptieren, der Arzt erfaßt es nachträglich kaum mehr ganz, die großen Kliniken streben in dieser Hinsicht nach Vereinfachung und wenden sich den vielen, teils auch recht guten Spezialitäten zu, und die Pharmakologen selber vernachlässigen die Arzneiverordnungslehre, die ohnehin nur von denen beherrscht wird, die sie jahrelang praktisch geübt haben. Dementsprechend haben wir, ob uns das richtig scheint oder nicht, mit der steigenden Zunahme der Spezialitäten zu rechnen. Die Spezialitäten waren von jeher zumeist Kombinationen, häufig sinnlose, meist wenigstens unnötige; denn mit dem bloßen Mischen von mehreren Substanzen war die Neuigkeit am leichtesten zu erreichen. Wenn sich nun wenigstens die besseren Firmen die Mühe geben, sinngemäß nach den von mir aufgestellten Grundsätzen, die von STARKENSTEIN, LOEWE, KOCHMANN u. a. wesentlich erweitert und vertieft worden sind, zu kombinieren, so bedeutet das einen mächtigen therapeutischen Fortschritt. Man kann nicht bestreiten, daß die Arzneibehandlung seit diesen Arbeiten ein ganz verändertes Gepräge erhalten hat — und zum Vorteil der Kranken. Die ausgesprochensten Fortschritte sieht man vorläufig vor allem auf dem Gebiete der Narkose, der Analgesie, der Spasmolyse, der Uterusmittel und der Hämopoese, die wegleitenden Ideen der neuen Kombinationslehre haben uns aber auch für die Verwertung der anderen Arzneigruppen Wertvolles gebracht, die Chemotherapie beeinflußt, Aufklärungen über Drogen und über balneologische Probleme geschaffen und weite Aussichten selbst für die anderen Behandlungsmethoden, so die physikalischen und die diätetischen eröffnet.

Von den vielen im Handel befindlichen Kombinationspräparaten erwähne ich nur, ohne damit besondere Werturteile abgeben oder die nicht hervorgehobenen insgesamt herabsetzen zu wollen, die bewährten Medikamente *Pantopon* und seine vielen Nachahmungen, *Pavon, Mekopon, Narkophin* als konzentrierte Opiate, im ferneren *Codeonal, Indonal, Gelonida somnifera* und *Hova* (Hopfen + Baldrian) als Schlaf- und Beruhigungsmittel, *Somnacetin, Veramon, Gelonida antineuralgica,*

Quadronal, Cibalgin, Allonal, Saridon als Analgetica in Form von Kombinationen von Hypnotica mit Antipyretica, *Novalgin-Chinin, Cachets Faivre* als solche von Antipyreticagemischen, *Ephrosal, Gastretten,* als Spasmolytica, *Bellafolin* (alle Tropeine ohne Ballaststoffe enthaltend), *Bellergal* (Bellafolin + Ergotamin + Luminal als parasympathisch und sympathisch lähmend und zentral beruhigend), *Digipurat* (Glykoside der Digitalis ohne Ballaststoffe), *Ergopan, Ergopituitrin, Neo-Gynergen,* (Ergotamin + Ergobasin) als Wehenmittel, *Theominal, Coffeominal, Theonitrin* als Erweiterer der Coronargefäße, *Coramin-Calcium, Cardiazol-Dicodid* (Expectorans und hustenstillend), *Phyllosan* (blutbildend und erregend), *Tonicum Roche, Arsoferrin* als blutbildendes Medikament.

Wenn nun aber auch meine Kombinationsregel etwas grundsätzlich Richtiges und Fruchtbringendes dargestellt hat, so umfaßt sie doch nicht alle Tatsachen und alle Möglichkeiten der Kombination. Den Theoretikern war sie von Anfang an zu allgemein und gleichzeitig zu einfach. Sie ist zunächst keine Hypothese, sondern sie stellt die Zusammenfassung eines großen, nachträglich noch sehr erweiterten Tatsachenmaterials dar, das sie nicht erklärt, sondern nur vereinigt. Sie umschließt nur die Arzneien mit gleichem Endeffekt und teilt sie nach gleichem oder ungleichem Angriffspunkte in durch Kombination additiv oder überadditiv wirkende ein. Mit dieser Differenzierung habe ich, wie die meisten Autoren gegenwärtig zugeben (Heubner, Kochmann, Starkenstein, Loewe u. a.) und die Ausführungen dieses Werkes beweisen, im großen und ganzen recht behalten.

Ein bekannter Pharmakologe, der sich von dem Streit über die Wirkungsweise der Kombinationen immer ferngehalten hat, bemerkte mir einmal, ich hätte die Regel noch viel weiter fassen sollen. Das konnte nur bedeuten, daß ich mich nicht darauf hätte beschränken sollen, von Arzneien mit gleichem oder ungleichem Angriffspunkte zu reden, sondern daß ich besser getan hätte, die Ungleichartigkeit aller Arzneien als die Möglichkeit für eine Potenzierung durch Kombination hinzustellen. An dieser Auffassung liegt etwas Richtiges, trotzdem sie den einen Teil meines Satzes so sehr erweitert, daß er sich zu verflüchtigen beginnt. Der erste Teil des Satzes würde stehen bleiben, und er ist auch am sichersten bewiesen. Straub hat einmal mit Recht gesagt, daß an der glatten Addition der Wirkungseffekte der Narkotica der Fettreihe nach meinen Arbeiten nicht mehr zu zweifeln sei. Man kann aber mit Bezug auf die Tropeine, die Methylxanthine, die Digitalisglykoside, die Anthracene, die salinischen Diuretica usw. dasselbe behaupten. Nun mag ja die Lehre, daß völlig gleichartig wirkende Arzneien ihre pharmakologischen Effekte bei Kombination innerhalb der therapeutischen Grenzen nur addieren, selbstverständlich erscheinen. Die Selbstverständlichkeit mußte indessen tatsächlich zuerst bewiesen werden. Ich erinnere hier nur an die Ansicht von Honigmann und von Krawkow, daß Äther

+ Chloroform und andere Kombinationen aliphatischer Narkotica potenzierte Kraft besäßen, oder an die gerühmte ERLENMEYERsche Mischung, die aus Natrium-Kalium- und Ammoniumbromid besteht, und in der man eine sich gegenseitig potenzierende Kraft der Bromionen annahm, also einen Widersinn, der nicht noch potenziert werden kann. Der erste Teil meines Satzes war also nicht überflüssig, sondern durchaus notwendig und aufklärend. Andererseits können aber zwei gleichartig wirkende Arzneien dennoch eine zweckmäßige Kombination ergeben. Ich erinnere hier unter anderem an die Gepflogenheit namhafter Kliniker (NAEGELI, SAHLI), die Digitalis- und die Strophanthustinctur gemeinsam zu geben, nicht weil sie einen potenzierten Effekt haben, sondern weil Strophanthus rasch, Digitalis aber langsam, doch anhaltender auf das Herz einwirkt. Solche ganz zweckentsprechende Kombinationen gibt es in größerer Zahl, und man könnte daher dem Arzte schon raten, nicht nur auf die Verschiedenheit der Wirkungslokalisation, sondern ganz allgemein auf Differenzen in der Wirkungsweise zu achten. Außerdem möchte ich hier auf die von mir entdeckte *Teildosenpotenzierung* aufmerksam machen, die ich zur Erklärung der therapeutischen Überlegenheit der Drogen mitbenutzt habe, und die sich bei vielen Kombinationen von durchaus gleichartigen Arzneien geltend machen kann, wenn sie verschieden rasch resorbiert werden, z. B. gerade auch bei der Verabreichung von Strophanthus mit Digitalis. Das war nun ein erstes Moment, das meine Richtlinie durchkreuzen kann, und auf das immer noch zu wenig geachtet wird. Es gibt aber noch andere Momente, und ich muß nun schon betonen, daß ich auf die Wahrscheinlichkeit ihrer Existenz immer hingewiesen habe. In erster Linie sei hier die Möglichkeit erwähnt, daß ein Organ durch eine Arznei nach HEUBNER in einen allobiotischen Zustand versetzt wird und dadurch für die zweite empfindlicher wird. Dazu gehören ferner die Stoffe, die selber ohne jede Wirksamkeit sind, den Effekt einer anderen Substanz aber zu beeinflussen imstande sind. AMSLER und RENTZ nannten dieses Verhalten mit Recht eine Sensibilisierung. Wenn ich auch bei einigen dieser sensibilisierenden Arzneien (z. B. Scopolamin beim Kaninchen) mit einigem Recht angenommen habe, daß sie an sich nicht unwirksam seien, sondern ihre Wirkung bei gewissen Tieren nur nicht zeigen, so kann diese Auffassung doch nicht für die gesamte Gruppe dieser Stoffe Gültigkeit besitzen. Ich gebe als Beispiel die aktivierende Eigenschaft des an sich unwirksamen Kupfers auf die hämopoëtische Kraft des Eisens oder die Bedeutung der indifferenten Stoffe in den Drogen. Das Wirksamwerden an sich unterschwelliger Dosen durch Kombination gehört eigentlich in dasselbe Kapitel. Auch hier könnte man sagen, ein unwirksamer Stoff sensibilisiert einen wirksamen, oder gar zwei unwirksame sensibilisieren sich gegenseitig. Das würde man auch behaupten, wenn man nicht wüßte, was für Eigenschaften die gleichen Substanzen in größeren Dosen entfalten.

Man sieht aus diesem Beispiele, dem man sozusagen in allen Kombinationsarbeiten begegnet, nur, daß sich die feineren Wirkungen mit unseren Methoden nicht erfassen lassen, und diese Tatsache läßt die Beantwortung der Frage, ob ein an sich unwirksamer Stoff einen wirksamen sensibilisiert habe, oft genug als recht schwierig erscheinen.

Koalierte, also vollkommen andersartige Wirkungen durch Kombination bilden eine so seltene Ausnahme, daß ich hier nicht mehr auf sie eintreten möchte. In einzelnen Fällen ist der sensibilisierende Einfluß vielleicht durch Adsorption bzw. Resorptionsbehinderung wie etwa bei der sonst unverständlich stark stopfenden Wirkung des Opiums zu erklären, eventuell auch durch das Gegenteil, durch Löslichkeitserhöhung und beschleunigte Resorption, sei es nun vom Darme aus oder in die Zellen des Erfolgsorganes hinein. Für einzelne Stoffe ist dieser Einfluß bewiesen, namentlich für verschiedene organische Salze, zum ersten Male von Kochmann auf dem Gebiete der Lokalanästhesie, allerdings für Salze, die selbst etwas insensibilisierende Eigenschaften haben, dann von Führer in seinen schönen Untersuchungen über die Wirkung von Ba-, Ca- und St-Salzen auf die Guanidinkontraktion des quergestreiften Muskels, aber auch von Frommel für die eine Aufnahme der Digitalisglykoside in den Herzmuskel beschleunigenden *Saponine*. So haben auch Fröhlich und Zack den Nachweis erbracht, daß die Methylxanthine in gewissen Dosen die Narkose durch Resorptionsvermehrung erhöhen können, und sie haben dasselbe für die lipoidlöslichen Farbstoffe festgestellt.

Alle diese wirkungspotenzierenden Momente, deren Bedeutung ich durchaus nicht unterschätze, fallen nur zum Teil in den Bereich meiner Regel. Es gibt aber einzelne Fälle von Kombinationen ungleichartig wirkender Arzneien mit gleichem Endeffekt, für die sich eine potenzierte Wirkung zum mindesten noch nicht hat nachweisen lassen, bei denen sie vielleicht sogar rein additiv ist. Deshalb spreche ich ja auch von einer Regel und nicht von einem Gesetz, und es gibt bekanntlich keine Regel ohne Ausnahmen. Ich wundere mich nur, daß es hier so wenige gibt. Umschläge der Wirkungen bei größeren Dosen bzw. Konzentrationen bedeuten für mich dagegen meist keine Ausnahmen. Sollen wir etwa das Morphin als Erregungsmittel für das Großhirn bezeichnen oder das Chinin als Stoffwechsel befördernd, weil diese Alkaloide in kleinen Dosen gegeben umgekehrt wirken wie in großen? Solche Einwände gegen die Richtigkeit meiner Regel sind nur möglich, wenn man das therapeutische Ziel meiner Arbeiten verkennt und sich im Theoretischen verliert. Mit dem gleichen Rechte könnte man sagen, die Verbindung von zwei an sich tödlichen Dosen ergebe doch nur den Tod des Tieres und stelle daher weder eine Addition noch eine Potenzierung dar. Aber nicht nur die tödlichen, auch die maximalen Wirkungen, d. h. der Grat oder der Gipfel, können nicht noch überschritten werden. Eine jede Kombinationslehre, die auf Messungen abgestellt ist, kann nur innerhalb gewisser Grenzen Berechtigung haben, und auch das sollte nicht immer wieder vergessen werden. Umschläge der Wirkung durch Addition oder Potenzierung bedeuten übrigens häufig nur Verstärkung, eventuell Hemmung infolge von Verstärkung, wie man sie z. B. auch bei Immunisierungsvorgängen häufig beobachtet hat. Die Steigerung Agglutination, starke Agglutination, totale Hemmung der Agglutination ist mir aus eigenen Arbeiten genugsam bekannt. Bei einer Durchprüfung der sämtlichen Proportionen einer Kombination zum Zwecke der Aufstellung eines Nomogrammes muß eine Umkehr der Wirkungen oft zutage treten, bleibt man aber bei den therapeutischen Mengen, so begegnet man ihr nur recht selten.

Aus dem Gesagten mag vor allem hervorgehen, daß ich keineswegs der Ansicht bin, mit meiner Regel die quantitativen Möglichkeiten der Arzneiwirkungen, die sich bei irgendwelchen Kombinationen geltend machen, erschöpft zu haben, daß es im Gegenteil Momente gibt, die ihre Gültigkeit beeinträchtigen, und vor allem solche, die mit ihr gar nichts zu tun haben, aber von großer Bedeutung sein können, bekannte Momente, aber unzweifelhaft auch noch viele unbekannte. Meine Regel brachte vor allem therapeutischen Gewinn, dann aber auch eine starke Anregung zu weiterer Erforschung eines interessanten und aussichtsvollen Gebietes, die genaue Erforschung der sämtlichen möglichen Proprotionen der Kombinationen und der in ihnen vorhandenen Synergismen und Antagonismen, also auch der Nebenwirkungen, bedeutende Vertiefung und Erweiterung des gestellten Problems, und die Entdeckungen anderer wirkungspotenzierender Momente (Sensibilisierung, Löslichkeits- und Penetrationsbeeinflussung usw.) scheinen mir nur etwas Erfreuliches darzustellen, und sie werden von mir ganz besonders dann hoch eingeschätzt werden, wenn sie sich therapeutisch als ebenso fördernd erwiesen haben werden wie die von mir aufgestellte Richtlinie. Ich habe zudem in dem letzten Kapitel ausgeführt, daß alle diese Momente in gar keinem unlösbaren Widerspruche zu meiner Richtlinie stehen. Anläßlich der Besprechung von Vitaminen und Hormonen habe ich darzustellen gesucht, wie außerordentlich verwickelt hier die gegenseitigen Beziehungen der wirksamen Substanzen und der sie produzierenden Organe liegen, wie nicht nur die Aktionen der Stoffe selbst, sondern auch die wechselseitige Beeinflussung der inkretorischen Drüsen und ihrer Sekretionen, ihre Verkleinerung oder Vergrößerung durch verschiedene Hormone und Vitamine, in Betracht gezogen werden müssen, und wie das ineinandergreifende Getriebe des Organismus keine Störung an irgendeiner Stelle erleiden kann, ohne daß sie sich nicht gleichzeitig auch an einem entlegenen Ort, ja für den gesamten Mechanismus und Chemismus des Körpers geltend macht. Hier von allgemein gültigen Kombinationsregeln zu reden, scheint nicht nur verfrüht, sondern widersinnig, jeder einzelne Fall muß im Gegenteil als etwas ganz Besonderes betrachtet und beobachtet werden. Auch bei einfacheren Arzneiwirkungen mögen ab und zu ähnliche Verhältnisse in kleinerem Maßstabe vorhanden sein. Pick hat in einem sehr lesenswerten Vortrage über die Schlafmittel auf die gegenseitigen Beeinflussungen der verschiedenen Gehirnteile aufmerksam gemacht, die sich auch bei der Verwendung von narkotischen Arzneien und ihren Kombinationen sekundär auswirken, und auch in diesen anregenden Beobachtungen und Betrachtungen erblicke ich eine wertvolle Förderung der eigenen und der von andern vertretenen Auffassungen, die sich, wie ich doch noch besonders hervorheben möchte, nicht zu bekämpfen brauchen, sich im Gegenteil ergänzen sollten. Ich habe ferner schon des öfteren gesagt, daß es auch einen Arzneisynergismus höherer, oder sagen wir besser, anderer Art gebe als den bisher allein besprochenen; einen Synergismus allerdings, den vornehmlich die Kunst des Arztes auszuüben versteht, und der exakten Forschungen schwer zugänglich ist. Wenn der Arzt verschiedene Krankheitssymptome mit verschiedenen Arzneien gemeinsam bekämpft, dann können sich die erfolgreich behandelten Organe wiederum gegenseitig günstig beeinflussen. Der Wert einer solchen Behandlung ist nicht quantitativ, sondern nur qualitativ einzuschätzen, kann aber unter Umständen für die Besserung oder Heilung mehr bedeuten als die Verwendung von Kombinationen mit potenziertem Gesamteffekt oder mit anderen Vorzügen. Das Wesentliche an einem solchen zweckmäßigen Synergismus wird wohl nicht durch die Arzneien direkt, sondern durch die gegenseitige Aktion der von ihnen funktionstüchtiger gemachten Organe geleistet. Auch dieser Synergismus, dessen Verwendung man bis dahin dem geschulten und befähigten Arzte überlassen hat, läßt sich schließlich experimentell bis zu einem gewissen Grade prüfen, vorläufig ist das aber — wenigstens in einem wesentlichen Ausmaße — noch nicht geschehen.

Das pharmakologische und klinische Studium der Arzneikombinationen hat uns theoretisch wichtigen, vor allem aber therapeutischen Gewinn gebracht. Die Kombination bedeutet allerdings nicht in jedem Falle etwas Besseres als die einzelne Arznei. Da wo die letztere wie etwa bei der Salvarsanbehandlung vorsekundärer Syphilis den Erfolg beinahe garantiert, ist sie dem komplizierteren Gemenge vorzuziehen; aber bei vielen Krankheitserscheinungen leistet die Kombination bedeutend mehr als eine für sich allein gegebene Arznei. Therapeutisch bedeutsames Kombinieren kann sich aber auf allen Gebieten der ärztlichen Tätigkeit als nutzbringend für den Kranken erweisen: ja man darf sagen, jede ärztliche Kunst ist mit der Verbindung mehrerer Behandlungsmethoden untrennbar verbunden. Nicht nur die Wirkungen der Arzneien, auch die der physikalischen, diätetischen und allgemeinhygienischen Maßnahmen greifen ineinander, beeinflussen sich und steigern gegenseitig ihre heilende Kraft, teils direkt, teils auch durch den nachfolgenden Synergismus der neubelebten Organe, und nur der Arzt ist ein richtiger Therapeut, der gestützt auf umfassende Kenntnisse in der Diagnose, aber auch in den verschiedensten Behandlungsmöglichkeiten das Wirksame zweckentsprechend zu kombinieren weiß.

Literaturverzeichnis.

(Die Titel der älteren Arbeiten sind nicht mehr angegeben.)

ABE, SHINGO: Über die Beeinflussung der Somnifennarkose durch die Cannabis indica. Diss.-Ausz. med. Fak. Bern 1925. — AEBI, M. E.: Über die Wirkung der Kombination von Veronal-Natrium, Laktophenin und Codein. Diss.-Ausz. med. Fak. Bern 1933. — ALLEGRI: Boll. Soc. Biol. sper. **10**, 48 (1935). — AMAKAWA, T.: Über die Wirkung der verschiedenen Herzmittelkombinationen auf das isolierte Froschherz. Unveröffentlicht. — Über die Kombinationswirkung von Pilocarpin und Physostigmin auf die Speichelsekretion. Unveröffentlicht. — AMSLER: Festschrift für Prof. BÜRGI. Basel: Benno Schwabe 1932. — AMSLER u. STENDER: Arch. f. exper. Path. **100**, 195; **160**, 189. — ANNAU u. HERGLOZ: Über Resorptionsförderung und Potenzierung der Alkaloide und Salze durch Saponine. Arch. f. exper. Path. **127**, 93. — ARNELL, O.: Arch. internat. Pharmacodynamie **34**, 290—308 (1928). — AXMACHER, FR.: Zur Frage der Zeitwertungsbedingungen von Konzentrationsgiften. Arch. f. exper. Path. **187**, 364.

BACKMAN et LUNDBERG: C. r. Soc. Biol. Paris **87**, 475 (1922). — BACKMAN et RYDIN: C. r. Soc. Biol. Paris **95**, 1050—1052 (1926). — BALINT, R. u. B. MOLNAR: Berl. klin. Wschr. **1911 I**, 289—292. — BARBOUR and TAYLOR: J. of Pharmacol. **42**, 391 (1931). — BARDIER, E. et A. STILLMUNKES: Arch. internat. Pharmacodynamie **27**, 375—414 (1913). — C. r. Soc. Biol. Paris **95**, 268—270 (1926). — BARDUA: Ther. Gegenw. **1933**, H. 12. — BARTEN, O.: Arch. internat. Pharmacodynamie **23**, 505—526 (1913). — BARTH, OTTO: Meconsäurewirkung. Arch. f. exper. Path. **70**, 258—292 (1912). — BAUER: Arch. f. exper. Path. **113**, 65. — BECCARI: Arch. ital. Biol. **62**, 293 (1915). — BECK, E.: Zur Pharmakologie des Baldrians. Schweiz. med. Wschr. **1930**, Nr 50, 1180. — BEHRMANN, DINA: Unveröffentlicht. BEINASCHEWITSCH: Ther. Mh. **1910**. — BERGER, A.: Z. exper. Path. u. Ther. **9**, 571—580 (1911). — BERING, H.: Über die Komplexwirkung von Amidopyrin mit sulfosalizylsaurem Strontium. Arch. f. exper. Path. **168**, 206. — BERMANN, RASCHEL: Über die Kombinationswirkung von Luminal-Natrium und Skopolamin. Z. exper. Ther. u. Path. **18** (1916). — BERNER: Unveröffentlicht. — BLAKE, J.: Chem. News **55**, 110 (1887). — BLESS: Arch. f. exper. Path. **148**, 129 (1930). — BLESSING: Erg. Zahnheilk. **2**, 242. — BLUM: Zit. nach ZUNZ: Eléments de pharmacodynamie générale. Paris: Masson & Cie. 1930. — BOJARSKI, ST.: Über die Wirkungen von Pantopon und morphinfreiem Pantopon in Kombination mit Urethan. Z. exper. Path. u. Ther. **18** (1916). — BRAGA, CAROLO: Influenza della Fisostigmina e della Pilocarpina sul Meccanismo di Azione del Cloruro di Bario. Arch. internat. Pharmacodynamie **39**, 91. — Ateneo Pharm. **2**, 9, 161—176 (1937). — BRANDEN, VAN DEN, APPELMAUS et POTTIER: Ann. Soc. belge Méd. trop. **16**, 121. — BREDENFELD, E.: Die intravenöse Narkose mit Arzneigemischen. Z. exper. Path. u. Ther. **18** (1916). — BRESLAUER, A. u. G. WOKER: Z. allg. Physiol. **13**, 282—320 (1912). — BRUNTON and CASH: Philos. Trans. roy. Soc. Lond. **177**, 197 (1884). — BÜRGI, E.: Korresp.bl. Schweiz. Ärzte **1909**, Nr 17; **1910**, Nr 7. — Dtsch. med. Wschr. **1910 I**. — Z. exper. Ther. 8 (1911). — Berl. klin. Wschr. **1911 I**. — Verh. Wiesbadener Kongr. **1911**, 305. — Arch. ges. Physiol. **147**, 275. — Z. allg. Physiol. **14**, 39, 65. — Med. Klin. **1912**, Bd. 50 u. 51; **1913**, Nr 10. — KOLLE-WASSERMANNS Chemische Desinfektionslehre, 1913. — Dtsch. Z. Chir. **1913**, 211. — Rektoratsrede 1913. — Med. Klin. **1914 I**; **1914 II**. — Z. exper. Path. u. Ther. 18, H. 1. — Erg. inn. Med. **1923**, 556. — Dtsch. med. Wschr. **1924 II**. — Ther. Gegenw., April u. Juni **1925**. — THOMS' Handbuch, 1925. — Handbuch der praktischen Therapie,

S. 197. 1926. — Med. Klin. **1926 I.** — Festschr. f. TSCHIRCH, 1926. — Biol. Heilkunst **1927**, Nr 3. — Fortschr. Ther. **1928**, H. 7. — Wien. med. Wschr. **1931 I.** — Ann. Tomarkin Found. **1** (1931). — Das Chlorophyll als Pharmakon. Leipzig: Georg Thieme 1932. — Jkurse ärztl. Fortbildg **1933**, 48. — Les associations de médicaments. Paris: Gaston Doin 1933. — Schweiz. med. Jb. **1934.** — Praxis (Bern) **1934**, Nr 28. — Schweiz. med. Wschr. **1934 I**, 117. — Hippokrates **5**, H. 6. — Balneologe **1934**, H. 6. — Arch. of med. Hydrol., Jan. **1935**. — Bull. Soc. Thérapeutique **1935**, 292. — Schweiz. med. Wschr. **1936 I**, 820; **1937 II**, 1173. — Mschr. Galenica **1937**, Nr 1. — BÜRGI u. GORDONOFF: Klin. Wschr. **1928 II.** — BÜRGI u. LAUBENHEIMER: Chemische Desinfektionslehre. Handbuch der pathogenen Mikroorganismen, Bd. 3. 1929. — BÜRGI u. v. TRACZEWSKI: Biochem. Z. **66**, 417.

CAESAR, H.: Biochem. Z. **42**, 316—324 (1912). — CARREL, NORBERT: Über die medikamentöse Behandlung der spastischen Zustände. Diss.-Ausz. med. Fak. Bern 1931. — CARRIERE, HURIEZ et WILLOQUET: C. r. Soc. Biol. Paris **116**, 188 (1934). — CHEIFEZOWITSCH, L.: Unveröffentlicht. — CHRISTEN, RUDOLF: Der Alkoholblutspiegel nach zeitlicher Verteilung der Alkoholdosis. Diss.-Ausz. med. Fak. Bern 1934. COOPER, E. H. and NICHOLAS: Soc. chem. Ind. **49**, 386. — CSUCS, ALEX: Über die Bedeutung der Arzneien der Nachtschattengewächse in Narkoticakombinationen. Diss.-Ausz. med. Fak. Bern 1927. — DA CUNHA, J.; I. Internat. Kongr. Therap. Union, 1937, S. 405.

DAIDOJI, KOICHI: Kombinationsversuche mit Coramin, Digifolin und Scillaren. Diss.-Ausz. med. Fak. Bern 1927. — DANIELSON, C. G.: C. r. Soc. Biol. Paris **95**, 1058—1060 (1926). — DARMKÖHLER, ERICH: Über kombinierte Narkose. Arch. internat. Pharmacodynamie **23**, 229. — DIETRICH, ARMIN: Über die Beeinflussung des Pernoctonschlafes durch Cannabis sativa. Diss.-Ausz. med. Fak. Bern 1933. — DILLE and RAYMOND: The synergism oft ethyl alcohol and Sodium pentobarbital. J. Pharmacol. **61**, 385. — DIRNER, Z.: Der Synergismus der bronchuserweiternden Arzneimittel. Arch. f. exper. Path. **157**, 154. — DÖLKEN, E.: Über die Wirkung der Kombination von Digitoxin und digitoxinfreien Glykosiden auf das Herz. Diss.-Ausz. med. Fak. Bern 1927. — DUMONT: Handbuch der allgemeinen und lokalen Anästhesie, 1903.

EHRLICH: Ber. dtsch. chem. Ges. **42**, H. 1. — EICHHOLTZ: Therapeut. Klin. Wschr. **1933 I**, 181. — EICHHOLTZ u. EHRHARDT: Über die Verzettelung der therapeutischen Antimondosis. Arch. f. exper. Path. **174**, 208. — EPSTEIN, EMANUEL: Über die Beeinflussung der Thyroxindiurese durch Schlafmittel und andere Pharmaka. Arch. f. exper. Path. **142**, 214. — ERLENMEYER: Berl. klin. Wschr. **1913 I**, 813.

FAZEKAS and HIMWICH: The effect of Zinc and Aluminium on the Hypoglycemic action of insulin. J. Pharmacol. **58**, 260. — FELDMAN, SAMUEL: Pharmakologische Untersuchungen einiger aus dem Baldrian hergestellter Extrakte. Diss.-Ausz. med. Fak. Bern **1935**. — FILEHNE u. RUSCHHAUPT: Pflügers Arch. **95**, 409. — FISCHEL, R.: Z. exper. Med. **4**, 362—378 (1916). — FISCHER, HANS: Beitrag zur Frage des Synergismus zwischen Digitalis- und Calciumwirkung. Arch. f. exper. Path. **130**, 110, 194. — FISCHER, R. u. H. SALZER: Besteht ein Unterschied in der pharmakologischen Wirkung von Veramon und dem Gemenge seiner Komponenten. Arch. f. exper. Path. **179**, 327. — FLAMM, S.: Kombinatorische Effekte von Coffein und Alkohol. Arch. f. exper. Path. **143**, 79. — FLURY: Arch. f. exper. Path. **13**, 138. — FREI, J. W.: Z. Hyg. **75**, 433—496 (1913). — FREUD, J. et I. E. UYLDERT: Synergism of Physostigmine an Acetylcholine. Arch. internat. Pharmacodynamie **52**, 238. — FRIEDKISS: Diss.-Ausz. med. Fak. Bern 1915. — FRIEDLÄNDER, A.: Über die verstärkende Wirkung des Morphiums durch Scopolamin, nebst einem Vorschlag zur Bekämpfung des Morphinismus. Med. Klin. **1909 I**. — FRIEDRICH: Z. exper. Med. **44**, 514. — FRÖHLICH u. LÖWI: Arch. f. exper. Path. **62**, 159. — FRÖHLICH, A. u. E. P. PICK: Zur Kenntnis der Wirkungen der Hypophysenpräparate. Arch. f. exper. Path. **74**, 114. — FRÖHLICH, A. u. E. ZACK: Theophyllin und seine Gewebswirkung als Mittel zur Potenzierung. Gifte und Arzneien. Arch. f. exper. Path. **121**, 108. — Über medikamentöse Beeinflussung der Gewebsdurchlässigkeit. Wien. klin. Wschr. **1926 I.** — Der Ablauf von Vergiftungen an mit Theophyllin vorbehandelten Tieren. Arch. f. exper. Path. **143**, 310 (1929). — FROMHERZ, K.: Arch. f. exper. Path. **115**, 318; **121**, 213; **135**, 198. — FROMMEL: Arch. internat. Pharmacodynamie **35**, 46; **36**, 331, 355. — Arch. f. exper. Path. **127**, 92. — FROTÉ, PAUL: Über die Coramin-Digitaliskombinationen. Diss.-Ausz. med. Fak. Bern 1928. — FRYE, M.: Über die Kombinationswirkung von Coffein und Strophantin auf die Sauerstoffzehrung überlebender Gewebe. Diss.-Ausz. Münster (Westf.) 1935. — FUCHS, HANS J.: Über die Summation der Wirkung zweier Schlafmittel durch ihre molekulare Vereinigung. Arch. f. exper. Path. **181**, 215. — FÜHNER, H.: Ber. dtsch. chem. Ges. **42**, 887—889 (1909). — Dtsch. med. Wschr. **1910 I**, 103, 104. — Münch. med. Wschr. **1911 I**, 179—181. — Arch. f. exper. Path. **69**, 29—44 (1912); **75**, 53—74 (1913); **82**, 51—80 (1917); **88**, 179—191 (1920). — Klin. Wschr. **1922 II**, 1511, 1532. — Münch. med. Wschr. **1922 I**, 915. — Dtsch. med. Wschr. **1926 I**, 473. — FUJI, JARO: Über Abführmittelkombinationen. I. Mitteilung. Versuche am isolierten Darm. Diss.-Ausz. med. Fak. Bern 1925. — FUJIMAKI, JONOSUKE: Flammencardiographische Aufnahmen über die Wirkung von Scopolamin und Atropin auf das Herz. Diss.-Ausz. med. Fak. Bern 1923. — FUJIMORI, SHINJI: Über die gegenseitige Beeinflussung von Physostigmin, Pilocarpin und Atropin in ihren Wirkungen auf den Darm. Diss.-Ausz. med. Fak. Bern 1923. — FUKUGAKU: J. med. Assoc. Formosa **36**, 217—231, 234—253.

GARCIA, FAUSTINO: Untersuchungen über quantitative pharmakologische Differenzierung der Solanazenalkaloide. Arch. f. exper. Path. **134**, 149. — GASSER, R.: Über die Erhöhung der Wirkung narkotischer Medikamente durch Verteilung der Gesamtdosis. Diss.-Ausz. med. Fak. Bern 1928. — GATTY-KOSTYAL et M. OBTULOWIEZ: Unveröffentlicht. — GAYER, HERMANN: Die Wirkung narkotischer Gifte auf den Drehreflex des Frosches. Arch. f. exper. Path. **121**, 259. — GEHLEN, WALTHER: Wirkungsstärke intravenös verabreichter Arzneimittel als Zeitfunktion. Arch. f. exper. Path. **171**, 541. — GERBER, THEODOR: Über die narkotische Wirkung von Kombinationen der Opiumalkaloide. Diss.-Ausz. med. Fak. Bern 1930. — GESSE: Dtsch. med. Wschr. **1924 I**, 200. — GIERLICH, H.: Die Weckwirkung des Thujons bei Schlafmittelvergiftungen. Arch. f. exper. Path. **187**, 130. — GILDENHORN, B. L.: Über die spasmolytische Wirkung der Morphium-Codeinkombinationen. Diss.-Ausz. med. Fak. Bern 1926. — GIRNDT, OTTO: Die Ermittlung der Wirkungsstärke von Schlafmitteln und Schlafmittelkombinationen mit Hilfe der Lage- und Bewegungsreaktionen. Schmerz, Narkose, Anästhesie **81** (1930). — GISEL, ALFRED: Über die Verstärkung der Wirkung eigentlicher Narkotica durch Cannabis indica. Z. exper. Path. u. Ther. **18** (1916). — GORDONOFF: Über Abführmittelkombinationen. Naunyn-Schmiedebergs Arch. **1926**, 48, 1927. — Experimentelles über die Zeitpotenzierung. Med. Klin. **1926** Nr. 3. — Über die Zeitpotenzierung. Klin. Wschr. **1926** Nr. 7. — Über das Somnacetin. Ther. Gegenw. **1928**, H. 3. — Über die medikamentöse Behandlung der spastischen Zustände. Ther. Gegenw. **1931**, H. 2. — Über die Wirkung der Morphium-Codeinkombination auf den Magendarmkanal. Arch. f. exper. Path. **106**, 287 (1925). — GORDONOFF, T. u. Y. SUMIOSHI: Über Valerian-Hopfen-(Hova-) Tabletten. Schweiz. med. Wschr. **1925 II**. — GOTO, KAKUHEI: Über die Kombinationen von Coramin mit Digitalispräparaten. Diss.-Ausz. med. Fak. Bern 1927. — GOTTLIEB u. v. D. ECCKHOUT: Arch. f. exper. Path. **1908**, 135. — GRILICHESS, R.: Über die pharmakologische Wirkung kombinierter Urethane und Alkohole. Z. allg. Physiol. **15**, 468 (1913). — GROGG, M.: Über die leitungsunterbrechende Wirkung der Tropeine in Kombinationen mit Novokain-Adrenalin. Diss.-Ausz. med. Fak. Bern 1930. — GROS: Über Narkotica und Lokalanaesthetica. Arch. f. exper. Path. **62**; **63**; **64**. — GROS u. KOCHMANN: Arch. f. exper. Path. **98**, 129—147 (1923). — GROS, O.: Arch. f. exper. Path. **63**, 80 (1910); **67**, 132 (1911). —

Beitrag zum gegenseitigen Antagonismus zwischen Cardiazol, Coramin und Narkotica. Arch. f. exper. Path. **180**, 258. — GSELL, E.: Schweiz. med. Wschr. **1929** S. 626—650. GUBLER, WALTER: Über die Beeinflussung der Urethannarkose durch Chinin. Diss.-Ausz. med. Fak. Bern 1927. — GUGGISBERG, H.: Zur Kombination der Wehenmittel. Schweiz. med. Wschr. **1931 II**, 1161. — Wehensubstanzen der Placenta. Mschr. Geburtsh. **54**. — Beitrag zur Frage der wirksamen Mutterkornsubstanzen. Helvet. med. Acta **1937**, H. 4. — GUNDEL u. SEITZ: Klin. Wschr. **1933 II**, 1083.

HADJEFF: Das Chinin und seine Bewertung in der Geburtshilfe. Diss. Bern 1933. — HAENI, J. R.: Über die Verstärkung der Wirkung verschiedener Narkotica, speziell des Pantopons durch Skopolamin. Ther. Gegenw. **52**, 62—68 (1911). — HAFERKORN u. LENDLE: Arch. f. exper. Path. **172**, 501. — HAILER: Arb. Gesdh.amt **33**; **36**. — HALL and CHAMBERLIN: The synergic calorigenic actions of epinephrine and dinitrophenol. J. Pharmacol. **59**, 451. — HAMBURGER, S.: Pflügers Arch. **161**, 461—466 (1915). — HAMMERSCHMIDT, W.: Über die Morphium-Chloralhydrat- und die Morphium-Urethannarkose. Z. exper. Path. u. Ther. **8**, 374—397 (1910). — HASHIMOTO, JITSUO: Über die Kombination von Opiaten mit Antipyreticis. Diss. Bern 1927. — HAUCKHOLD, E.: Z. exper. Path. u. Ther. **7**, 743—762 (1910). — HAYASHI, SHIGERU: Versuche mit Kombinationen homöopathischer Medikamente. 2. Mitteilung. Diss. Bern 1927. — HAZAMA, TOKIHARU: Versuche mit Kombinationen homöopathischer Medikamente. 3. Mitteilung. Diss. Bern 1927. — HERMANN, O.: Biochem. Z. **39**, 216—231 (1912). — HERZENBERG, R.: Z. exper. Path. u. Ther. **8**, 576—585 (1911). — HESSE, ERICH: Zur biologischen Wertbestimmung der Analgetica und ihrer Kombinationen. Arch. f. exper. Path. **158**, 233. — HESSE, E., E. BAUMGART u. H. DICKMANN: Zur Wirkungssteigerung der Schlafmittel durch Analgetica. Klin. Wschr. **1932 II**, 1665 bis 1668. — HESSE, E. u. H. REICHELT: Zur Wertbestimmung der Analgetica und ihrer Kombinationen. III. Mitteilung. Arch. f. exper. Path. **169**, 453. — HESSE, E., G. ROESLER u. F. BÜHLER: Zur biologischen Wertbestimmung der Analgetica und ihrer Kombinationen. 2. Mitteilung. Arch. f. exper. Path. **158**, 247. — HESSE, O. u. P. NEUKIRCH: Versuche zur Ermittlung der stopfenden Bestandteile im Opium (Pantopon). Arch. f. exper. Path. **151**, 309 (1913). — HEUBNER, WOLFGANG: Über allobiotische Wirkungen. Nachr. Ges. Wiss. Göttingen, Math.-physik. Kl. **1929**. — HOFBAUER: Zbl. Gynäk. **1933**, 872. — HOFER: Über die Wirkung von Gasgemischen. Arch. f. exper. Path. **111**, 183. — HOFFMANN, A.: Dtsch. med. Wschr. **1914 II**, 1798. — HOFFMANN, A. u. M. KOCHMANN: Beitr. klin. Chir. **91**, 489 (1914). — HOLZER, ERWIN: Über die Wirkung der Kombination von Pilocarpin und Physostigmin auf den Darm. Diss. Bern 1921/22. — HONDA, T.: Über die Toxicität von Veronal und Pyramidon und deren Kombination, mit besonderer Berücksichtigung des Veramons. Diss. Bern 1927. — HONIGMANN: Arch. klin. Chir. **58**, 730 (1899). — HOWELL, HUGHES and A. L. LATNER: Chlorophyll and Haemoglobin Regeneration after Haemorrhage. J. Physiol. **86**, Nr 4 (4. Mai 1936).

INO, SHIGERU: Über die Erhöhung der Wirkung narkotischer Medikamente durch Verteilung der Gesamtdosis. 3. Mitteilung. Diss. Bern 1928. — ISHIGAMI, T.: Toxizitätsversuche mit Kombination von Opiumalcaloiden aus der Isochinolin- und der Phenanthrenreihe. Diss. Bern 1925. — ISHIHAMA, F.: Die Herzwirkung des Amylnitrits unter Beeinflussung von Coffein und Adrenalin. Diss. Bern 1924. (Flammenkardiographische Aufnahmen.) — ISSEKUTZ, B. v.: Pflügers Arch. **145**, 415—454 (1912); **151**, 456—478 (1913).

JAMASAKI, J.: Über Gelonida somnifera. Diss.-Ausz. med. Fak. Bern 1927. — JANUSCHKE: Z. Kinderheilk. **38**, 210. — Z. exper. Med. **8**, 17. — JARCKO: The use of Thymophysin. Amer. J. Obstetr. **191**. — JASHUNSKAJA: Unveröffentlicht. — JASUOKA, S.: Über die Beeinflussung des Chloralhydratschlafes durch die Cannabis indica. Diss. Bern 1925. — JEANNERET, R.: Über die Kombinationswirkung von

Digitalis und Strophantus auf das Froschherz. Diss. Bern 1927. — JENZER, H.: Über die kombinierte Anwendung von Ephedrin und Atropin. Diss. Bern 1932. — JORDAN, K.: Über die Beeinflussung der Wirkung narkotischer Medikamente durch Antipyretica, mit besonderer Berücksichtigung des Veramons. Diss. Bern 1927. — JÜRGENSEN-STENDER, O.: Beitrag zur Kenntnis der Wirkung des Pantopons. Arch. f. exper. Path. **181**, 237. — JURINO, T.: Über die Beeinflussung der atmungserregenden Wirkung von Lobelin durch Coffein. Diss. Bern 1925.

KÄER, ELISE: Über Kombinationswirkungen. IX. Mitteilung: Die Wirkungsvariationen in Trichloräthylurethan (Voluntal) - Pyramidongemischen. Arch. f. exper. Path. **121**, 358. — KÄER, E. u. S. LOEWE: Über Kombinationswirkungen. II. Mitteilung: Wirkungen von Diäthylbarbitursäure-Pyramidongemischen. Arch. f. exper. Path. **114**, 327. — Über Kombinationswirkungen. III. Mitteilung: Die Wirkungsvariationen in Veronal-Antipyringemischen. Arch. f. exper. Path. **114**, 339. — Über Kombinationswirkungen. IV. Mitteilung: Die Wirkungsvariationen im Gemisch Veronal-Phenazetin. Arch. f. exper. Path. **116**, 140. — Über Kombinationswirkungen. VI. Mitteilung: Die Wirkungsvariationen in Veronal-Azetylsalizylsäuregemischen. Arch. f. exper. Path. **118**, 108. — Über Kombinationswirkungen. X. Mitteilung: Die Wirkungsvariationen in Trichloräthylurethan-(Voluntal-) Pyramdongemischen bei der Prüfung am Kaninchen. Arch. f. exper. Path. **127**, 308. — Über Kombinationswirkungen. XI. Mitteilung: Die Wirkungsvariationen in Veronal-Pyramidongemischen bei der experimentellen Prüfung am Kaninchen. Der Schmerz. Bd. **1**, H. 1. — Über Kombinationswirkungen. XII. Mitteilung: Die Wirkungsvariationen in Allylisopropylbarbitursäure - Pyramidongemischen (mit Berücksichtigung des Mischungsstrahls „Allonal"). Schmerz, Narkose, Anästhesie **1929**, H. 9. — KÄRBER, G. u. L. LENDLE: Über die Konzentrationswirkungskurve des Avertins am Atemzentrum des Kaninchens und über die kombinierte Avertin-Morphinwirkung auf die Atmung. Arch. f. exper. Path. **143**, 88. — KAGAWA: Plazenta und Wehenmittel. Mh. Geburtsh. **1934**, 731. — KALICHMANN: Z. exper. Path. u. Ther. **14**, 537 (1913). — KAMEYAMA, T.: Flammencardiographische Aufnahmen bei mit Morphium, mit Scopolamin und mit Morphium-Scopolamin narkotisierten Kaninchen. Diss. Bern 1923. — KAMPEL, BETTYNE: Amer. J. Hyg. **13**, 623—638. — KATO, H.: Über die Erhöhung der Wirkung verschiedener Medikamente auf das Herz durch Verteilung der Gesamtdosis. Diss. Bern 1923. — KATO, T.: Über die Wirkung der Morphium-Codeinkombination auf den Darm. Bern 1923. — KATZENELSON, D.: Z. exper. Path. u. Ther. **8**, 535—568 (1911). — KAWABATA, J.: Fol. jap. pharmacol. **1926**, 442—455; **1927**, 16—57. — KAWAHARA, R.: Über die Erhöhung der Wirkung narkotischer Medikamente durch Verteilung der Gesamtdosis. Diss. Bern 1928. — KAWATSURE, S.: Über die Wirkung verschiedener Narkoticakombinationen in unterschwelligen Dosen. Diss. 1924. — KEGULICHES, PASSIA: Über die Wirkung von Narkoticakombinationen bei Fröschen. 1. Mitteilung. Z. exper. Path. u. Ther. 18, H. 1 (1916). — KEIL, WERNER: Über die Kombination des Avertins mit Magnesiumchlorid. Arch. f. exper. Path. **174**, 490. — KEIL, WERNER u. I. RÜHLING: Über die Steigerung und Abschwächung der Krampfwirkung einiger Lokalanaesthetica. Arch. f. exper. Path. **179**, 415. — KEPINOW: Über den Synergismus von Hypophysisextrakt und Adrenalin. Arch. f. exper. Path. **67**, 247 (1912). — KIKUCHI, K.: Über die Wirkung von Antipyreticakombinationen auf Protozoen. Diss. Bern 1925. — KIKUCHI, S.: Über die Wirkung von Scopolamin und Coffein auf die durch Narcotica geschwächte Atmung. Diss. Bern 1924. — KISSA, H.: Die Wirkung kombinierter Narkotica der Fettreihe auf Colpidien. Z. allg. Physiol. **16**, 320 (1914). — KIYOHARA, T.: Über die Narkoticakombinationen. Diss. Bern 1926. — KLEIN, H. W.: Über das Auftreten von Krämpfen nach Cardiazol und Coramin bei abklingender Avertinnarkose. Arch. f. exper. Path. **187**, 422. — KLEMISCH, KURT: Über die Ursachen der verschieden langen Intervalle zur intravenösen Injektion und Wirkung von Schlafmitteln. Arch. f. exper. Path.

172, 10. — KLAMMER, M. H.: Über die Verstärkung der Wirkung eigentlicher Narkotica durch Bromsalze. Z. exper. Med. 1, 575 (1913). — KOBAYASHI, J.: Über die Beeinflussung der Urethannarkose durch die Methylxanthine. Diss. Bern 1924. — KOCH: Arb. Gesdh.amt 1, 234. — KOCHMANN, M.: Arch. internat. Pharmacodynamie 22, 487—506 (1913). — Z. exper. Path. u. Ther. 12, 328—340 (1913). — KOCHMANN u. HURTZ: Arch. f. exper. Path. 96, 372 (1932). — KOFLER u. KAUREK: Über den Einfluß von Saponinen auf die Resorption von Strophantin und Digitoxin. Arch. f. exper. Path. 109, 362. — KOHN, RICHARD u. MARTIN JACOBI: Untersuchungen über qualitative und quantitative Beziehungen zwischen Schlafmitteln und Analepticis. Arch. f. exper. Path. 179, 448. — KOIKE, T.: Über Aspiphenin und Veronal-Phenacetin. Diss. Bern 1925. — KOJO, TADASHI: Über die pharmakologische Wirkung des Medinals mit besonderer Berücksichtigung der Dosenverteilung. Unveröffentlicht. — KOKAN, SUGEHAMA: Über die Wirkung der Morph-Codeinkombination auf den Darm. [S. GORDONOFF: Naunyn-Schmiedebergs Arch. 106 (1925).] — KONO, M.: Urethan-Papaverinkombination. Unveröffentlicht. — KONTO, T.: Über die Erhöhung der Wirkung narkotischer Medikamente durch Verteilung der Gesamtdosis. Diss. Bern 1928. — KONZETT, H.: Förderung von Schlaf. Narkose durch Farbstoffe. Arch. f. exper. Path. 188, 349. — KOPELSOHN, H. G.: Über die Verstärkung der Wirkung durch Verteilung der Gesamtdosis. Unveröffentlicht. — KOSAKAÉ, JIRO: Über die Wirkung von Kombinationen der Uterusmittel. Z. Geburtsh. 85, 365. — KRAUS, R. u. H. FRIEDENTHAL: Berl. klin. Wschr. 1908 II, 1709—1714. — KRAWKOW, N. P.: Schmiedeberg-Festschr., S. 817—826. 1908. — KREITMAIR, H.: Antagonismus zwischen Barbitursäure und Krampfgiften. Arch. f. exper. Path. 187, 606. — KRÖNIG u. PAUL: Z. physik. Chem. 21; 25. — KRYLOW, T.: Über Synergismus der Miotica. Arch. internat. Pharmacodynamie 52, 404. — KUBOKURA, H.: Über die Beeinflussung der atemerregenden Wirkung von Lobelin durch Nicotin. Diss. Bern 1925. — KUROSE, T.: Über die Erhöhung der Wirkung narkotischer Medikamente durch Verteilung der Gesamtdosis. Diss. Bern 1929. — KUROSU, SHUSAKU: Über die Beeinflussung der Urethannarkose durch die Cannabis indica. Diss. Bern 1925.

LANGECKER, H.: Klin. Wschr. 1930 II, 1481. — LAUMANN, G.: Über das Zusammenwirken von Morphin und Skopolamin auf die Dehydrierungsvorgänge. Diss. Münster (Westf.) 1935. — LEGHIEN: Mh. Geburtsh. 91, 436. — LE HEUX, J. W.: Pflügers Arch. 174, 105 (1919). — LENDLE, L.: Beitrag zur allgemeinen Pharmakologie der Narkose. Über die narkotische Breite. Arch. f. exper. Path. 132, 214. — Gibt es eine Wirkungspotenzierung durch zeitliche Verteilung einer Giftdosis. Arch. f. exper. Path. 134, 113. — Untersuchungen über den verschiedenen Angriffspunkt einiger Narkotica im Zentralnervensystem. Arch. f. exper. Path. 143, 108, 114. — LENZ u. LUDWIG: Z. exper. Med. 33, 192 (1923). — LEVADITI and FOURNIER: The value of bismuth therapy in syphilis. Lancet 1928 I, 692. — LEWIN, ROSA: Über die Skopolamin-Chloralhydratnarkose. Z. exper. Path. u. Ther. 18, H. 1 (1916). — LINDEMANN, F.: Versuche über die Morphium-Urethannarkose. Z. exper. Path. u. Ther. 7 (1910). — LINGOROW, ALEX.: Über die leitungsunterbrechende Wirkung des Atropins, bzw. des Homatropins in Kombination mit Adrenalin. Diss. Bern 1936. — LIPSCHITZ, W.: Klin. Wschr. 1932 II, 1165. — LIPSCHÜTZ: Arch. f. exper. Path. 137, 1. — LOEWE: Antineuralgische „Mischpulver". Dtsch. med. Wschr. 1927 I. — Die quantitativen Probleme der Pharmakologie. Erg. Physiol. 27 (1928). — Arzneigemische und Mischarzneien. Med. Welt 1928, Nr 24. — Wirkungen von Diäthylbarbitursäure-p-Kresotinsäure-Codeingemischen. Arch. f. exper. Path. 120, 40. — Experimentelle Wertbeurteilung von Arzneikombinationen. Beil. zu den Ärztl. Mitt. Baden 1929, Nr 7. — Antidyname Arzneigemische. Festschr. f. BÜRGI, S. 221. Basel 1932. — LOEWE, S., E. KÄER u. H. MUISCHNEK: Grundlagen der Prüfung von Drei-Pharmakagemischen. Anwendung auf Phenacetin-Azetylsalizylsäure-Codeinmischungen.

Arch. f. exper. Path. **120**, 25. — Loewe S. u. H. Muischnek: Hilfsmittel der Fragestellung. Arch. f. exper. Path. **114**, 313. — Loewi: Über den Zusammenhang zwischen Digitalis und Calciumwirkung. Arch. f. exper. Path. **82**, 131 (1918); **83**, 366 (1918). — Lomonossoff, S.: Über die Beeinflussung der Wirkung narkotischer Medikamente durch Antipyretica. Z. exper. Path. 8. — Loosli, Hans: Über die Beeinflussung der blutbildenden Wirkung des Chlorophylls durch Kupfer. Diss. Bern 1934. — Ludewig, H.: Arch. internat. Pharmacodynamie. **23**, 479—503 (1913). — Lüthi, E.: Versuche über die intravenöse Narkose vermittels der Kombinationsmethode. Z. exper. Path. u. Ther. **18**, H. 2.

Macht, David: Synergistic Effects of Milk and Meat Solutions. Arch. internat. Pharmacodynamie **49**, 175. — Macht, Herman and Levy: J. Pharmacol. **8**, 1 (1915); ebenda **37** (1926). — Madelung, W.: Über Mischnarkose und kombinierte Narkose. Arch. f. exper. Path. **62**, 409. — Magnus, R.: Die stopfende Wirkung des Morphins. II. Arch. ges. Physiol. **122**, 210 (1908). — Mahlo: Dtsch. Arch. klin. Med. **110**, 502. — Mansfeld, G.: Pflügers Arch. **161**, 444—460 (1915). — Marchand, Ch.: Die Wirkung der Coramin-Coffeinkombination am isolierten Froschherzen. Diss. Bern 1929. — Marinowsky: Z. Immun.forsch. **74**, 375—383. — Marks, H.: Über die Erhöhung der Wirkung narkotischer Medikamente durch Verteilung der Gesamtdosis. Diss. Bern 1928. — Markwalder, J.: Schweiz. med. Wschr. **1924 I**, 503. — Martin: Schmerz, Narkose und Anästhesie **1929**, H. 8. — Mascherpa: Über den Synergismus zwischen Chloroform und Radiumemanation. Arch. f. exper. Path. **164**, 518. — Masuda, M.: Über die Wirkung von Antipyreticakombinationen auf Protocoen. Diss. Bern 1924. — Matsuura, Ryo: Über die Beeinflussung der Urethannarkose durch Opiate. Diss. Bern 1927. — Mayeda, R.: Über die Wirkung der Morphium-Codeinkombination auf den Dünndarm. Diss. Bern 1925. — Meeker, W. R.: J. Labor. a. clin. Med. **21**, 139 (1925). — Meissner, R.: Über Beeinflussung der Morphinwirkung durch die Nebenalkaloide des Opiums. Biochem. Z. **54**, 395 (1913); **57**, 156 (1914). — Mekes, F.: Arch. f. exper. Path. **142**, 309; **160**, 276. — Mehl, Walter: Addition der Wirkung von einigen Analepticis zu Medinal. Arch. f. exper. Path. **151**, 41. — Meltzer, S. J. u. J. Auer: Zbl. Physiol. **27**, 632—635 (1914). — Mishikawa, K.: Über die Wirkung der Kombination von Digitoxin und Digitalein auf das Herz. Unveröffentlicht. — Mita, Y.: Über die Wirkung von Kombinationen der Tropeine auf Herz und Darm. Diss. Bern 1924. — Mitrovitsch, St.: Über die Wirkung der Opiate in Kombination mit Atropin auf den isolierten Darm. Diss. Bern 1923. — Miyadera, K.: Über die Verstärkung der Urethanwirkung durch Mecopon. Z. exper. Med. **1926**, 554. — Miyoshi, T.: Toxizitätsversuche mit Opiaten. Diss. Bern 1926. — Moldowskaja, Leja: Die Wirkung der Physostigmin- und Pilocarpinkombination, auf den überlebenden Darm. Z. exper. Path. u. Ther. **18**, H. 1. — Moog, O.: Über den gegenseitigen Synergismus von normalem Serum und Adrenalin am Froschgefäß. Arch. f. exper. Path. **77**. — Morita, Genpei: Über die Verstärkung des Urethanschlafes durch Bromsalze. Diss. Bern 1923. — Moukhtar et Sedad: C. r. Soc. Biol. Paris **95**, 152 (1926). — Müller, W.: Experimentelle Grundlagen zur Frage der kombinierten Wirkung von Höhenklima und Eisenquellen auf die Hämopoese. Balneologe **1935**, H. 10. — Munch: The Potentiation of Strychnine by Quinine. J. Pharmacol. **42**, 274. — Murakami, S.: Versuche über die Wirkung der Kombination eines Digitalispräparates mit Hexeton bzw. Cardiazol. Diss. Bern 1927. — Muramatzu, K.: Über die Erhöhung der Wirkung von Nicotin, Scopolamin, Strychnin und Coffein auf die Atmung durch Verteilung der Gesamtdosis. Diss. Bern 1928. — Myerson, A., M. Rinkel, J. Loman and P. Myerson: The Synergism of Prostigmin and Mecholyl. J. Pharmacol. **60**, 296.

Nagahama, Shigeru: Untersuchungen über die pharmakologische Wirkung der Narcoticakombinationen bei Fröschen. Unveröffentlicht. — Nagai F.: Diss. Bern 1930/31. — Nakamura, Tatsuya: Über die Erhöhung der Wirkung von

Atropin auf das Auge durch Verteilung der Gesamtdosis. Diss. Bern 1923. — NISHIURA, Y.: Kombinationsversuche mit Coramin und digitoxinfreien Digitalispräparaten. Diss. Bern 1927. — NOGAKI, SHIGEKI: Über die Wirkung der untereinander kombinierten Purine auf die Diurese. Diss. Bern 1924. — NOORDEN, C. v.: Über Somnacetinum solubile. Ther. Gegenw. **1911**, H. 7, 287. — NYBORG, S.: C. r. Soc. Biol. Paris **95**, 1076—1078 (1926). — Uppsala Läk.för. Förk., N. F. **33**, 527—562 (1928). — NYIRI and DUBOIS: The relationship of calcium ions, Hydrogen ions and Digitalis. J. Pharmacol. **39**, 111.

OBAYASHI, J.: Über die Wirkung der Kombination von Adrenalin und Secale Cornutum auf die Gefäße. Diss. Bern 1924. — OHSHIMA, ZEMBAI: Über die kombinierte Anwendung von Coramin und Coffein. Diss. Bern 1927. — OHTA, HIDEO: Kombinationsversuche mit Morphium-Somnifen und Scopolamin-Somnifen. Diss. Bern 1928. — OIKAWA, K.: Über die Beeinflussung der atemerregenden Wirkung von Lobelin durch Orypan und Strychnin. Diss. Bern 1925. — OKAMOTO, E.: Über die Erhöhung der miotischen Wirkung von Pilocarpin durch Verteilung der Gesamtdosis. Diss. Bern 1923. — OKAMOTO, T.: Über die Erhöhung der Wirkung der Digitalispräparate auf das isolierte Froschherz durch Verteilung der Gesamtdosis. Diss. Bern 1924. — OKUNO, J.: Über die Nebenwirkung der Arzneien bei der Zeitpotenzierung. Diss. Bern 1925. — OLLOZ, M.: Über die Wirkung der Kombination der Purinkörper auf das isolierte Froschherz. Diss. Bern 1927. — OLSZYCKA: C. r. Soc. Biol. Paris **201**, 796 (1935); **202**, 1107 (1936). — OSHIMA, Z.: Über die kombinierte Anwendung von Coramin und Coffein. Diss. Bern 1927. — OVERTON: Studien über Narkose. Jena: Gustav Fischer 1901.

PADTBERG, J. H.: Über die Stopfwirkung von Morphin und Opium bei Koloquintendurchfällen. Arch. ges. Physiol. **139**, 318 (1911). — PFEIFFER: Z. physiol. Chem. **178**. — PICK, E. P.: Über Schlaf und Schlafmittel. Wien. klin. Wschr. **1923**, XL. PIOTROWSKI, G.: Pernocton-Urethan. Arch. f. exper. Path. **182**, 243 (1936). — PISMENAJA, MARIE: Über die Potenz der Gesamtwirkung einer Arznei durch Verteilung der Dosis. Unveröffentlicht. — POHL, J.: Ther. Mh. **23**, 110—113 (1909). — POHLE u. DITTRICH: Vergleichende Untersuchungen über die analgetische Breite verschiedener Antipyretica bei Kombination mit Sulfonal. Arch. f. exper. Path. **162**, 716. — POHLE u. SPIECHERMANN: Vergleichende Untersuchungen über die analgetische Breite verschiedener Antipyretica bei Kombination mit Schlafmitteln. Arch. f. exper. Path. **162**, 685. — POHLE u. VOGEL: Arch. f. exper. Path. **162**, 706. — PORTER and ALLAMON: Barbiturate-Strychnine Antagonism in the spinal cat. J. Pharmacol. **58**, 178. — PULEWKA, P.: Der Wirkungscharakter des Morphins an der weißen Maus. Arch. f. exper. Path. **123**, 259.

RAMSEYER, EUGEN: Diss.-Ausz. med. Fak. Bern 1934. — RAPPOPORT, CHASSIA: Über die Opium-Urethankombination. Z. exper. Path. u. Ther. **9**. — RAYMOND-HAMET: Über den Antagonismus von Cocain und Ephedrin. Arch. f. exper. Path. **160**, 1. — RENAUD, MAURICE: Complexes savonneux de matières colorantes. C. r. Soc. Biol. Paris **105**, 456, 457. — RENFER, EUGEN: Über die Wirkung von Cholin und Cholinderivaten auf das mit Morphium vergiftete Atmungszentrum. Diss. Bern 1925. — RENTZ, EDUARD: Zur Systematik und Nomenklatur der Kombinationswirkungen. Arch. internat. Pharmacodynamie **44**, 337. — Über die synergistische temperaturherabsetzende Wirkung der Kombination Chloralhydrat-Antipyrin und deren Mechanismus. Arch. f. exper. Path. **161**, 379. — Zur Frage der Einteilung der Schlafmittel in kortikale und thalamische. Bull. Soc. Biol. Lett. **1936**. — RHODE: Arch. f. exper. Path. **91**, 173. — RICHET: Arch. internat. Pharmacodynamie **18**, 1 (1908). — RICHET et DUBLENEAU: Presse méd. **1932**, 359. — RIDER, T. H.: Synergism of local anesthetics. J. Pharmacol. **40**, 8. — RITSCHEL, W. et O. STANGE: Arch. internat. Pharmacodynamie **24**, 192—228 (1913). — RÖSSINGH: Z. exper. Med. **42**, 80. — RUBIN, C. u. LEHMANN: Lehrbuch der Gewerbehygiene, S. 119. — RUSSEL, E.: Die Kombination von Cannabis indica-Morphium mit Urethan oder Choralhydrat und ihre pharmakologische Wirkung. Diss. Bern 1912. — RUUTH, LEO: C. r. Soc. Biol. Paris **97**, 1644—1646 (1927). — RYDIN, H.: C. r. Soc. Biol. Paris **92**, 654—657 (1925); **96**, 814—818 (1927).

SAITO, MOTOKICHI: Über die Beeinflussung der atmungserregenden Wirkung von Lobelin durch Hexeton. Diss. Bern 1925. — SAKAI, K.: Erhöhung der Wirkung von Physostigmin und Pilocarpin auf den Darm durch Verteilung der Dosen. Unveröffentlicht. — SAKAMOTO, WASABURO: Über Äther und Chloroform. Unveröffentlicht. — SALZER, H. u. R. FISCHER: Über die Toxicität von Pyramidon-Veronalgemischen. Arch. f. exper. Path. **179**, 334. — SANTESSON, C. A.: Einiges über Additionsverbindungen. Arch. f. exper. Path. **118**, 313 (1926). — SARADSCHIAN, A.: Z. exper. Path. u. Ther. **8**, 536—554 (1911). — SATTA: Igiene mod. **27**, 389. — SCHAPIRO, F.: Über die Wirkung der Digitalis allein und in Kombination mit Adrenalin und Schilddrüse auf das Herz von Rana esculenta. Diss. Bern 1914. — SCHEURER, ERNST: Über die Gelonida antineuralgica. Diss. Bern 1929. — SCHLIMPERT: Münch. med. Wschr. **1912 II**, 1544. — SCHLOSSBERGER, H.: Chemotherapie der Infektionskrankheiten. Handbuch der pathogenen Mikroorganismen, Bd. **3**, Teil 1, S. 551. 1930. — SCHLOSSER, K.: Über die Wirkung kombinierter Diuretica. Z. exper. Med. **1**, 560 (1913). — SCHMID, A.: Über die Wirkungen von Kombinationen aus der Gruppe der Lokalanästhetica. Z. exper. Path. u. Ther. **14**, 1. — SCHMIDT, B.: Über Prinzip der Pharmakotherapie. Med. Klin. **1927 I**, 45. — SCHNEIDERLIN: Münch. med. Wschr. **1893 I**, 10. — Ärztl. Mitt. Baden **1900**. — SCHNEUBELT u. NIEGRATSCHKA: Ref. Zbl. Bakter. **123**, 375 (1936). — SCHOEN: Arch. f. exper. Path. **96**, 158 (1923). — SCHÖN, RUDOLF: Die antagonistische Beeinflussung der Narkose durch Erregungsmittel an Hand der Körperstellung und der Labyrinthreflexe. Arch. f. exper. Path. **113**, 275. — SCHÜBEL: Mh. Geburtsh. **96**, 270. — SCHÜBEL u. GEHLEN: Arch. f. exper. Path. **173**, 612. — SCHULTHESS, O. C.: Über einige Narkoticakombinationen, 1918. — SCHWOERER, GEORG: Über die antagonistische Wirkung von Coramin bei künstlichem Schlaf durch Barbitursäureabkömmlinge. Arch. f. exper. Path. **176**, 262. — SHAPIRO, N.: Arch. ges. Physiol. **151**, 65. — SHIBUYA, H.: Über die Verstärkung der Wirkung von Morphium und Urethan durch Cannabis indica. Diss. Bern 1924. — SMILGA, JAN: Abkürzung und Aufhebung der Kokainanästhesie am Auge durch Gewöhnung an Heroin. Arch. f. exper. Path. **175**, 339. — SNAMENSKI, M.: Die Säugerherzwirkung von Strophanthus-Digitalisgemischen. Arch. f. exper. Path. **116**, 147. — SOLLMANN, T.: J. of Pharmacol. **10**, 379 (1917); **11**, 1, 69 (1918). — SPAHN, GOTTFR.: Über die Beeinflussung der Wirkung einiger Desinfizienzen auf die Protozoen durch das Chinin. Diss. Bern 1928. — SPILLMANN, WERNER: Beitrag zur pharmakodynamischen Prüfung der Analgetica mit besonderer Berücksichtigung der Veronal-Pyramidonkombination. Diss. Bern 1936. — SPINELLI, A.: Atti e Mem. Soc. lombarda Chir. **5**, 480—487 (1937). — SPIRO: Arch. f. exper. Path. **41**, 355. — SPITZER, W.: Experimentaluntersuchungen über die Darmwirkung des Opiums und Morphins. Virchows Arch. **123**, 593 (1891). — STANGE, O.: Arch. internat. Pharmacodynamie **23**, 461—478 (1913). — STARKENSTEIN, E.: Prag. med. Wschr. **1913**. — Kombinationsversuche in der Analgeticareihe. Ther. Halbmh. **1921**, H. 20. — Die pharmakologische Bewertung der Chinin-Digitaliskombination bei Herzkrankheiten. Dtsch. med. Wschr. **1922 I**. — Synergismus und Antagonismus im Veramon. Dtsch. med. Wschr. **1926 II**. — Antagonismus und Synergismus. Dtsch. med. Wschr. **1926 I**. — Die pharmakologischen Grundlagen der kombinierten Arzneitherapie. Beitr. ärztl. Fortbildg **1926**, Nr 23—26. — Pharmakotherapie der Seekrankheit. Med. Klin. **1927 II**. — STARKENSTEIN, E., F. HENDRYCH u. J. ESCOBAR-BORDOY: Zur experimentellen Analyse der Pyramidonwirkung. Arch. f. exper. Path. **176**, 486. — STARKENSTEIN, E. u. K. KLIMESCH: Über die pharmakologische Wirkung von Additionsverbindungen und Gemengen.

Arch. f. exper. Path. **176**, 494. — STEINMETZER: Arch. f. exper. Path. **135**, 198. — STENDER, OLGA: Über Morphin als erregendes Gift. I. Mitteilung: Die Wirkung der Kombination Morphin-Strychnin bei der weißen Maus. Arch. f. exper. Path. **175**, 396. — Vertiefung und Verlängerung örtlicher Anästhesie durch Schlafmittel. Arch. internat. Pharmacodynamie **38**, 334. — STENDER, O. u. C. AMSLER: Festschr. f. Prof. BÜRGI. Basel: Benno Schwabe 1932. — STEPHANY, A. u. G. MATSCHULAN: Arch. f. exper. Path. **187**, 234. — STOCKER, J.: Über die Beeinflussung der Wirkung eines Narkoticums durch ein anderes in unterschwelligen Dosen. Diss. Bern 1925. — STORM VAN LEEUWEN, W.: Pflügers Arch. **166**, 65—87 (1916); **174**, 120—133 (1919). — Über die Wirkung von Arzneigemischen. Naturwiss. **1920**, H. 48. — Pharmakologie für Zahnärzte, Teil 1, S. 94, 182, 206. — STORM VAN LEEUWEN, W. u. C. DE LIND VAN WIJNGAARDEN: Versl. Akad. Wetensch. Amsterd., Wis- en natuurkd. Afd. **20**, 630—635 (1917). — STORM VAN LEEUWEN, W. u. M. VAN DER MADE: Pflügers Arch. **177**, 276—293 (1919). — STRAUB, W.: Biochem. Z. **41**, 419—430, 491 (1912); **57**, 156—160 (1913). — Münch. med. Wschr. **1913 II**, 1823, 1824. — STRAUSS, H.: Über Kombinationswirkung von Medikamenten bei der Behandlung der Herz- und Nierenwassersucht. Ther. Mh. **1913**, H. 3. — SUGIHARA, MASASHIRO: Diss.-Ausz. Bern 1921. — SUGIMOTO, SEIJI: Versuche an Röntgenkatzen. Diss. Bern 1925. — SUGIYAMA, NAKA: Über die Wirkung von Chloroform und Äther auf das Flammencardiogramm. Diss.-Ausz. Bern 1922. — SUMIYOSHI, YATARE: Über Valerianhopfen- (Hova-) Tabletten. Diss. Bern 1923.

TAGUCHI, TAI: Über die Erhöhung der atemerregenden Wirkung von Lobelin durch Verteilung der Gesamtdosis. Diss. Bern 1928. — TAINTER u. CHANG: J. Path. a. exper. Ther. **30** (1927). — TAKAHASHI, KIICHI: Über die Wirkung der Diuretica in verzettelten Dosen. Diss. Bern 1924. — TAKAHASHI, M.: Pflügers Arch. **159**, 327—388 (1914). — TAKAMATSU, TAIZO: Unveröffentlicht. — TAKANOSU, SAIJI: Über die Beeinflussung der narkotischen Wirkung von Hyoscyamin durch Cannabis indica und Medinal. Diss. Bern 1924. — TAKIGUCHI, TAIHACHI: Diss.-Ausz. Bern 1922/23. — TANAKA, KUSHIN: Über das Verhalten der Nebenerscheinungen der Arzneien bei der Erhöhung der Wirkung durch Verzettelung der Dosis. Diss. Bern 1925. — TANAKA, TAMEKICHI: Über die Wirkung der Kombination von Hydrastinin und Extractum Hydrastis Fluidum auf die Gefäße. Diss. Bern 1925. — TARTLER, P. O.: Über den Antagonismus und Synergismus zwischen einigen Analeptica und Medinal. Arch. f. exper. Path. **143**, 65. — TEMESVARY: Zbl. Gynäk. **1932**, Nr 22. — Ber. Geburtsh. **24** (1933). — TETSUKA, KINICHIRO: Über die Wirkung von Narkotica- und Antipyreticakombinationen auf Protozoen. Diss. Bern 1924. — TOURNADE, A. et J. MALMÉJAC: C. r. Soc. Biol. Paris **99**, 156 (1928). — TOURNADE, A., G. SÉNEVET et J. MALMÉJAC: C. r. Soc. Biol. Paris **94**, 1005—1007 (1926); **98**, 652—654 (1928). — TRENDELENBURG, PAUL: Physiologische und pharmakologische Versuche über die Dünndarmperistaltik. Arch. f. exper. Path. **81**, 55. — TSCHIRCH, A.: Baron von Oefeles Studien über die Keilschriftmedizin. Pharmaceutica Acta Helvet. **1932**, Nr 5/6. — TSUBOI, HEROSAKA: Flammencardiographische Untersuchungen über Scillaren und Digalen. (Unveröffentlicht.) TSUSUKÉ: Arch. f. Hyg. **68**, 364. — TUCAKOVIC, PAUL: Über die Wirkung von Antipyreticakombinationen auf die experimentell erhöhte Körpertemperatur. Korresp.bl. Schweiz. Ärzte **42** (1919).

UCHIDA, SUEMASA: Über das Verhalten der Nebenwirkungen der Pharmaka bei Verzettelung der Dosis. Diss. Bern 1925. — UHLENHUTH u. REMY: Arch. f. Hyg. **3**, 127. — UHLENHUTH, P.: Experimentelle Grundlagen der Chemotherapie der Spirochaetenkrankheiten. Wien u. Leipzig: Urban & Schwarzenberg 1911. — UHLMANN, FR.: Über ein neues Diureticum Esidron. Klin. Wschr. **1938 I**, 352—354. Über den Einfluß des Morphingehaltes von Opiumpräparaten auf ihre stopfende Wirkung. Korresp.bl. Schweiz. Ärzte **1919**, Nr 42. — UHLMANN, FR. u. J. ABELIN: Die Wirkung des Opiums und seiner Derivate auf den Darm. Z. exper. Path. u. Ther.

21, H. 1 (1920). — UMANSKI, MOISCHE: Über die Pharmakologische Bedeutung der indifferenten Bestandteile im Opium. Diss. Bern 1917. — USAWA, TAKESHI: Pharmakologische Untersuchung eines Kombinationsproduktes von Urethan und Salizylsäure. Diss. Bern 1927.

VERZÁR u. ZIH: Biochem. Z. **205**, 388. — VITTORIO, SUSANNA: Associazione della Morfina et dell'Opio all'Atropina, alla Scopolamina, alla Guisquiamina e al Solfato di Magnesio. Arch. internat. Pharmacodynamie **34**, 132. — VOGT, OTHMAR: Versuche mit Kombinationen homöopathischer Medikamente. Diss. Bern 1928. —

WAGNER, W.: Arch. f. exper. Path. **109**, 64—73 (1925). — WARTMANN, HANS: Über die Kombination der Localanästhetica. Diss. Bern 1926. — WEGER, P.: C. r. Soc. Biol. Paris **96**, 803—806 (1927). — WEISS, A.: Über die Wirkungsbedingungen des Novokains. Arch. f. exper. Path. **167**, 177. — WERTERMANN, W.: Z. Hyg. **115**, 154. — WERTHEIMER-RAFFALOVICH, R.: Experimentelle Untersuchungen über die Pantoponwirkungen. Dtsch. med. Wschr. **1910 II**. — WICHMANN, MICHLA: Über Kombination von antipyretischen Arzneien mit eigentlichen Narkoticis. Unveröffentlicht. — WIECHOWSKI: Arch. f. exper. Path. **48**, 376. — WIELAND, H. u. RUDOLF MAYER: Pharmakologische Untersuchungen am Atemzentrum. Arch. f. exper. Path. **92**, 195. — WIELAND, H. u. P. PULEWKA: Quantitative Untersuchungen über den Antagonismus Chloralhydrat-Pikrotoxin. Arch. f. exper. Path. **120**, 174. — WIESBADER: Zur Kombinationstherapie der Wehenmittel. Dtsch. med. Wschr. **1931 II**, 1238. — WINTERNITZ: Münch. med. Wschr. **1912 I**. — WIRTH: Beitrag zur Wirkung von Gasgemischen. Arch. f. exper. Path. **183**, 264. — WOLFF, HERBERT: Untersuchungen am Atemzentrum über Synergismus und Antagonismus von Giften. Arch. f. exper. Path. **74**, 298.

YAGI, SHINSAKU: Über die Beeinflussung der atmungserregenden Wirkung von Lobelin durch Atropin. Diss. Bern 1925. — YOKOBATAKE, TOKUMA: Über die Beeinflussung der atemerregenden Wirkung von Lobelin durch Scopolamin. Diss. Bern 1926. — YUZURIHA, RYO: Über die Wirkung der Kombination von Digitoxin und digitoxinfreien Glykosiden auf das Herz. Diss. Bern 1927.

ZANGGER: Erg. inn. Med. **1910**. — Zbl. Gewerbehyg. **2** (1914). — MOHR-STAEHELINS Handbuch der inneren Medizin, Bd. 6. — ZEEHUISEN: Arch. néerl. Physiol. **7**, 156. — ZEELEN, v.: Z. exper. Path. u. Ther. 8, 586—600 (1911). — ZEHBE, M.: Ther. Mh. **27**, 406—413 (1913). — ZEHL: Z. allg. Physiol. 8, 140. — ZORN, L.: Beiträge zur Pharmakologie der Mischnarkose. II. Combination der Localanästhetica. Z. exper. Path. u. Ther. **12**. — ZUNZ, E.: Ann. Soc. roy. Sci. méd. et nat. Bruxelles **1922**, 695—712. — Arch. néerl. Physiol. **7**, 276—280 (1922). — Arch. internat. Pharmacodynamie **30**, 1—63 (1924).

 (Fortsetzung siehe umstehend)

MIX
Papier aus verantwortungsvollen Quellen
Paper from responsible sources
FSC® C105338

If you have any concerns about our products,
you can contact us on
ProductSafety@springernature.com

In case Publisher is established outside the EU,
the EU authorized representative is:
Springer Nature Customer Service Center GmbH
Europaplatz 3, 69115 Heidelberg, Germany

Printed by Libri Plureos GmbH
in Hamburg, Germany

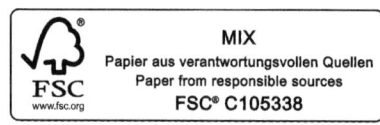